Medical

A Psychologist's Guide

Complete Volume

History, Physical / Evaluation, Diagnosis, Specific Condiditons, Vocabulary

by

Craig A. Sinkinson, M.D.

First Edition

CA Sinkinson & Sons ™

Purchase this book: www.medicalspanishstore.com

Cover Art

Cover photography courtesy of Craig A. Sinkinson, M.D.

Disclaimer

This book does not provide medical advice, nor does it provide a basis for evaluating, diagnosing, or treating medical conditions. It is a collection of medical words and phrases in both English and Spanish. Only qualified medical personnel can evaluate, diagnose, and treat medical conditions.

Copyright

Publication

ISBN: 0-9745089-2-6

• First Personal Digital Assistant Format (PDA) publication: November 2008
• First Computer Format (CPT) publication: November 2008
• First Paper publication: November 2008
• Printed in the U.S.A.

Trademark

• CA Sinkinson & Sons ™ is a trademark of C. A. Sinkinson & Sons, LLC

Publisher

CA Sinkinson& Sons, LLC
6988 Pinehaven Road
Oakland, CA 94611-1018

011-502-5525-6603
www.medicalspanishstore.com

Table of Contents

History

Present Illness

Chief Complaint

Common Questions / Phrases
Preguntas Comunes / Frases Comunes

A.

Good morning, I am Dr. Grey.
Buenos días, soy el Doctor (la Doctora) Grey.

B.

Good afternoon, I am Dr. Grey.
Buenas tardes, soy el Doctor (la Doctora) Grey.

C.

Good evening, I am Dr. Grey.
Buenas noches, soy el Doctor (la Doctora) Grey.

D.

What happened?
¿Qué pasó?
  or
¿Qué ocurrió?

E.

What is bothering you?
¿Qué molestias tiene?

F.

How can I help you?
¿Cómo puedo ayudarlo(la)?

G.

Why did you / he / she come to the hospital / office today?
¿Por qué vino al hospital / a la clínica el día de hoy?

H.

Do you / Does he / Does she have . . .?
¿Tiene Ud./ él / ella . . .?

> **Example:**
>
> **Do you have a cough?**
> ¿Tiene Ud. tos?

I have . . .
Yo tengo . . .

> **Example:**
>
> **I have a cough.**
> Yo tengo tos.

He / She has . . .
Él / Ella tiene . . .

> **Example:**
>
> **He / She has a cough.**
> Él / Ella tiene tos.

I.

Are you / Is he / Is she . . .?
¿Está Ud. / él / ella . . .?

> **Example:**
>
> **Are you dizzy?**
> ¿Está Ud. mareado(a)?

I am . . .
Yo estoy . . .

> **Example:**
>
> **I am dizzy.**
> Yo estoy mareado(a).

He / She is . . .
Él / Ella está . . .

> **Example:**
>
> **He / She is dizzy.**
> Él / Ella está mareado(a).

- OR -

Are you / Is he / Is she . . .?
¿Tiene Ud. / él / ella . . .?

> **Example:**
>
> **Are you thirsty?**
> ¿Tiene Ud. sed?

I am . . .
Yo tengo . . .

   Example:

   I am thirsty.
   Yo tengo sed.

He / She is . . .
Él / Ella tiene . . .

   Example:

   He / She is thirsty.
   Él / Ella tiene sed.

J.

You have / He has / She has broken . . .
Ud. / Él / Ella se quebró (fracturó) . . .

   Example:

   You have broken your ankle.
   Ud. se quebró el tobillo.

I have broken my . . .
Yo me quebré (fracturé) . . .

   Example:

   I have broken my ankle.
   Yo me quebré el tobillo.

K.

Were you / Was he / Was she stung by an insect?
¿Le picó un insecto?
  or
¿Fue picado(a) por un insecto?

    Example:

    Were you stung by a bee?
    ¿Le picó una abeja?

I was stung by . . .
Me picó . . .
  or
Yo fui picado(a) por . . .

    Example:

    I was bitten by a cat.
    Me picó una abeja.
     or
    Yo fui picado(a) por una abeja.

He / She was stung by . . .
Le picó . . .
  or
Él / Ella fue picado(a) por . . .

    Example:

    He / She was stung by a bee.
    Le picó una abeja.
     or
    Él / Ella fue picado(a) por una abeja.

L.

Were you / Was he / Was she bitten by (a person, dog, snake, etc.)?
¿Le mordió (una persona, un perro, una víbora)?
  or
¿Fue mordido(a) por (una persona, un perro, una víbora)?

> **Example:**
>
> **Were you bitten by a dog?**
> ¿Le mordió un perro?
>   or
> ¿Fue mordido(a) por un perro?

I was bitten by (a person, dog, snake, etc.).
Me mordió (una persona, un perro, una víbora, etc.).
  or
Yo fui mordido(a) por (una persona, un perro, una víbora, etc.).

> **Example:**
>
> **I was bitten by a dog.**
> Me mordió un perro.
>   or
> Yo fui mordido(a) por un perro.

He / She was bitten by (a person, dog, snake, etc.).
Le mordió (una persona, un perro, una víbora, etc.).
  or
Él / ella fue mordido(a) por (una persona, un perro, una víbora, etc.).

Example:

He / She was bitten by a dog.
Le mordió un perro.
  or
Él / ella fue mordido(a) por un perro.

M.

Were you (female) raped?
¿La violaron?
  or
¿Fue violada?

Were you (male) raped?
¿Lo violaron?
  or
¿Fue violado?

Was she raped?
¿La violaron?
  or
¿Fue violada?

Was he raped?
¿Lo violaron?
  or
¿Fue violado?

I was raped.
Me violaron.
  or
Yo fui violado(a).

She was raped.
La violaron.
 or
Ella fue violada.

He was raped.
Lo violaron.
 or
Él fue violado.

Common Complaints
Quejas Comunes

(see previous pages for phrase translations)

abdominal pain
¿Tiene dolor de abdomen?
Tengo dolor de abdomen.

ankle fracture
¿Se quebró el tobillo?
Me quebré el tobillo.

ankle pain
¿Tiene dolor de tobillo?
Tengo dolor de tobillo.

arm fracture
¿Se quebró el brazo?
Me quebré el brazo.

arm pain
¿Tiene dolor en el brazo?
Tengo dolor en el brazo.

back fracture
¿Se quebró la espalda?
Me quebré la espalda.

backache / back pain
¿Tiene dolor de espalda?
Tengo dolor de espalda.

bee sting
¿Le picó una abeja?
Me picó una abeja.

bleeding
¿Está sangrando?
Estoy sangrando.

breathing difficulty
¿Tiene dificultad para respirar?
Tengo dificultad para respirar.

cat bite
¿Le mordió un gato?
Me mordió un gato.

chest pain
¿Tiene dolor de pecho?
Tengo dolor de pecho.

cold
¿Tiene frío?
Tengo frío.

congested
¿Tiene congestión en el pecho?
Tengo congestión en el pecho.

constipation
¿Tiene estreñimiento?
Tengo estreñimiento.

cough
¿Tiene tos?
Tengo tos.

cramps (muscle)
¿Tiene calambres?
Tengo calambres.

diarrhea
¿Tiene diarrea?
Tengo diarrea.

dizzy
¿Está mareado(a)?
Estoy mareado(a)

dog bite
¿Le mordió un perro?
Me mordió un perro.

earache / ear pain
¿Tiene dolor de oído?
Tengo dolor de oído.

eye irritation
¿Tiene irritación en el ojo?
Tengo irritación en el ojo.

eye pain
¿Tiene dolor de ojo?
Tengo dolor de ojo.

eye, something in my
¿Tiene algo en el ojo?
Tengo algo en el ojo.

fever
¿Tiene fiebre?
Tengo fiebre.

finger fracture
Se quebró el dedo.
Me quebré el dedo.

finger pain
¿Tiene dolor de dedo?
Tengo dolor de dedo.

foot fracture
Se quebró el pie.
Me quebré el pie.

foot pain
¿Tiene dolor de pie?
Tengo dolor de pie.

hand fracture
Se quebró la mano.
Me quebré la mano.

hand pain
¿Tiene dolor de mano?
Tengo dolor de mano.

head fracture
Se quebró la cabeza.
Me quebré la cabeza.

headache / head pain
¿Tiene dolor de cabeza?
Tengo dolor de cabeza.

hip fracture
Se quebró la cadera.
Me quebré la cadera.

hip pain
¿Tiene dolor de cadera?
Tengo dolor de cadera.

hot
¿Tiene calor?
Tengo calor.

ill
¿Está enfermo(a)?
Estoy enfermo(a.

indigestion
¿Tiene indigestión?
Tengo indigestión.

injured
¿Está herido(a)?
Estoy herido(a).

insect sting
¿Le picó un insecto?
Me picó un insecto.

itching
¿Tiene comezón?
Tengo comezón.

joint pain
¿Tiene dolor en las coyunturas?
Tengo dolor en las coyunturas.

joint swelling
¿Tiene hinchazón en la coyuntura?
Tengo hinchazón en la coyuntura.

leg fracture
Se quebró la pierna.
Me quebré la pierna.

leg pain
¿Tiene dolor en la pierna?
Tengo dolor en la pierna.

muscle pain
¿Tiene dolor de músculos?
Tengo dolor de músculos.

nausea
¿Tiene náusea?
Tengo náusea.

neck fracture
Se quebró el cuello.
Me quebré el cuello.

neck ache / neck pain
¿Tiene dolor de cuello?
Tengo dolor de cuello.

pain here
¿Tiene dolor aquí?
Tengo dolor aquí.

pain there
¿Tiene dolor allí?
Tengo dolor allí.

pain with sexual relations
¿Tiene dolor cuando tiene relaciones sexuales?
Tengo dolor cuando tengo relaciones sexuales.

pregnant
¿Está embarazada?
Estoy embarazada.

rash
¿Tiene ronchas?
Tengo ronchas.

scorpion sting
¿Le picó un alacrán?
Me picó un alacrán.

shoulder fracture
Se quebró el hombro.
Me quebré el hombro.

shoulder pain
¿Tiene dolor de hombro?
Tengo dolor de hombro.

sore throat
¿Tiene dolor de garganta?
Tengo dolor de garganta.

sores, genital
¿Tiene úlceras en las partes genitales?
Tengo úlceras en las partes genitales.

snakebite
¿Le mordió una víbora (culebra)?
Me mordió una víbora (culebra).

sting, insect
¿Le picó un insecto?
Me picó un insecto.

stomach ache
¿Tiene dolor de estómago?
Tengo dolor de estómago.

thirsty
¿Tiene sed?
Tengo sed.

toe fracture
Se quebró el dedo del pie.
Me quebré el dedo del pie.

toe pain
¿Tiene dolor en el dedo del pie?
Tengo dolor en el dedo del pie.

vaginal discharge, abnormal
¿Tiene secreción vaginal anormal?
Tengo secreción vaginal anormal.

weak
¿Está débil?
Estoy débil.

wrist fracture
¿Se quebró la muñeca?
Me quebré la muñeca.

wrist pain
¿Tiene dolor de muñeca?
Tengo dolor de muñeca.

Quality / Location

Tipo / Ubicación

How do you feel?
¿Cómo se siente?

What's wrong?
¿Qué le pasa?

What happened?
¿Qué pasó?

Show me where your problems are.
Enséñeme donde tiene las molestias.

Where is your problem?
¿Dónde siente la molestia?

Severity

Severidad

How severe are your symptoms?
¿Qué tan severos son sus síntomas?

How severe is your problem?
¿Qué tan severa es su molestia?

Mild?
¿Suave?

Moderate?
¿Moderada?

Severe?
¿Severa?

Context

Contexto

What caused your problem?
¿Qué causó su molestia?

What treatment have you been taking for your problem?
¿Cuál tratamiento ha estado tomando para su molestia?

How has your condition / problem affected you?
¿Cómo le ha afectado su condición / molestia?

Timing / Duration

Frequencia / Duración

Since when?
¿Desde cuándo?

When did your illness begin?
¿Cuándo comenzó su enfermedad?

How often do you have your symptoms?
¿Cada cuánto tiene los síntomas?

Have your symptoms occured before today?
¿Ha tenido estos síntomas antes de hoy?

How long do your symptoms last?
¿Cuánto tiempo duran los síntomas?

How long does it last?
¿Cuánto tiempo dura?

Modifying Factors
Factores Modificadores

What makes it better for you?
¿Qué lo hace sentir mejor?

What makes it worse for you?
¿Qué lo hace sentir peor?

Associated Signs / Symptoms
Signos / Síntomas Asociados

Do you have other symptoms or problems with this illness?
¿Tiene otros síntomas o molestias con esta enfermedad?

What did you eat today?
¿Qué comió hoy?

What have you swallowed?
¿Qué ha tragado?

Have you vomited today?
¿Ha vomitado hoy?

Medical History
Historial Médico

Medical

Have you had other medical problems?
¿Ha tenido otros problemas médicos?

How long have you had . . .?
¿Hace cuánto tiempo que sufre de . . .?

Example:

How long have you had diabetes?
¿Hace cuánto tiempo sufre de diabetes?

Have you ever had . . .?
¿Alguna vez ha tenido . . .

Example:

Have you ever had diabetes?
¿Alguna vez ha tenido diabetes?

• alcohol problems?
• problemas con alcohol?

• allergies?
• alergias?

• asthma?
• asma?

• blood disease?
• una enfermedad de la sangre?

• blood transfusions?
• transfusiones de sangre?

• bronchitis?
• bronquitis?

• cancer of any type?
• cáncer de cualquier tipo?

• cholesterol problems?
• problemas con colesterol?

• colon cancer?
• cáncer del colon?

• diabetes?
• diabetes?

• drug problems?
• problemas con drogas?

• epilepsy or seizures?
• epilepsia o ataques?

• glaucoma?
• glaucoma?

• heart disease?
• una enfermedad del corazón?

• high blood pressure?
• la presión alta?

• infections?
• infecciones?

- **kidney disease?**
  - una enfermedad del riñón?

- **lung disease?**
  - una enfermedad de los pulmones?

- **mental illness?**
  - una enfermedad mental?

- **mental retardation?**
  - retraso mental?

- **migraine headaches?**
  - migrañas (jaquecas)?

- **psychiatric problems?**
  - problemas psiquiátricos?

- **serious illness?**
  - una enfermedad seria?

- **stroke?**
  - embolias o derrames cerebrales?

- **tobacco problems?**
  - problemas con tabaco?

- **tuberculosis?**
  - tuberculosis?

- **other illness?**
  - otra enfermedad?

Have you seen a doctor for that condition?
¿Ha consultado con un doctor por esa condición?

Where is the office of this doctor?
¿Dónde está la oficina de este doctor?

Do you know the telephone number of the doctor?
¿Sabe el número de teléfono del doctor?

Have you ever been hospitalized?
¿Alguna vez ha estado hospitalizado(a)?
  or
¿Alguna vez ha sido hospitalizado(a)?

What diseases have you had in your youth?
¿Qué enfermedades tuvo cuando era joven?

Have you lost or gained weight recently?
¿Ha bajado o subido de peso recientemente?

How many kilos did you gain or lose?
¿Cuántos kilos subió o bajó?

Do you have the same energy as always?
¿Tiene la misma energía que siempre?

Since when have you been feeling tired?
¿Desde cuándo se siente cansado(a)?

Do you have a fever or night sweats?
¿Tiene fiebre o sudores por la noche?

Have you had a loss of appetite?
¿Ha perdido el apetito?

Surgical

Historial Quirúrgico

Did you have an operation or surgery?
¿Tuvo una operación o una cirugía?

Have you ever had an operation?
¿Alguna vez ha tenido alguna operación?

Where and when?
¿Dónde y cuándo?

When?
¿Cuándo?

Systems
Sistemas

Skin
Piel

Have you ever had jaundice or yellow skin?
¿Alguna vez ha tenido ictericia o la piel de color amarillo?

Do you have skin problems?
¿Tiene problemas de la piel?

Do you have rashes, sores, bedsores, or oozing sores on your skin?
¿Tiene ronchas, úlceras, o llagas en la piel?

Do you have itching?
¿Tiene comezón?

Has the color of your skin or of a mole changed lately?
¿Recientemente, le ha cambiado el color de la piel o de un lunar?

Head
Cabeza

Do you have headaches?
¿Sufre de dolores de cabeza?
  or
¿Tiene dolores de cabeza?

Have you received a blow to the head recently?
¿Ha recibido un golpe en la cabeza recientemente?

Do you have oily hair?
¿Sufre de cabello grasoso?

Have you had inflammation of the salivary gland?
¿Ha tenido inflamación de la glándula salival?

Eyes
Ojos

Can you see well?
¿Puede ver bien?

Do you use glasses?
¿Usa lentes?

Do you have blurred vision at times?
¿Tiene la vista borrosa de vez en cuando?

Do you have double vision at times?
¿Tiene la visión doble a veces?

Have you had visual changes recently?
¿Ha tenido cambios en la visión recientemente?

Have you had eye redness or swelling recently?
¿Ha tenido los ojos enrojecidos o hinchados recientemente?

Have you had eye pain recently?
¿Ha tenido dolor en los ojos recientemente?

Have you had an eye discharge?
¿Ha tenido secreción de los ojos?

Have you had eye burning?
¿Ha tenido ardor en los ojos?

Have you had eye strain?
¿Ha tenido que esforzarse para poder ver.

Do you suffer from cataracts or glaucoma?
¿Sufre de cataratas o glaucoma?

When was the last time you had your eyes checked?
¿Cuándo le revisaron la vista la última vez?

Who examined your eyes?
¿Quién le examinó los ojos?

Have you seen spots or flashes?
¿Ha visto puntos o luces?

When you look at lights, do you see circles?
¿Cuándo mira las luces, ve círculos?

Ears
Oídos

Do you hear well?
¿Oye bien?

Do you hear the same in each ear?
¿Oye igual en cada oído?

Do you have difficulty hearing?
¿Tiene dificultad para oír?

Have you had ear infections?
¿Ha tenido infecciones del oído?

Do you have any discharge from your ears?
¿Tiene salida de pus o secreciones de los oídos?

Do you feel like the room is spinning?
¿Tiene la sensación que el cuarto está dando vueltas?

Nose
Nariz

Do you have allergies to anything?
¿Tiene reacciones alérgicas a alguna substancia?

Do you have sinusitis?
¿Tiene sinusitis?

Have you had many head colds?
¿Ha tenido muchos resfriados?

Can you smell well?
¿Puede oler bien?

Throat
Garganta

Do your teeth hurt?
¿Tiene dolor en los dientes?

Do you have false teeth?
¿Tiene dientes postizos?

Do you have bleeding gums?
¿Tiene Ud. sangrado de las encías?

When was the last time you saw a dentist?
¿Cuándo fue la última vez que visitó a un dentista?

Do you have a sore throat?
¿Tiene dolor de garganta?

Do you have hoarseness?
¿Tiene ronquera?

Do you have a sore tongue?
¿Le duele la lengua?

Do you have a bleeding from the mouth?
¿Tiene Ud. sangrado de la boca?

Do you have mouth soreness?
¿Tiene dolor en la boca?

Do you have problems swallowing?
¿Tiene dificultad al tragar?

Do you have problems swallowing solids or liquids?
¿Tiene dificultad al pasar sólidos o líquidos?

Do you have mouth swelling?
¿Tiene la boca hinchada?

Do you have any lumps in your mouth?
¿Tiene algunas bolas pequeñas en la boca?

Do you have drainage at the back of the throat?
¿Tiene paso de flemas en la parte de atrás de la garganta?

Do you sometimes have fever blisters or cold sores in your mouth?
¿Tiene fuegos o ampollas en la boca de vez en cuando?

Do you have a cough?
¿Tiene tos?

Neck
Cuello

Do you have neck pain?
¿Tiene dolor en el cuello?

Do you have nodules or lumps in your neck?
¿Tiene bolitas o bultos en el cuello?

Do you have neck swelling?
¿Tiene una hinchazón en el cuello?

Cardiovascular
Cardiovascular

Heart
Corazón

Do you take medication for your heart?
¿Toma alguna medicina para el corazón?

Do you have high blood pressure?
¿Sufre de la presión alta?
  or
¿Tiene la presión alta?

Do you have heart problems?
¿Tiene problemas del corazón?

How many pillows do you use to sleep?
¿Cuántas almohadas usa para dormir?

Have you ever awakened with the feeling that you are choking?
¿Alguna vez se ha despertado con la sensación de que se está ahogando?

Do you have a heart murmur?
¿Tiene un soplo del corazón?

Has anyone ever told you that you have a heart murmur?
¿Alguna vez le han dicho que tiene un soplo del corazón?

Have you ever had rheumatic fever?
¿Alguna vez ha tenido fiebre reumática?

Have you lost or gained weight recently?
¿Ha bajado o subido de peso recientemente?

How many kilos (pounds) did you gain or lose?
¿Cuántos kilos (libras) subió o bajó?

Do you have ankle swelling?
¿Se le hinchan los tobillos?

Do you have the same energy as always?
¿Tiene la misma energía de siempre?

Since when have you been feeling tired?
¿Desde cuándo se siente cansado(a)?

Do you feel dizzy?
¿Se siente mareado(a)?

Do you sleep well?
¿Duerme bien?

How many hours do you sleep?
¿Cuántas horas duerme?

Have you felt dizzy or fainted after eating?
¿Se ha mareado o se ha desmayado después de comer?

Have you felt dizzy or fainted after exercising?
¿Se ha mareado o se ha desmayado después de hacer ejercicios?

Chest Pain
Dolor de Pecho

Do you have chest pain?
¿Tiene dolor de pecho?

Do you have chest pain from time to time?
¿Tiene dolor de pecho de vez en cuando?

Do you feel pressure, a crushing pain, or a burning pain?
¿Siente presión en el pecho o dolor aplastante o ardor?

Does the pain radiate to your back or down your arm?
¿Se mueve el dolor hacia la espalda o hacia el brazo?

Have you ever had chest pain before?
¿Alguna vez ha tenido dolor de pecho?

What brings it on?
¿Qué causa el dolor?

What makes it feel better?
¿Qué alivia el dolor?

How long does the pain last?
¿Por cuánto tiempo dura el dolor?

Do you feel chest pain when you are resting?
¿Siente dolor en el pecho cuando descansa?

Do you have palpitations?
¿Tiene palpitaciones?

Do you have an irregular heart beat?
¿Tiene un latido de corazón irregular?

Are you short of breath?
¿Le falta el aire?

Do you have difficulty breathing?
¿Tiene dificultad al respirar?

Do you take medication for your heart?
¿Toma medicina para el corazón?

Do you have high blood pressure?
¿Sufre de la presión alta?
  or
¿Tiene la presión alta?

Pulmonary
Pulmonar

Do you have difficulty breathing?
¿Tiene dificultad al respirar?

Do you feel short of breath?
¿Siente que le falta el aire?

Do you pant when you walk a bit?
¿Jadea cuándo camina un poco?

How many blocks can you walk without stopping?
¿Cuántas cuadras puede caminar sin parar?

Do you use oxygen?
¿Usa oxígeno?

Do you have a cough?
¿Tiene tos?

Do you have phlegm?
¿Tiene flemas?

What color is the phlegm?
¿De qué color es la flema?

Is it thick?
¿Es espesa?

Do you cough up blood?
¿Tose con sangre?

Do you wheeze?
¿Respira con silbidos?

Do you have asthma?
¿Sufre de asma?

Is there anything that causes an asthma attack?
¿Hay algo que provoca el ataque de asma?

Do you have allergies to pollen, dust, or animals?
¿Tiene una reacción alérgica hacia el polen, el polvo, o los animales?

Have you ever had pneumonia?
¿Alguna vez ha tenido pulmonía (neumonía)?

Have you ever had a TB test?
¿Alguna vez le han hecho una prueba para la tuberculosis?

What was the result?
¿Cuál fue el resultado?

Have you ever had a chest X-ray?
¿Alguna vez le han tomado una radiografía del pecho?

Gastrointestinal
Gastrointestinal

Do you have difficulty swallowing or does the food get stuck in your throat?
¿Tiene dificultad al tragar o se le atora la comida en la garganta?

Do you often have heartburn?
¿Tiene agruras a menudo?

Do you vomit up blood?
¿Vomita sangre?

Are there any foods that bring on stomach pain?
¿Hay comidas que le causan dolor de estómago?

Are you constipated?
¿Está estreñido(a)?

Do you have difficulty moving your bowels?
¿Tiene dificultad al obrar (defecar)?

Do you have diarrhea?
¿Tiene diarrea?

Do you have blood in your stool?
¿Tiene sangre en el excremento?

Have you had black stools like the color of asphalt?
¿Ha tenido excremento negro como el color de asfalto (chapopote)?

Do you have hemorrhoids?
¿Sufre de hemorroides (almorranas)?

Have you had your gallbladder removed?
¿Ha tenido una operación para quitar (extirpar) la vesícula biliar?

Have you ever had hepatitis?
¿Alguna vez ha tenido hepatitis?

What kind of hepatitis was it: A, B, or C?
¿Qué tipo de hepatitis tuvo: A, B, o C?

Do you have nausea?
¿Tiene náusea?

Have you felt dizzy or fainted after eating?
¿Se ha mareado o desmayado después de comer?

Which kind of foods do you eat?
¿Qué clase de comidas come?

Do you defecate without control?
¿Se le sale el excremento (popó) sin querer?

Genitourinary
Genitourinario

General
General

Do you have difficulty urinating?
¿Tiene dificultad para orinar?

Do you have to urinate more frequently?
¿Tiene que orinar con más frecuencia?

Do you have to get up at night to urinate?
¿Tiene que levantarse durante la noche para orinar?

How many times a night do you get up to urinate?
¿Cuántas veces durante la noche se levanta para orinar?

Do you have to strain or force yourself to urinate?
¿Tiene que esforzarse para poder orinar?

How is the flow?
¿Cómo es el chorro cuando orina?

Does it drip after finishing urination?
¿Salen gotas después de terminar de orinar?

Do you have sores on your penis?
¿Tiene llagas en el pene?

Do you have sores in your vagina?
¿Tiene llagas en la vagina?

Do you drip urine without control or when you laugh or cough?
¿Se le sale la orina sin querer o cuando se ríe o tose?

Does it burn or sting when you urinate?
¿Le arde cuando orina?

Do you have blood in your urine?
¿Tiene sangre en la orina?
  or
¿Orina con sangre?

Have you ever had a urinary tract infection?
¿Alguna vez ha tenido una infección de las vías urinarias?

Have you ever passed a stone in your urine?
¿Alguna vez ha eliminado una piedra en la orina?

Menstruation
Menstruación

How old were you with your first period?
¿Qué edad tenía cuando tuvo la primera regla?

Do you have periods?
¿Tiene reglas?

Are your periods regular?
¿Tiene irregularidades con las reglas?

Do you have problems with your periods?
¿Tiene problemas con las reglas?

Do you have pain with your periods?
¿Tiene dolor con las reglas?

Do you bleed a little?
¿Sangra poco?

Do you bleed moderately?
¿Sangra regular?

Do you bleed heavily?
¿Sangra mucho?

Do you have spotting between periods?
¿Tiene manchado entre las reglas?

When was your last period?
¿Cuándo bajó su última regla?

When was the first day of your last period?
¿Cuándo fue el primer día de su última regla?

How many days do you bleed with your periods?
¿Por cuántos días sangra durante su regla?

Menopause
Menopausia

When did menopause begin?
¿Cuándo comenzó la menopausia?

Have you ever had bleeding, spotting, or a period since then?
¿Alguna vez ha tenido sangre, manchados, o una regla desde entonces?

Do you have hot flushes?
¿Tiene bochornos (calores)?

Pregnancy
Embarazo

When was the last time that you had sexual relations?
¿Cuándo fue la última vez que tuvo relaciones?

Is it possible that you are pregnant?
¿Es posible que esté embarazada?

How many times have you been pregnant?
¿Cuántos veces se ha embarazado?

When were your pregnancies?
¿Cuándo fueron sus embarazos?

How many miscarriages?
¿Cuántos abortos (malpartos) ha tenido?

Have you had any abortions? How many?
¿Ha tenido abortos inducidos? ¿Cuántos?

Have you had any premature births?
¿Cuántos han nacido antes del tiempo?

Have you had any stillborn births?
¿Cuántos han nacido muertos?
  or
¿Ha tenido un mortinato?

How many children do you have?
¿Cuántos niños tiene?

How many girls do you have?
¿Cuántos niñas tiene?

How many boys do you have?
¿Cuántos niños tiene?

Did you have any problems with your pregnancies?
¿Tuvo algún problema con los embarazos?

How many vaginal deliveries did you have?
¿Cuántos partos vaginales tuvo?

How many cesarean deliveries did you have?
¿Cuántas cesáreas tuvo?

Have you had problems with the deliveries?
¿Ha tenido problemas con los partos?

Your due date, more or less, is . . .
La fecha de su parto, más o menos, es . . .

When is your due date?
¿Cuándo es su fecha de parto?

Birth Control
Espaciamiento de Los Embarazos

When was the last time that you had sexual relations?
¿Cuándo fue la última vez que tuvo relaciones?

Is it possible that you are pregnant?
¿Es posible que esté embarazada?

Do you use birth control?
¿Usa métodos anticonceptivos?

Which of the methods do you use now?
¿Cuál de los métodos usa ahora?

Which of the methods did you use?
¿Cuál de los métodos usó?

Do you use . . .?
¿Usa . . .?

>   **Example:**
>
>   **Do you use condoms?**
>   ¿Usa condones?
>
>   • **the birth control pills?**
>   • las pastillas?
>   or
>   • la pildora?
>
>   • **the sponge?**
>   • la esponja?

- **foam?**
- espuma?

- **condoms?**
- condones?
   or
- preservativos?

- **rubbers?**
- hules?

- **the IUD?**
- el aparato?
   or
- la espiral?
   or
- el dispositivo?

- **the diaphragm?**
- el diafragma?

- **the shot?**
- la inyección?

- **the implant?**
- el implante?

- **the rhythm method?**
- el método del ritmo?

- **other methods?**
- otros métodos?

Does your husband take care of you ("pull out")?
¿Su esposo la cuida?
  or
¿Su esposo se sale antes de terminar?

53

Which problems do you have with birth control?
¿Qué problemas tiene con los métodos anticonceptivos?

Have you had your tubes tied?
¿Le amarraron los tubos?
  or
¿La ligaron?
  or
¿Ha sido operada para no tener familia (hijos)?

Have you had a hysterectomy?
¿Ha tenido la histerectomía?
  or
¿Ha tenido una operación para quitar (extirpar) la matriz?

Have you had an oopherectomy?
¿Ha tenido una ooforectomía?
  or
¿Ha tenido una operación para quitar (extirpar) los ovarios?

Has your husband had a vasectomy?
¿Ha tenido su esposo una vasectomía?

Has your partner had a vasectomy?
¿Ha tenido una vasectomía su pareja?

Have you had a vasectomy?
¿Ha tenido Ud. una vasectomía?

Venereal Disease
Enfermedad Venérea

Have you ever had a venereal disease?
¿Alguna vez ha tenido una enfermedad venérea?

Have you ever had an STD?
¿Alguna vez ha tenido una enfermedad transmitida sexualmente?

Did you receive medical treatment?
¿Recibió tratamiento médico?

Do you have any discharge from the vagina?
¿Tiene un desecho (flujo, secreción) de la vagina?

Do you have any discharge from the penis?
¿Tiene un desecho (flujo, secreción) del pene?

What is it like? Can you describe it?
¿Cómo es? ¿Puede describirlo?

Do you have any sores on your genitalia?
¿Tiene llagas en las partes genitales?

Do you feel any itching of the vagina?
¿Siente picazón (comezón) en la vagina?

Do you feel any itching of the penis?
¿Siente picazón (comezón) en el pene?

Does it hurt when you have sex?
¿Le duele cuando tiene relaciones sexuales?

Musculoskeletal
Musculoesquelético

Do you have pain or swelling in your joints?
¿Tiene dolores o hinchazón en las articulaciones (coyunturas)?

Do you have arthritis?
¿Tiene artritis o inflamación de las articulaciones?

Have you ever had joint enlargement?
¿Alguna vez se le han agrandado las articulaciones?

Have you ever had joint swelling?
¿Alguna vez ha tenido hinchazón en las articulaciones?

Have you ever had gout?
¿Alguna vez ha tenido gota?

Do you have back pain?
¿Le duele la espalda?

Do you have back problems?
¿Tiene problemas de la espalda?

Have you ever had an ankle sprain?
¿Alguna vez se torció el tobillo?

Have you ever had a broken bone?
¿Alguna vez se quebró un hueso?

Have you ever had a bunion?
¿Alguna vez ha tenido un juanete?

Have you ever had bursitis?
¿Alguna vez ha tenido bursitis?

Do you have muscle cramps?
¿Tiene calambres?

Have you ever had muscle weakness?
¿Alguna vez ha tenido debilidad en los músculos?

Have you ever had a myalgia?
¿Alguna vez ha tenido dolores musculares?

Have you ever had orthopedic surgery?
¿Alguna vez ha tenido cirugía ortopédica o cirugía de los huesos?

Do you have problems climbing stairs?
¿Tiene problemas al subir escaleras?

Do you have restless legs?
¿Tiene una sensación de incomodidad en las piernas o dificultad para mantener las quietas?

Have you ever had tendinitis?
¿Alguna vez ha tenido tendinitis o inflamación de un tendón?

Neurologic
Neurológico

With which hand do you write?
¿Con cuál mano escribe?

Have you ever had a stroke?
¿Alguna vez ha tenido una embolia o un derrame cerebral?

Does any part of your body feel numb?
¿Siente entumecida (adormecida) alguna parte del cuerpo?

Do you have a tingling sensation?
¿Tiene alguna sensación de hormigueo?

Do you have tremors or shaking?
¿Tiene temblores?

Do you feel dizzy at times?
¿Se siente mareado(a) a veces?

Have you fainted?
¿Se ha desmayado?

Do you have difficulty remembering things?
¿Tiene dificultad para recordar cosas?

Have you ever had seizures?
¿Alguna vez ha tenido ataques o convulsiones?

Do you suffer from headaches?
¿Sufre de dolores de cabeza?

How long have you suffered from headaches?
¿Cuánto tiempo tiene de sufrir dolores de cabeza?

How often?
¿Cada cuánto?

Where are they?
¿Dónde le duele?

Describe them, please.
Describa el dolor, por favor.

How long do they last?
¿Cuánto tiempo dura el dolor?

Endocrine
Endocrino

Have you ever had thyroid problems?
¿Alguna vez ha tenido problemas de la glándula tiroides?

Have you ever consulted a doctor for this problem?
¿Alguna vez ha consultado a un médico por este problema?

How long ago?
¿Hace cuánto tiempo?

What did he / she tell to you?
¿Qué le dijo?

Do you take medicine for this problem?
¿Toma medicina para este problema?

Which medicine?
¿Cuál medicina?

Did the treatment help?
¿Ayudó el tratamiento?

Did the medicines help?
¿Ayudaron las medicinas?

Do you feel warm when others don't?
¿Siente calor cuándo otros no?

Do you feel cold when others don't?
¿Siente frío cuándo otros no?

Have you lost or gained weight recently?
¿Ha bajado o subido de peso recientemente?

How many kilos (pounds) did you gain or lose?
¿Cuántos kilos (libras) subió o bajó?

Do you have the same energy as always?
¿Tiene la misma energía que siempre?

Since when have you been feeling tired?
¿Desde cuándo se siente cansado(a)?

Do you have fever or sweats?
¿Tiene fiebre o sudores?

Have you ever had a rapid heart beat?
¿Alguna vez ha tenido palpitaciones o sensaciones de latidos cardiacos rápidos?

Do you feel thirsty with more frequency?
¿Tiene sed con más frecuencia?

Do you urinate with more frequency?
¿Orina con más frecuencia?

Are you eating more than you normally do?
¿Está comiendo más de lo normal o no?

Mental Status / Psychiatric
Estado Mental / Psiquiátrico

Have you ever consulted a psychiatrist?
¿Alguna vez ha consultado un(a) (p)siquiatra?

How long ago?
¿Hace cuánto tiempo?

What did he / she tell to you?
¿Qué le dijo?

Did the treatment help?
¿Ayudó el tratamiento?

Did the medicines help?
¿Ayudaron las medicinas?

Have you ever suffered from depression?
¿Alguna vez ha sufrido de depresión?

Did anyone treat you for depression?
¿Alguien lo(la) ha tratado por depresión?

Do you have the same energy as always?
¿Tiene la misma energía de siempre?

Since when have you been feeling tired?
¿Desde cuándo se siente cansado(a)?

Are you nervous?
¿Tiene nervios?
  or
¿Se siente nervioso(a)?
  or
¿Está nervioso(a)?

Do you feel dizzy?
¿Se siente mareado(a)?

Do you sleep well?
¿Duerme bien?

How many hours do you sleep?
¿Cuántas horas duerme?

Do you take sedatives?
¿Toma calmantes?

Do you take anti-depressants?
¿Toma antidepresivos?

Have you ever had thoughts about committing suicide?
¿Alguna vez ha pensado en suicidarse?

Have you thought about how you would do it?
¿Ha pensado en como hacerlo?

Have you thought about when you would to do it?
¿Ha pensado cuando hacerlo?

Do you have the things you need to commit suicide?
¿Tiene las cosas que necesita para suicidarse?

Have you ever thought of causing harm to others?
¿Alguna vez ha pensado en hacerle daño a otros?

Are you able to take care of yourself?
¿Puede cuidarse a sí mismo?

Is there anyone who can help take care of you?
¿Hay alguien que pueda ayudarlo(la) a cuidarse?

Trauma

Trauma

Did you have an accident?
¿Tuvo un accidente?

Have you ever had an accident?
¿Alguna vez ha tenido un accidente?

Where?
¿Dónde?

When?
¿Cuándo?

What happened?
¿Qué pasó?
  or
¿Qué ocurrió?

Pain

Dolor

What
¿Qué?

Do you have pain?
¿Tiene dolor?

What hurts?
¿Qué le duele?

What kind of pain is it?
¿Qué tipo de dolor es?

How is the pain?
¿Cómo es el dolor?

Is the pain sharp like knives or dull?
¿Es el dolor agudo como una punzada, o es un dolor sordo?

Is it like a pressure or crushing?
¿Es el dolor aplastante o como una presión?

Is the pain burning?
¿Es el dolor quemante?
 or
¿Cómo ardor?

Is the pain light?
¿Es el dolor leve?

Is the pain moderate?
¿Es el dolor moderado?

Is the pain strong?
¿Es el dolor muy fuerte?

Is the pain jabbing?
¿Es el dolor como piquetes?

What makes it better for you?
¿Qué mejora o alivia el dolor?

What makes it worse for you?
¿Qué lo empeora?

Have you used any medications for the pain?
¿Ha usado medicinas para el dolor?

Have you used any medication or home remedies?
¿Ha usado remedios caseros para el dolor?

Did the medicines help?
¿Ayudaron las medicinas?

Did the home remedies help?
¿Ayudaron los remedios caseros?

Do you have any family members with the same problem?
¿Tiene familiares con el mismo problema?

Do you have any friends with the same problem?
¿Tiene amigos con el mismo problema?

Have you ever consulted a doctor for this problem?
¿Alguna vez ha consultado un médico por este problema?

How long ago?
¿Hace cuánto tiempo?

What did he / she tell to you?
¿Qué le dijo?

What happened to make you seek help from us today?
¿Qué le pasó hoy que lo hizo solicitar / pedir ayuda?

Where
¿Dónde?

Where does it hurt?
¿Dónde le duele?

Can you show me the site of the pain?
¿Puede enseñarme dónde está el dolor?

Can you point with one finger at the site of the pain?
¿Puede señalar con el dedo donde está el dolor?

Does the pain stay in one place?
¿Se queda en un solo lugar el dolor?

Does the pain move to other areas of your body?
¿Se mueve el dolor a otras partes del cuerpo?

When
¿Cuándo?

When did your pain begin?
¿Cuándo comenzó el dolor?

How long does the pain last?
¿Cuánto tiempo dura el dolor?

How many times have you had the pain during this week?
¿Cuántas veces ha tenido el dolor durante esta semana?

When was the first time that you felt this pain?

¿Cuándo fue la primera vez que sintió este dolor?

Does the pain feel better with exercise?
¿Cuando hace ejercicio, se alivia o disminuye el dolor?

Does the pain feel worse with exercise?
¿Cuando hace ejercicio, aumenta el dolor?

Do you have the pain with eating?
¿Tiene dolor cuando come?

Do you have the pain with straining?
¿Tiene dolor cuando hace esfuerzos?

Do you have the pain with heavy work?
¿Tiene dolor cuando realiza trabajo pesado?

Did the pain go away for a period of time?
¿Se le quitó el dolor por un tiempo?

Did the pain go away on its own?
¿Se quitó solo el dolor?

When did the pain start again?
¿Cuándo empezó el dolor de nuevo?

Is the pain constant?
¿Es el dolor constante?

Is the pain intermittent?
¿Va y viene el dolor?

What were you doing when the pain began?
¿Qué estaba haciendo cuándo comenzó el dolor?

At what time of day do you have the pain?
¿A qué hora del día tiene el dolor?

Is the pain worse in the morning?
¿Tiene más dolor en la mañana?

Is the pain worse in the afternoon?
¿Tiene más dolor en la tarde?

Is the pain worse at night?
¿Tiene más dolor en la noche?

Vaccinations

Vacunas

Which vaccinations have you / he / she had?
¿Contra qué enfermedades está Ud. / él / ella vacunado(a)?

- **diphtheria?**
- difteria?

- *Haemophilus influenzae b* (**Hib**)?
- hemófilus influenza b?

- **hepatitis?**
- hepatitis?

- **measles?**
- sarampión?

- **mumps?**
- paperas?

- **pertussis?**
- pertusis (tosferina)?

- **polio?**
- polio?

- **rubella?**
- rubéola?

- **tetanus?**
- tétanos?

- **typhoid fever?**
- fiebre tifoidea?

Medications / Allergies
Medicamentos / Alergias

Medications
Medicamentos

Are you taking any medication?
¿Está tomando algún medicamento?

Are you taking any over-the-counter medications?
¿Está tomando medicamentos que se venden sin receta?

Are you taking any home remedies?
¿Está tomando remedios caseros?

Which medicines do you take?
¿Qué medicamentos toma?

How long have you been taking this medicine?
¿Hace cuánto tiempo toma esta medicina?

Are you taking contraceptive pills?
¿Está tomando píldoras anticonceptivas?

Did you bring your medications?
¿Trajo sus medicamentos?

Do you have your medicines here?
¿Tiene sus medicinas aquí?

What color are your pills?
¿De qué color son las pastillas?

How many times each day do you take your pills?
¿Cuántas veces al día toma las pastillas?

Have you been taking your medication every day?
¿Ha tomado su medicamento todos los días?

Do you sometimes forget to take your medicine?
¿Se le olvida tomar su medicamento a veces?

How many times in one month do you forget to take your medicine?
¿Cuántas veces en un mes se le olvida tomar su medicina?

When was the last time you took your medicine?
¿Cuándo fue la última vez que tomó su medicina?

How many of these pills did you take this morning?
¿Cuántas de estas pastillas tomó esta mañana?

Can you show me which medicine you took today?
¿Puede mostrarme cuál medicina tomó hoy?

Can you show me which medicine you took yesterday?
¿Puede mostrarme cuál medicina tomó ayer?

When did you finish all of your capsules?
¿Cuándo terminó todas las cápsulas?

Did you have an allergic reaction to any medicine?
¿Tuvo una reacción alérgica a alguna medicina?

What happened when you had this reaction?
¿Qué ocurrió cuando tuvo esta reacción?

Do you have allergies to any medicines?
¿Tiene reacciones alérgicas a algunas medicinas?

Did you have an allergic reaction to . . .?
¿Tuvo una reacción alérgica a . . .?

Example:

Did you have an allergic reaction to penicillin?
¿Tuvo una reacción alérgica a penicilina?

- **antibiotics?**
- antibióticos?

- **blood pressure medicines?**
- medicinas para la presión alta?

- **immunizations?**
- vacunas?

- **penicillin?**
- penicilina?

- **sulfa?**
- sulfa?

- **sulfonamides?**
- sulfonamidas?

- **other medicines?**
- otras medicinas?

Have you taken antibiotics before today?
¿Ha tomado antibióticos antes de hoy?

Do you have problems with any medicines?
¿Tiene problemas con alguna medicina?

Do you have problems with medicines, such as . . .?
¿Tiene problemas con medicinas, como . . . ?

Example:

Do you have problems with medicines, such as aspirin?
¿Tiene problemas con medicinas, como aspirina?

- **antibiotics?**
- antibióticos?

- **aspirin?**
- aspirina?

- **blood pressure medicines?**
- medicinas para la presión alta?

- **codeine?**
- codeína?

- **ibuprofen?**
- ibuprofeno?

- **immunizations?**
- vacunas?

- **other medicines?**
- otras medicinas?

Can you tolerate asprin?
¿Puede tolerar la aspirina?

Can you tolerate codeine?
¿Puede tolerar la codeína?

Can you tolerate ibuprofen?
¿Puede tolerar ibuprofeno?

Allergies
Alergias

Do you have allergies to anything?
¿Tiene reacciones alérgicas a alguna substancia?

What are your allergies?
¿Cuáles son sus alergias?

What were your symptoms?
¿Cuáles fueran sus síntomas?

Does your skin itch?
¿Le pica la piel?

Do you have asthma?
¿Tiene asma?

Are you allergic to . . .?
¿Es alérgico(a) a . . .?

> **Example:**

> **Are you allergic to plants?**
> ¿Es alérgico(a) a plantas?

> **• animals?**
> • animales?

> **• foods?**
> • comidas?

- **insect stings?**
- picaduras de insectos?

- **medicines?**
- medicinas?

- **nuts?**
- nueces?

- **plants?**
- plantas?

- **pollen?**
- polen?

Were you stung by a bee?
¿Le picó una abeja?

Where?
¿Dónde?

When?
¿Cuándo?

Has this happened before today?
¿Ha ocurrido esto antes de hoy?

Asthma
Asma

Do you wheeze?
¿Respira con sibilancias?

Do you have asthma?
¿Sufre de asma?

How long have you suffered from asthma?
¿Hace cuánto tiempo que está sufriendo de asma?

Is there anything that causes an asthma attack?
¿Hay algo que le provoca un ataque de asma?

Do you have allergies to pollen, dust, or animals?
¿Tiene alergias a polen, polvo, o animales?

In the past 2 weeks:
En las últimas 2 semanas:

Have you coughed, wheezed, felt short of breath, or had chest tightness?
¿Ha tosido, ha tenido silbidos (pitillo, pito, piido, silbilancia, ronquera, o hervor de pecho), dificultad al respirar o ha sentido presión en el pecho?

During the day?
¿Durante el día?

At night, causing you to wake up?
¿En la noche y lo hizo despertar?

During or soon after exercise?
¿Durante o después de hacer ejercicio?

Have you needed more "quick-relief "medicine than usual?
¿Ha necesitado usar más medicina de la que acostumbra "para alivio rápido?"

Has your asthma kept you from doing anything you wanted to do?
¿Le ha impedido el asma hacer algo que quería hacer?

What was it?
¿Qué cosa?

Have your asthma medicines caused you any problems, like shakiness, sore throat, or upset stomach?
¿Las medicinas le han causado algún problema que toma para el asma, como tembladera, dolor de garganta o malestar en el estómago?

In the past few months:
En los últimos meses:

>**Have you missed school or work because of your asthma?**
>¿Ha faltado a la escuela o al trabajo debido al
> asma?

>**Have you gone to the emergency room or hospital because of your asthma?**
>¿Ha ido a la sala de emergencia o al hospital
> debido al asma?

Family History
Historia Familiar

Are there any illnesses or conditions, which run in your family, such as . . .?
¿Hay algunas enfermedades que son comunes en su familia, como . . .?

Example:

Are there any illnesses or conditions, which run in your family, such as asthma?
¿Hay algunas enfermedades o condiciones que son comunes en su familia, como asma?

• alcohol problems?
• problemas con alcohol?

• allergies?
• alergias?

• asthma?
• asma?

• blood disease?
• una enfermedad de la sangre?

• blood transfusions?
• transfusiones de sangre?

• bronchitis?
• bronquitis?

• cancer?
• cáncer?

• **cholesterol problems?**
• problemas con colesterol?

• **depression?**
• depresión?

• **diabetes?**
• diabetes?

• **drug problems?**
• problemas con drogas?

• **epilepsy or seizures?**
• epilepsia o ataques?

• **glaucoma?**
• glaucoma?

• **heart disease?**
• una enfermedad del corazón?

• **high blood pressure?**
• la presión alta?

• **infections?**
• infecciones?

• **kidney disease?**
• enfermedades de los riñones?

• **lung disease?**
• enfermedades de los pulmones?

• **mental illness?**
• una enfermedad mental?

- **mental retardation?**
  - retraso mental?

- **psychiatric problems?**
  - problemas psiquiátricos?

- **serious illness?**
  - una enfermedad seria?

- **stroke?**
  - embolias o derrame cerebral?

- **suicide?**
  - suicidio?

- **tobacco problems?**
  - problemas con tabaco?

- **tuberculosis?**
  - tuberculosis?

- **other illness?**
  - otra enfermedad?

Do you have family with your same problem?
¿Tiene un familiar con el mismo problema que usted?

Do you have family members, who have had colon cancer?
¿Tiene algún familiar que haya tenido cáncer del colon?

Are your parents living?
¿Están vivos sus padres?

Is your mother living?
¿Está viva su madre?

Is your father living?
¿Está vivo su padre?

Does your mother have medical problems?
¿Sufre su madre de algunos problemas médicos?

Does your father have medical problems?
¿Sufre su padre de algunos problemas médicos?

Of what did your mother die?
¿De qué murió su madre?

Of what did your father die?
¿De qué murió su padre?

How many siblings do you have?
¿Cuántos hermanos tiene?

Are your siblings living?
¿Están vivos sus hermanos?

Do your siblings have any medical problems?
¿Sufren sus hermanos de algunos problemas médicos?

Of what did your brother die?
¿De qué murió su hermano?

Of what did your sister die?
¿De qué murió su hermana?

Of what did your grandmother die?
¿De qué murió su abuela?

Of what did your grandfather die?
¿De qué murió su abuelo?

Of what did other relatives die?
¿De qué murieron otros parientes?

How old was she/he when she/he died?
¿Cuántos años tenía él/ella cuando se murió?

Social History
Historia Social

Occupation
Ocupación

Where do you work?
¿Dónde trabaja?

What do you do there?
¿Qué hace allí?

What kind of work do you do?
¿Qué tipo de trabajo hace?

How long have you been out of work?
¿Hace cuánto tiempo que está sin trabajo ?

Why can't you work?
¿Por qué no puede trabajar?

Are there any chemicals or hazardous substances where you work?
¿Hay algunas sustancias químicas o peligrosas donde trabaja?

Living
Hábitos de Vida

Do you eat well?
¿Come bien?

Do you sleep well?
¿Duerme bien?

Do you have a place to stay?
¿Tiene un lugar dónde quedarse?

Do you live with anyone else?
¿Vive con otras personas?

Where have you lived for the major part of your life?
¿Dónde ha vivido la mayor parte de su vida?

When was the last time you left the country?
¿Cuándo fue la última vez que salió del país?

Where did you go?
¿Adónde fue?

How long have you been in the United States?
¿Hace cuánto tiempo que está en los Estados Unidos?

Do you have children?
¿Tiene niños?

How many?
¿Cuántos?

Do your children live with you?
¿Viven sus niños con usted?

Tobacco
Tabaco

Do you smoke or have you ever smoked?
¿Fuma o alguna vez ha fumado?

How many packs per day?
¿Cuántos paquetes por dia?

When did you quit smoking?
¿Cuándo dejó de fumar?

Were you successful?
¿Lo logró?
  or
¿Tuvo éxito para dejar de fumar?

Alcohol
Alcohol

Do you drink alcohol, wine or beer?
¿Toma bebidas alcohólicas, vino, o cerveza?

When was the last time you had a drink?
¿Cuándo fue la última vez que tomó un trago?

How much wine, beer or hard liquor do you drink?
¿Cuánto vino, cerveza, o tragos toma?

How much can you drink when you feel like drinking?
¿Cuánto puede tomar cuando tiene ganas?

Do your hands tremble when you quit drinking?
¿Le tiemblan las manos cuando deja de tomar?

Have you ever had seizures when you quit drinking?
¿Alguna vez ha tenido ataques o convulsiones cuando dejó de tomar?

Have you tried to quit drinking?
¿Ha tratado de dejar de tomar?

Were you successful?
¿Lo logró?
 or
¿Tuvo éxito en dejar la bebida?

Drugs
Drogas

Have you ever used drugs?
¿Alguna vez ha usado drogas?

Which ones?
¿Cuáles?

Have you ever injected drugs?
¿Alguna vez se ha inyectado drogas?

Do you share needles with others?
¿Comparte agujas con otros?

Do you have a drug habit or do you just use drugs from time to time?
¿Tiene un hábito o sólo usa drogas de vez en cuando?

How often do you use drugs?
¿Qué tan seguido usa drogas?

Have you tried to quit using drugs?
¿Ha tratado de dejar de usar drogas?

Were you successful?
¿Lo logró?
 or
¿Tuvo éxito en dejar las drogas?

Sexual Relations

Relaciones Sexuales

Do you have sexual relations with more than one person?
¿Tiene relaciones sexuales con más de una persona?

Have you had sexual relations with more than one person?
¿Ha tenido relaciones sexuales con más de una persona?

How many partners do you / he / she have?
¿Cuántas parejas sexuales tiene?

How many partners have you had?
¿Cuántas parejas sexuales ha tenido?

Have you ever had sexual relations with men?
¿Alguna vez ha tenido relaciones sexuales con hombres?

Have you ever had sexual relations with women?
¿Alguna vez ha tenido relaciones sexuales con mujeres?

Have you ever had sexual relations with prostitutes?
¿Alguna vez ha tenido relaciones sexuales con prostitutas?

Did you use condoms?
¿Usó condones?

Have you ever received a blood transfusion?
¿Alguna vez ha recibido una transfusión de sangre?

Have you taken an AIDS test?
¿Ha tenido una prueba para el virus del SIDA?

What was the result?
¿Cuál fue el resultado?

Review of Systems
Revisión por Sistemas

General
General

> **Example:**
>
> **Have you / he / she ever had fatigue?**
> ¿Alguna vez Ud. / él / ella ha tenido fatiga?

abuse : una experiencia de maltrato
aching (all over) : el cuerpo adolorido, el cuerpo quebrado
bleeding : sangrado, sangría, hemorragia, desangramiento
cachexia : caquexia, adelgazamiento extremo, debilitamiento general
congenital defect : un defecto congénito
cramps (general) : retortijones, retorcijones
debility : una debilidad
defect, congenital : un defecto congénito
deterioration : un empeoramiento, un deterioro
diathesis : una diátesis, una predisposición a contraer ciertas enfermedades, a presentar hemorragias
Down Syndrome : Síndrome de Down
dwarfism : enanismo
dysgenesis : disgenesia, un desarrollo defectuoso
dystrophy : una distrofia, una falta de crecimiento de un organismo o tejido
emaciation : enflaquecimiento, emaciación
exhaustion : agotamiento
experience of rape : una experiencia de violación
fatigue : fatiga
fetal alcohol syndrome : síndrome alcohol fetal
fever, persistent : fiebre persistente

fistula : una fístula, una comunicación anormal entre dos órganos

gain of weight; How much? : aumento de peso; ¿Cuánto ha subido de peso?

giantism : gigantismo

handicapped problems : problemas de los lisiados

harelip : hendidura

hospitalizations : hospitalizaciones

hyperplasia : hiperplasia, un aumento del tamaño de un órgano o de un tejido

hyperpyrexia : hiperpirexia, fiebre extremadamente elevada

hyperthermia : hipertermia, elevación de la temperatura del cuerpo

hypervitaminosis : hipervitaminosis, un estado causado por ingestión excesiva de vitaminas

incarceration : una incarceración

inflammation : una inflamación

lassitude : lasitud, debilidad, cansancio, agotamiento, fatiga

lethargy : letargo, somnolencia, indiferencia

loss of weight; How much? : pérdida de peso; ¿Cuánto peso ha perdido?

malaise : un malestar

malnutrition : malnutrición, desnutrición

monitoring : monitorización, control o supervisión con ayuda de un monitor

night sweats : sudores por la noche

operation, surgical : un procedimiento quirúrgico, una operación quirúrgica

over-weight condition : condición obesidad

pain : un dolor

pain, side : dolor en un lado del cuerpo

persistent fever : fiebre persistente

photophobia : fotofobia, aversión a la luz

photosensitivity : fotosensibilidad, una respuesta anormal de la piel a la luz

pyrexia : pirexia, fiebre

queasy feelings : sensaciones nauseabundas, propensión al vómito

radiography : una radiografía

rape, the experience of : una experiencia de violación

sensation of pleasure : una sensación de placer

surgery : una cirugía

surgical procedure : un procedimiento quirúrgico, una operación quirúrgica

sweats : sudores

sweats, night : sudores por la noche

tired feelings : sensación de cansancio

trauma : un trauma

undernourished periods : períodos de malnutrición

wasting : un pérdida de peso extrema

weakness : una debilidad

weight, gain of; How much? : aumento de peso; ¿Cuánto ha subido de peso?

weight, loss of; How much? : pérdida de peso; ¿Cuánto ha perdido de peso?

Skin
Piel

Example:

Have you / he / she ever had acne?
¿Alguna vez Ud. / él / ella ha tenido acné?

abrasion : una abrasión, una erosión química o física
abscess : un absceso
acne : acné , granitos, barros
alopecia : alopecia
anthrax : ántrax, una inflamación de la piel con úlceras purulentas y negras
aphtha : un afta
athlete's foot : pie de atleta
atopic problems : problemas atópicos
baldness : calvicie
bed sore : una llaga de cama, una úlcera de cama, una úlcera de decúbito
beriberi : beriberi
biopsy : una biopsia, la extirpación de un fragmento de tejido
bites : mordidas, mordeduras, picaduras
blackheads : espinillas
blemishes : lunares, manchas, tachas
blisters : ampollas
boil (skin) : un grano enterrado, un nacido, un tacotillo
bruise : un moretón
bump : un chichón
burn : una quemadura
callous : un callo
candidiasis : candidiasis, una infección por un hongo del género Cándida
carbuncle : un grano enterrado, un nacido, un tacotillo
cat bite : una mordida de gato
cauterization : una cauterización

cellulitis : una celulitis, una inflamación del tejido bajo la piel
cellulitis, orbital : una celulitis orbital, una inflamación del tejido bajo la piel alrededor de la órbita del ojo
chapped hands : manos agrietadas, manos rajadas
chapped lips : labios agrietados, labios rajados
chapped skin : piel rajada, piel agrietada, reseca
chloasma : un cloasma, manchas pigmentadas que aparecen generalmente en la cara
comedone : un comedón, una espinilla
corn (callous) : un callo, un engrosamiento de la piel
cut : una cortada
cyst : un quiste, un tumor de contenido líquido
cyst, sebaceous : quiste sebáceo, un lobanillo
dandruff : caspa
decubitus, ulcer : una formación de úlceras y necrosis en la piel por permanecer en cama largo tiempo
depigmentation : despigmentación, una escasez o una carencia de pigmentación de la piel
dermatitis : dermatitis, una inflamación de la piel
dermatomycosis : dermatomicosis, una enfermedad de la piel causada por hongos
dermatophytosis : dermatofitosis, una enfermedad de la piel causada por hongos
dermatosis : dermatosis, una enfermedad de la piel
desquamation : descamación, formación exagerada de escamas en la piel
dog bite : una mordida de perro
dry skin : piel seca, piel reseca
ecchymosis : una equimosis, un cardenal, un moretón
eczema : eczema
enanthema : enantema, manchas rojas en las mucosas orales
epidermophitosis : epidermofitosis
erosion : una erosión, un desgaste, una destrucción o ulceración de un tejido
eruption : una erupción, un brote en la piel
erythema : eritema, un enrojecimiento de la piel

erythrasma : eritrasma, una enfermedad de la piel en la que aparece una placa amarilla pardusca, sobre todo en las caras internas de los muslos, las ingles y las axilas

exanthema : exantema, erupción en la piel

excoriation : una excoriación, raspón

exfoliation : exfoliación, un desprendimiento de escamas de la capa superficial de la piel

exudate : un exudado, un líquido que aparece en una superficie inflamada

fibroid : un fibroide

fibroma : un fibroma

fibrosis : fibrosis, un aumento del tejido conjuntivo

fibrositis : fibrositis, una inflamación del tejido conjuntivo

fissure : una fisura, una hendidura, una cisura, un surco

folliculitis : foliculitis, una inflamación de uno o más folículos pilosos

frost bite : congelamiento parcial de los dedos o las orejas

furuncle : un furúnculo

ganglion : un ganglio, un engrosamiento localizado en un nervio, tendón, o aponeurosis

ganglionitis : ganglionitis

hands, chapped : manos agrietadas, manos rajadas

hard skin : piel áspera, piel dura

head lice : piojos de la cabeza

heat rash : salpullido, sarpullido de calor

herpes simplex : herpes simple, una enfermedad viral de la piel y de las mucosas

herpes zoster : herpes zóster, culebrilla, una erupción viral y dolorosa a lo largo de un nervio, caracterizada por el aparecimiento de vesículas en la piel y las mucosas

human bite : una mordedura humana

hyperhidrosis : hiperhidrosis, sudoración exagerada

hyperkeratosis : hiperqueratosis, un aumento del grosor de la capa córnea de la piel

hypertrichosis : hipertricosis, un aumento del espesor del vello corporal

ichthyosis : ictiosis, un trastorno de la piel que la hace seca y escamosa

icterus : ictericia

impetigo : impétigo, una infección purulenta de la piel con vesículas y costras

induration : induración, un endurecimiento, un punto o lugar anormalmente duros

ingrown nail : una uña enterrada, una uña encarnada

intertrigo : intertrigo, reacción inflamatoria de los pliegues cutáneos

itching : comezón, picazón

ivy, poison : hiedra venenosa

jaundice : ictericia

keloid : un queloide, una cicatriz engrosada y elevada

knot : un nudo

laceration : una laceración, una herida desgarrada

laser treatment : un tratamiento con láser

leukoplakia : leucoplasia, una formación de manchas blancas en las mucosas

lice, head : piojos de la cabeza

lichenification : liquenificación, un engrosamiento de ciertas capas de la piel

lines, full of skin : piel llena de líneas

lips, chapped : labios agrietados, labios rajados

lump : un nódulo, una bolita, un bulto

maculopapular rash : una erupción maculopapular, consistente en manchas y pápulas

marks, stretch : estrías

melanosis : melanosis, una coloración oscura superficial de la piel o las mucosas

microsurgery : una microcirugía

mole : un lunar

mole changes in color or texture : un lunar que cambia en color o textura

nail, ingrown : una uña enterrada, una uña encarnada

necrolysis : necrólisis, una separación y exfoliación al tejido a causa de la muerte de las células

nodule : un nódulo, una bolita, un bulto
oily face : la cara aceitosa, la cara grasosa
oily hair : el pelo aceitoso, el pelo grasoso
oily hair (head) : el cabello aceitoso, el cabello grasoso
oily skin : la piel aceitosa, la piel grasosa
operation, surgical : un procedimiento quirúrgico, una operación quirúrgica
panniculitis : paniculitis, una reacción inflamatoria de la grasa debajo de la piel
papillitis : papilitis, una inflamación de una papila
papule : una pápula, una pequeña elevación sólida y circunscrita en la piel
paronychia : paroniquia, una inflamación de la uña
pediculosis : pediculosis, una infestación humana por piojos
pemphigus : pénfigo, una enfermedad grave de la piel caracterizada por vesículas, ampollas y erosiones
phlegmon : flemón, una inflamación difusa de los tejidos subcutáneos
pimples : granitos, acné, barros
pityriasis : pitiriasis, una descamación de la piel en pequeñas laminillas
plastic surgery : una cirugía plástica
pocks : marcas de viruelas
prickly feelings : sensaciones como pinchazos o piquetazos leves en la piel
prickly heat : salpullido, sarpullido por calor
problems, skin : unos problemas de la piel
pruritis : prurito, una enfermedad de la piel caracterizada por picazón
psoriasis : psoriasis, soriasis, una enfermedad de la piel caracterizada por descamación
pubic lice : piojos púbicos, piojos pegadizos
pyoderma : piodermia, cualquier enfermedad purulenta de la piel
rash : roncha
rash, heat : salpullido, sarpullido de calor
rash, red : roncha rosada

rhagades : rágades, fisura, grieta, o escara lineal en la unión de la piel y la mucosa de los labios

rosacea : rosácea

scabies : escabiosis, sarna, sarcoptiosis

sebaceous cyst : quiste sebáceo, un lobanillo

seborrhea : seborrea, una secreciòn excesiva de sebo

skin color changes : cambios de coloración de la piel

skin problems : problemas de la piel

skin, chapped : piel agrietada

skin, dry : piel seca, piel reseca

skin, oily : la piel aceitosa, la piel grasosa

snakebite : una mordedura de serpiente

sore, bed : una llaga de cama, una úlcera de cama, una úlcera por decúbito

spider bite : una picadura de araña

stitches : puntadas, puntos de suturas

stretch marks : estrías

sunburn : una quemadura por el sol

surgery, plastic : una cirugía plástica

tatoo : un tatuaje, un dibujo permanente en la piel

telangiectasia : una telangiectasia, una dilatación de vasos terminales

tick bite : una mordedura de garrapata

tinea : tiña, infección de la piel, causada por una clase de hongos

tinea pedis : tiña del pie, una infección superficial de la piel del pie causada por hongos

ulcers : úlceras

wart : una verruga, un mezquino

wheals : ronchas, unas ronchas en la piel causadas por una alergia

whitlow : un panadizo, un panarizo

xanthoma : un xantoma, un granuloma lipoideo

HEENT / Neck
COONG / Cuello

Example:

Have you / he / she ever had a canker?
¿Alguna vez Ud. / él / ella ha tenido una úlcera?

ablepsy : ablepsia, ceguera
allergies to pollen, dust, or animals : una reacción alérgica a polen, polvo, o animales
allergies, animal : reacciones alérgicas a los animales
allergies, dust : reacciones alérgicas al polvo
allergies, pollen : reacciones alérgicas al polen
amblyopia : ambliopía, visión disminuida
animal allergies : reacciones alérgicas a los animales
anisocoria : anisocoria, desigualdad del diámetro de las pupilas
astigmatism : astigmatismo
bad breath : mal aliento
bleeding gums : encías sangrantes
blepharitis : blefaritis, una inflamación del borde libre de los párpados
blindness : ceguera, ablepsia
bloody nose : sangre por la nariz, epistaxis
blurred vision : la vista borrosa
breath, bad : mal aliento
bulging fontanelle : fontanela abombada, mollera abombada
buzzing (in the ears) : un tintineo, un zumbido
calculus , dental : cálculo dental, sarro dental
canal, root : una endodoncia, tratamiento de canales
canker : una úlcera
caries : caries, dientes podridos, un deterioro localizado en el diente
cataract : catarata, enturbiamiento de la lente transparente del ojo
catarrh : catarro

cavities, dental : caries, dientes podridos, un deterioro localizado en el diente

changes in your voice : cambios en su voz

choking : un episodio de atragantamiento; atragantarse

choroiditis : coroiditis

cleft palate : una fisura del paladar, paladar hendido

coated tongue : la lengua sucia

color-blindness : daltonismo, la incapacidad de percibir ciertos colores

congested, nasally : la nariz constipada, la nariz tapada

conjunctivitis : conjuntivitis, una inflamación de la mucosa que cubre los ojos

corneal ulcer : una úlcera en la córnea

cough : tos

crossed eyes : los ojos bizcos

croup : crup, garrotillo

cycloplegia : cicloplejía, una parálisis del músculo ciliar

deaf sensation : sensación de sordera

degeneration, macular : una degeneración de la mácula

dental calculus : cálculo dental, sarro dental

dental caries : caries, dientes podridos, un deterioro localizado en el diente

dental cavities : caries, dientes podridos, un deterioro localizado en el diente

dental pain : un dolor en los dientes

dental surgery : una cirugía dental

depressed fontanelle : fontanela deprimida, caída de la mollera

diabetic retinopathy : retinopatía diabética

difficulty, hearing : una dificultad para oír

dirty tongue : la lengua sucia

discharge from the ear : una supuración del oído

double vision : la visión doble

dry eyes : los ojos secos

dust allergies : reacciones alérgicas al polvo

ear discharge : una supuración del oído

earache : un dolor de oído

eardrum perforation : perforación del tímpano, tímpano roto

ectropion : ectropión
entropion : entropión
epiglottitis : epiglotitis
epipharyngitis : epifaringitis
episcleritis : episcleritis
epistaxis : epistaxis, sangre por la nariz
epitympanitis : epitimpanitis
extraction : una extracción, extirpación quirúrgica
eye irritation : irritación de los ojos
eye strain : los ojos cansados, los ojos fatigados
eyelids, inflamed : párpados inflamados
eyes, dry : los ojos secos
eyes, tired : los ojos cansados, los ojos fatigados
eyes, watery : los ojos llorosos
face, oily : la cara aceitosa, la cara grasosa
false teeth : dentadura postiza
farsightedness : presbicia
fontanelle, bulging : fontanela abombada
fontanelle, depressed : fontanela deprimida, caída de la mollera
gingivitis : gingivitis, una inflamación de las encías
glaucoma : glaucoma, una enfermedad de los ojos con aumento de la presión intraocular
glossitis : glositis, una inflamación de la lengua
glossodynia : glosodinia, un dolor en la lengua
grippe : gripe, influenza, enfermedad respiratoria de origen viral
gonioscopy : gonioscopía, examen del ángulo de la cámara anterior del ojo
gums, bleeding : encías sangrantes
gums, sore : encías dolorosas, adoloridas
hair (head), oily : el cabello aceitoso, el cabello grasoso
hair, oily : el pelo aceitoso, el pelo grasoso
halitosis : mal aliento, halitosis
halos around lights : círculos o halos alrededor de las luces
head trauma : un golpe en la cabeza
headache : dolor de cabeza, jaqueca
headaches : dolores de cabeza, jaquecas
hearing difficulty : una dificultad para oír

hoarseness : ronquera

hyperope : hiperópico, présbite

hyperopia : hiperopía, presbicia

hyperopic : hiperopía

hypoacusis : hipoacusia, una disminución de la audición

inflamed eyelids : párpados inflamados

iridectomy : iridectomía

iridocyclitis : iridociclitis, una inflamación del iris y del cuerpo ciliar

iritis : iritis, una inflamación del iris

irritation, eye : irritación de los ojos

keratitis : queratitis, una inflamación de la córnea del ojo

keratoconjunctivitis : queratoconjuntivitis, una inflamación de la córnea y de la conjuntiva del ojo

laryngitis : laringitis, una inflamación de la laringe

laser treatment : un tratamiento con láser

lisp : un ceceo

macular degeneration : una degeneración de la mácula

masses in the neck : unas masas en el cuello

mastoiditis : mastoiditis, una inflamación de la apófisis mastoides, en el oído

myopia : miopía, dificultad para la visión de lejos

nasally congested : la nariz constipada, la nariz tapada, la nariz tupida

nearsightedness : miopía

neck masses : unas masas del cuello

neck pain : un dolor de cuello

neck swelling : una hinchazón en el cuello

need for glasses : necesidad de anteojos, necesidad de usar lentes

nose, bloody : sangre por la nariz, epistaxis

nose, runny : la nariz mocosa , secreción nasal

nose, stuffed-up : la nariz constipada, la nariz tapada, la nariz tupida

nystagmus : nistagmo, un movimiento rápido e involuntario del globo ocular

operation, surgical : un procedimiento quirúrgico, una operación quirúrgica
ophthalmia : oftalmía, conjuntivitis
ophthalmoscopy : una oftalmoscopía
orbital cellulitis : una celulitis orbital, una inflamación del tejido bajo la piel alrededor de la órbita
otitis : otitis, una inflamación del oído
otorrhea : otorrea, salida de fluido por la oreja
otosclerosis : otosclerosis, una enfermedad del laberinto óseo del oído
pain, dental : un dolor de dientes
pain, neck : un dolor de cuello
palate, cleft : paladar hendido
papilledema : papiledema, una hinchazón de la papila óptica
parotiditis : parotiditis, una inflamación de la glándula salival
parotitis : parotiditis, una inflamación de la glándula salival
perforation, eardrum : una perforación del tímpano, un tímpano roto
pharyngitis : faringitis, una inflamación de la garganta
pinkeye : oftalmía contagiosa, oftalmía rosada, conjuntivitis
plaque, dental : placa dental, sarro
plastic surgery : una cirugía plástica
pollen allergies : reacciones alérgicas al polen
poor vision : mala visión
presbyopia : presbicia
proptosis : proptosis, protrusión anormal del globo ocular
pterygium : pterygion, una enfermedad del ojo con crecimiento anormal de la mucosa que cubre los ojos (conjuntiva)
ptosis : ptosis, una caída de un órgano, especialmente del párpado
pyorrhea : piorrea
quinsy : una inflamación supurativa de las amígdalas
retinal artery occlusion : oclusión de la arteria retiniana
retinal vein occlusion : oclusión de la vena retiniana
retinitis : retinitis, una enfermedad inflamatoria de la retina
retinopathy : retinopatía, una enfermedad no inflamatoria de la retina, a diferencia de la retinitis

retinopathy, diabetic : retinopatía diabética
rhinitis : rinitis, una inflamación de la mucosa nasal
rhinopharyngitis : rinofaringitis, una inflamación de la mucosa nasal y de la faringe, una inflamación de la mucosa nasal y de la garganta
rhinorrhea : rinorrea, secreción excesiva de moco por la nariz
ringing (in the ears) : un tintineo, un zumbido
root canal : una endodoncia, un tratamiento de canales
runny nose : la nariz mocosa, secreción nasal
scleritis : escleritis
scotoma : un escotoma, un punto ciego, la pérdida de la facultad para ver ciertas zonas del campo visual
seasickness : mareo, náuseas causadas por barco u otro vehículo
sinus congestion : congestión nasal
sinusitis : sinusitis, una inflamación de los senos de la cara
sore gums : encías dolorosas
sore throat : un dolor de garganta
stomatitis : estomatitis, una inflamación de la mucosa oral
strabismus : estrabismo
strain, eye : los ojos cansados, los ojos fatigados
stuffed-up nose : la nariz constipada, la nariz tapada, la nariz tupida
sty : un orzuelo
surgery, dental : una cirugía dental
swelling, neck : una hinchazón en el cuello
swollen tonsils : amígdalas hinchadas, anginas hinchadas
tartar of the teeth : sarro
teeth, false : dentadura postiza
thrush : afta, una infección por hongos de la mucosa oral con aparición de placas blancas en el cielo de la boca, la lengua, y la faringe
tinnitus : tinnitus, un tintineo, un zumbido de oído
tired eyes : los ojos cansados, los ojos fatigados
tongue, coated : la lengua sucia, capa blanquecina de la lengua
tongue, dirty : la lengua sucia
tonsillitis : tonsilitis, amigdalitis, una inflamación de una o ambas amígdalas

tonsils, swollen : amígdalas hinchadas, anginas hinchadas
tooth decay : caries
toothache : un dolor de muelas, odontalgia
tracheitis : traqueítis, una inflamación de la tráquea
trachoma : tracoma, una enfermedad infecciosa de la conjuntiva y de la córnea
trismus : trismo, la imposibilidad de abrir bien la boca causada por espasmo de los músculos de la mandíbula o por un defecto congénito
tympanitis : timpanitis
ulcer, corneal : una úlcera en la córnea
uveitis : uveítis, una inflamación de la túnica vascular del ojo
vertigo : vértigo, sensación de que el cuarto está dando vueltas
vision, blurred : la vista borrosa
vision, double : la visión doble
vision, poor : mala visión
voice changes : cambios en su voz
watery eyes : los ojos llorosos
whooping cough (pertussis) : tosferina
xanthopsia : xantopsia, la visión amarillenta
xerophthalmia : xeroftalmía, sequedad en el globo ocular
xerostomia : xerostomía, excesiva sequedad en la boca causada por la disminución de la secreción de saliva

Pulmonary

Pulmonar

Example:

Have you / he / she ever had asthma?
¿Alguna vez Ud. / él / ella ha tenido asma?

acrocyanosis : acrocianosis
allergies to pollen, dust, or animals : una reacción alérgica al polen, polvo, o animales
alveolitis : alveolitis, una inflamación de los alvéolos del pulmón
anoxia : anoxia, una insuficiencia de oxígeno en los tejidos
apnea : apnea, una suspensión de la respiración
artificial respiration : respiración artificial
aspiration : aspiración, acción de inhalar
asthma : asma
biopsy : una biopsia, la extirpación de un fragmento de tejido
bleb : una ampolla
bloody sputum : sangre en el esputo
bradypnea : bradipnea, la respiración lenta
breathing difficulty : dificultad para respirar
breathing difficulty at night : dificultad para respirar por la noche
bronchial asthma : asma bronquial
bronchiectasis : bronquiectasia, distorción y dilatación de los bronquios
bronchitis : bronquitis, catarro de pecho
bronchoconstriction : broncoconstricción, un estrechamiento de la luz de los bronquios
bronchodilatation : broncodilatación, una dilatación de los bronquios
bronchopneumonia : bronconeumonía, una inflamación pulmonar difusa, generalmente causada por un agente infeccioso
bronchospasm : broncoespasmo, un espasmo de los bronquios

bulla : una ampolla

bullous disease : una enfermedad bulosa, una enfermedad con bulas o ampollas

chest cold : catarro en el pecho, resfriado en el pecho

chest x-ray; Result? : una radiografía del pecho; ¿Cuál fue el resultado?

cold, chest : catarro en el pecho, resfriado en el pecho

colored phlegm : flema coloreada

consumption : marasmo, tuberculosis

cor pulmonale : corazón pulmonar, una enfermedad del corazón derecho causada por una enfermedad de los pulmones

cough with sputum : tos con esputo, tos con flema

cough, dry : tos seca

cyanosis : cianosis, una coloración azulada o violácea de la piel y de las mucosas

cystic fibrosis : fibrosis quística

difficulty breathing at night : dificultad para respirar por la noche

difficulty with expiration : dificultad para la espiración

difficulty with inspiration : dificultad para la inspiración

difficulty, breathing : dificultad para respirar

disease, lung : una enfermedad de los pulmones

double pneumonia : neumonía doble, pulmonía doble

dry cough : tos seca

dyspnea : disnea, dificultad para respirar

echography : una ecografía, técnica de diagnóstico que usa ondas de sonido para producir imágenes de los órganos y tejidos del cuerpo

edema, pulmonary : un edema pulmonar

emphysema : enfisema, la presencia excesiva de aire en los pulmones o tejidos corporales

gasping : jadeo

hemoptysis : hemoptisis, tos con expulsión de sangre de los pulmones

hypercapnia : hipercapnia, un aumento del bióxido de carbono disuelto en el plasma sanguíneo

hyperventilation : hiperventilación, la respiración anormalmente prolongada, rápida y profunda
hypoventilation : hipoventilación, una disminución del volumen de aire que entra en los pulmones
hypoxemia : hipoxemia, contenido bajo de oxígeno en la sangre
hypoxia : hipoxia, una disminución en el suministro de oxígeno a los tejidos
intubation : intubación, la introducción de un tubo en un órgano hueco
lung disease : una enfermedad de los pulmones
need for oxygen : una falta de oxígeno
operation, surgical : un procedimiento quirúrgico, una operación quirúrgica
panting (breathing) : jadeo
phlegm : flema
phlegm, colored : flema teñida
phlegm, thick : flema espesa
pleuritis : pleuritis, una inflamación de la plcura, que es la membrana que reviste los pulmones y la cavidad torácica
pneumonia : neumonía, pulmonía, enfermedad infecciosa de los pulmones con acumulación de material purulento en los alvéolos del pulmón (células pulmonares normalmente llenas de aire)
pneumonia, double : neumonía doble, pulmonía doble
pneumopathy : neumopatía, una enfermedad del pulmón
problems climbing stairs : problemas para subir escaleras
radiography : una radiografía
resection : una resección, la extirpación quirúrgica parcial o total de un órgano o tejido
shortness of breath : falta de aire, sofoco
silicosis : silicosis
sputum : esputo, secreción de los bronquios expulsada por la boca
sputum, bloody : sangre en el esputo
test for tuberculosis; Result? : una prueba para la tuberculosis; ¿Resultado?
thick phlegm : flema espesa

tuberculosis : tuberculosis, tisis, una enfermedad causada por el bacilo de la tuberculosis

wheezes : respiración con silbidos o silbancias

Cardiovascular

Cardiovascular

Example:

Have you / he / she ever had angina?
¿Alguna vez Ud. / él / ella ha tenido angina?

aneurysm : un aneurisma, una dilatación de una arteria del corazón
angiitis : angiítis, una inflamación de un vaso sanguíneo o linfático
angina : angina, una sensación opresiva de dolor
angina pectoris : angina de pecho
angioneurotic problem : un problema angioneurótico, un trastorno funcional de la regulación vascular
ankle swelling : una hinchazón en el tobillo
aortitis : aortitis
arrhythmia : una arritmia, falta de ritmo regular
arterial occlusion : una oclusión de una arteria
arteriography : una arteriografía, una radiografía de algunas arterias
arteriosclerosis : arteriosclerosis
arteritis : arteritis, una inflamación de una arteria
asystole : asistolia, un paro cardíaco
atheroma : una ateroma
atheromatosis : ateromatosis, un depósito de placas de grasa en las arterias
atrophy of the heart : una atrofia del corazón
blood pressure, high : la presión alta
blood pressure, low : la presión baja
blood pressure, normotensive : la presión normal o que está normotensa
bradycardia : bradicardia, una lentitud anormal del ritmo cardíaco
breath feelings, out of : sensación de sofoco

breath, shortness of : falta de aire, dificultad para respirar
breathing difficulty : dificultad para respirar
burning feelings : un ardor, sensaciones de ardor, sensaciones quemantes
cardialgia : cardialgia, dolor de corazón
cardiomegaly : cardiomegalia, un aumento del tamaño del corazón
cardiomyopathy : cardiomiopatía, un trastorno crónico que afecta al músculo cardíaco
cardiopathy : cardiopatía, dolencia cardíaca, afección cardíaca
carditis : carditis, una inflamación del corazón
catheterization : cateterismo, la introducción de una sonda en una cavidad hueca
chest pain : un dolor de pecho
chest pressure : una presión en el pecho
chest tightness : una opresión en el pecho
claudication : claudicación, cojera producida por insuficiencia vascular
cold hands : las manos frías, las manos húmedas
crushing pain : un dolor aplastante
defibrillation : desfibrilación, un restablecimiento del ritmo normal del corazón
dehydration : deshidratación, una carencia de agua en el cuerpo
diaphoresis : diaforesis, una sudoración abundante
difficulty, breathing : dificultad para respirar
discomfort : un malestar, una incomodidad
disease, heart : una enfermedad del corazón
echography : una ecografía, técnica de diagnóstico que usa sonido para producir imágenes de órganos y tejidos del cuerpo
edema : un edema, líquido excesivo en los tejidos
electrocardiogram : una electrocardiograma
electrocardiography : una electrocardiografía
embolus : una embolia
endocarditis : endocarditis, una inflamación de la membrana de revestimiento interior del corazón
extrasystole : una extrasístole, un latido prematuro del corazón

fibrillation : una fibrilación, contracciones desordenadas e ineficaces del corazón
flutter : flúter, aleteo del corazón
hands, cold : las manos frías, las manos húmedas
heart attack : un ataque cardíaco, un ataque del corazón, un infarto del corazón
heart disease : una enfermedad del corazón
heart disease, rheumatic : enfermedad reumática del corazón
heart failure : una insuficiencia cardíaca
heart murmur : un soplo en el corazón
heartbeat, irregular : latidos cardíacos irregulares
heartbeat, rapid : latidos cardíacos rápidos
heat-stroke : insolación
high blood pressure : la presión alta
hyperlipidemia : hiperlipidemia, un aumento de la cantidad de lípidos en la sangre
hypertension : hipertensión, un aumento de la presión
hypervolemia : hipervolemia, un aumento anormal de volumen de sangre o fluido circulante
hypotension : hipotensión, la presión sanguínea anormalmente baja
hypovolemia : hipovolemia, una disminución de la cantidad de sangre o fluido circulante
infarction, cardiac : un infarto del corazón
intubation : intubación, la introducción de un tubo en un órgano hueco
irregular heartbeat : latidos cardíacos irregulares
ischemia : isquemia, una zona que sufre una deficiencia de irrigación sanguínea y la reducción consecuente del aporte de oxígeno
low blood pressure : la presión baja
monitoring : monitorización, control o supervisión con ayuda de un monitor
myocardial infarction : un infarto del miocardio, un infarto del corazón, la muerte de un área del corazón
myocarditis : miocarditis, una inflamación del miocardio

normotensive blood pressure : la presión normal, que está normotensa

occlusion, arterial : oclusión de una arteria

occlusion, retinal artery : oclusión de la arteria retiniana

occlusion, retinal vein : oclusión de la vena retiniana

occlusion, venous : oclusión de una vena

operation, surgical : un procedimiento quirúrgico, una operación quirúrgica

orthopnea : ortopnea, una dificultad para respirar al dormir en posición plana

orthostatic blood pressure : la presión ortostática, relativa a la posición del cuerpo

pain with exertion : un dolor al realizar un esfuerzo

pain, chest : un dolor en el pecho

palpitations : palpitaciones, sensaciones de latidos cardiacos rápidos e irregulares

pericarditis : pericarditis, una inflamación de la envoltura del corazón

phlebography : flebografía, una radiografía de una o más venas

pressure, chest : presión en el pecho

problems sleeping flat : problemas para dormir en posición plana

pulmonary edema : un edema pulmonar

radiation of pain to your arm or shoulder : una irradiación del dolor a su brazo u hombro

radiation of pain to your back : una irradiación del dolor a su espalda

radiography : una radiografía

rapid heartbeat : latidos cardíacos rápidos

Raynaud's phenomenon : el fenómeno de Raynaud, caracterizado por el amoratamiento de las manos al sumergirlas en agua fría como resultado de una constricción anormal de los vasos sanguineos

resuscitation : una resucitación, un restablecimiento de la vida de un sujeto aparentemente muerto o con una enfermedad seria

rheumatic heart disease : reumatismo del corazón

shock : choque, un colapso, un fallo

shortness of breath : falta de aire, dificultad para respirar
sleeping flat, problems : problemas para dormir en posición plana
stabilization : estabilización, creación de un estado estable
sweats : sudores
swelling, ankle : una hinchazón en el tobillo
tachyarrhythmia : taquiarritmia, una forma rápida e irregular del ritmo cardíaco
tachycardia : taquicardia, una aceleración de la frecuencia cardíaca
thrombosis coronary : una trombosis coronaria
tightness, chest : una presión en el pecho
torsade de pointes : torsade de pointes (francés), una forma electrocardiográfica de taquicardia ventricular
varicose vein : una várice, una vena varicosa, una vena tortuosa y aumentada de tamaño
vasculitis : vasculitis, una inflamación de los vasos sanguíneos
venous occlusion : oclusión de una vena

Gastrointestinal

Gastrointestinal
    Example:

Have you / he / she ever had amebas?
¿Alguna vez Ud. / él / ella ha tenido amibas (amebas)?

abdominal heaviness : una pesadez en el abdomen
abdominal surgery : una cirugía abdominal
ache, stomach : un dolor del estómago
adhesions : adherencias
aerophagy : aerofagia, acción de tragar aire
amebas : amibas, amebas
apepsia : apepsia
appendicitis : apendicitis
appetite, poor : falta de apetito, falta de ganas de comer
ascites : ascitis, una acumulación de cierto líquido en el vientre
biopsy : una biopsia, la extirpación de un fragmento de tejido
black stool : excremento negro
bloated feelings : sensación de estar embotado(a) sensación de estar inflado(a) o hinchado(a) en alguna parte del cuerpo
blood in the stool : sangre en el excremento, sangre en las heces
bloody stool : sangre en el excremento, sangre en las heces
bowel movement : un movimiento de los intestinos
bowel movement, irregular : un movimiento irregular de los intestinos
burp : eructo, acto de sacar gas por la boca
cholangiography : colangiografía, una radiografía de contraste de los conductos biliares
cholangitis : colangitis, una inflamación de las vías biliares
cholecystectomy : una colecistectomía, la extirpación de la vesícula biliar
cholecystitis : colecistitis, una inflamación de la vesícula biliar
cholelithiasis : colelitiasis, la presencia de una o más piedras en los conductos de la vesícula biliar

cholestasis : colestasis, retención de hiel (bilis) en los conductos biliares
cirrhosis : cirrosis, una enfermedad caracterizada por una degeneración del hígado
colic : cólico
colitis : colitis, una inflamación del intestino grueso
colonopathy : colonopatía
colonoscopy : una colonoscopía, una observación del interior del intestino grueso con un endoscopio
constipation : constipación, estreñimiento
cramps (abdominal) : retorcijones, torcijones, cólicos
dark stool : excremento oscuro, heces oscuras
diarrhea : diarrea
difficulty swallowing : una dificultad para tragar
distention : distensión, estiramiento excesivo de un tejido u órgano
diverticulitis : diverticulitis, una inflamación de un divertículo del intestino
duodenitis : duodenitis
dyspepsia : dispepsia, un trastorno de la digestión
dysphagia : disfagia, una dificultad o imposibilidad de ingerir o tragar
echography : una ecografía, técnica de diagnóstico que usa sonido para producir imágenes de órganos y tejidos del cuerpo
emesis : emesis, vómito
endogastritis : endogastritis
endoscopy : una endoscopía, una inspección de una cavidad del cuerpo
enlargement, liver : un agrandamiento del hígado
enteralgia : enteralgia, dolor de los intestinos
enteritis : enteritis, una inflamación del intestino delgado
enterocolitis : enterocolitis, una inflamación de los intestinos delgados y gruesos
enterogastritis : enterogastritis
enteropathy : enteropatía, una enfermedad o anomalía del intestino
enteroplegia : enteroplejía, parálisis del intestino

114

epigastralgia : epigastralgia, un dolor alrededor del estómago
eructations : eructos, acto de sacar gas por la boca
esophagitis : esofagitis, una inflamación del esófago, la parte del tubo digestivo que va de la boca al estómago
farts : pedos
fecal incontinence : incontinencia de heces
flatulence : flatulencia, la presencia de abundante gas en el estómago o el intestino
flatus : flato
fluoroscopy : una fluoroscopía, una radiografía en movimiento para examinar estructuras internas del cuerpo
food problems : problemas con comidas
food problems that cause pain : problemas con comidas que le causan dolor
food problems with sticking in the throat : problemas con comidas que se atoran en la garganta
gallstones : cálculos biliares, piedras biliares
gas expulsion : expulsión de gas
gas, stomach : gas en el estómago
gastralgia : gastralgia, un dolor de estómago
gastritis : gastritis, una inflamación del estómago
gastroduodenitis : gastroduodenitis
gastroenteritis : gastroenteritis, una inflamación del estómago y del intestino delgado
gastronephritis : gastronefritis, una inflamación del estómago y del riñón
gastrorrhagia : gastrorragia, hemorrhagia del estómago
heartburn : agruras, cardialgia, pirosis
heaviness, abdominal : una pesadez en el abdomen
hematemesis : hematemesis, vómitos de sangre
hemorrhoids : hemorroides, almorranas
hepatitis : hepatitis, una inflamación del hígado
hepatitis A : hepatitis tipo A
hepatitis B : hepatitis tipo B
hepatitis C : hepatitis tipo C
hepatomegaly : hepatomegalia, un aumento del tamaño del hígado

hepatotoxic illness : una enfermedad hepatotóxica, una enfermedad nociva para las células del hígado

hiccups : singulto, hipo

hunger : hambre

hyperemia : hiperemia, un exceso de sangre en los vasos de un órgano

ileitis : ileítis, una inflamación del íleon, la última parte del intestino delgado

ileus : íleo, una obstrucción o parálisis intestinal

impaction : impactación, generalmente por heces

incontinence, fecal : incontinencia de heces

indigestion : una indigestión

intestinal polyp : un pólipo del intestino

intestinal worm : una lombriz intestinal

irregular bowel movement : un movimiento irregular de los intestinos

jaundice : ictericia

liver enlargement : un agrandamiento del hígado

malabsorption : malabsorción, un trastorno de la absorción intestinal de nutrientes

megacolon : megacolon, el colon anormalmente grande o dilatado

melena : melena, el excremento oscuro conteniendo sangre

movement, bowel : un movimiento de los intestinos

nauseous feelings : sensación de náuseas, el estómago revuelto

obstipation : constipación, estreñimiento

obstruction : una obstrucción, una acción y efecto de bloquear o taponar

operation, surgical : un procedimiento quirúrgico, una operación quirúrgica

pain, stomach : un dolor del estómago

pancreatitis : pancreatitis, una inflamación del páncreas

paracentesis : una paracentesis

peptic ulcer : una úlcera péptica, una úlcera causada, en parte, por la acción del jugo gástrico

peritonitis : peritonitis, una inflamación de la envoltura de los órganos abdominales

piles : hemorroides, almorranas

polyp, intestinal : un pólipo del intestino

problems defecating : problemas para defecar, problemas para pasar excremento

problems with food sticking in the throat : problemas con comidas que se atoran en la garganta

problems with foods : problemas con comidas

problems with foods that cause pain : problemas con comidas que le causan dolor

prolapse, rectal : un prolapso del recto, una caída del recto

pyrosis : pirosis, un ardor del estómago

qualm (sensation, fit) : acceso de náusea

radiography : una radiografía

rectal prolapse : un prolapso del recto, una caída del recto

reflux : reflujo, flujo en dirección retrógrada

regurgitation : regurgitación, reflujo del contenido de un órgano hueco

resection : una resección, la extirpación quirúrgica parcial o total de un órgano o tejido

singultus : singulto, hipo

splenomegaly : esplenomegalia, un agrandamiento del bazo

steatorrhoea : esteatorrea, cantidad excesiva de grasas en las heces

stomach ache : un dolor del estómago

stomach gas : gas en el estómago

stomach pain : un dolor de estómago

stomach, upset : el estómago revuelto, malestar estomacal

stool, black : excremento negro, heces negras

stool, bloody : sangre en el excremento, sangre en las heces

stool, change in color of : un cambio de color del excremento o de las heces

stool, dark : excremento oscuro, heces oscuras

surgery, abdominal : una cirugía abdominal

swallowing difficulty : una dificultad al tragar

tapeworm : una lombriz intestinal

tenesmus : un tenesmo, un deseo doloroso e ineficaz de orinar o defecar

typhoid fever : fiebre tifoidea
ulcer : una úlcera
upset stomach : el estómago revuelto
varices : várices
worm (tapeworm) : una lombriz intestinal plana
worm, intestinal : una lombriz intestinal

Genitourinary

Genitourinario

Example:

Have you / he / she ever had flushing?
¿Alguna vez Ud. / él / ella ha tenido bochornos?

abortion : un aborto, una interrupción del embarazo
adnexitis : anexitis, una inflamación de los anexos femeninos
amenorrhea : amenorrea, una ausencia de la menstruación
anovulatory cycles : ciclos anovulatorios
anuria : anuria, una ausencia de la eliminación de orina
atrophy of the testicle : una atrofia del testículo
azoospermia : azoospermia, una falta de espermatozoos en el semen
azotemia : azotemia, azoemia, un exceso de cuerpos nitrogenados en la sangre
balanitis : balanitis, una inflamación del miembro viril (pene)
biopsy : una biopsia, la extirpación de un fragmento de tejido
bladder stones : cálculos en la vejiga
bloody urine : sangre en la orina
blushes : bochornos, incendios
breast discharge : una secreción de los senos
breast masses : unas masas de los senos
breast tenderness : senos adoloridos, pechos adoloridos
burning, urinary : un ardor al orinar, una sensación quemante al orinar
calciuria : calciuria
calculus : un cálculo, una piedra
castration : castración, la extirpación de los órganos sexuales
cesarean operation : una operación cesárea
chancre : un chancro
change of life : menopausia, la cesación de la menstruación en la mujer
childbirth : un parto

circumcision : una circuncisión
cold in the womb : un frío en la matriz
condyloma : un condiloma, una excrecencia parecida a una verruga
crabs (disease) : ladillas
cramps (menstrual) : cólicos menstruales
creatinemia : creatinemia, la presencia de mucha creatina en la sangre
curettage : un curetaje, un raspado
cyst, ovarian : un quiste en los ovarios
cyst, penile : un quiste en el pene
cystitis : cistitis, una inflamación de la vejiga urinaria
cystoscopy : una cistoscopía, una observación del interior de la vejiga
dialysis : diálisis
difficulty starting the stream : una dificultad para empezar el chorro o flujo urinario
difficulty stopping the stream : una dificultad para parar el chorro o flujo urinario
difficulty urinating : una dificultad para orinar
dilatation : una dilatación, un ensanchamiento
discharge, breast : una secreción de los senos
discharge, penile : una secreción del pene
discharge, vaginal : un flujo o secreción de la vagina
diuresis : diuresis, la formación y excreción de la orina
dribbling after urination : un goteo después de orinar
dysmenorrhea : dismenorrea, un trastorno de la menstruación que se presenta con mucho dolor
dyspareunia : dispareunia, un dolor durante la relación sexual
dysuria : disuria, una emisión dolorosa de la orina
echography : una ecografía, técnica de diagnóstico que usa sonido para producir imágenes de órganos y tejidos del cuerpo
eclampsia : eclampsia, convulsiones y una elevación de la presión arterial en mujeres embarazadas
ectopic pregnancy : un embarazo ectópico, un embarazo fuera del lugar habitual
endometriosis : endometriosis

enlargement, kidney : un agrandamiento del riñón
enlargement, renal : un agrandamiento del riñón
enuresis : enuresis, una emisión involuntaria de orina en la noche
epididymitis : epididimitis
epinephritis : epinefritis
episiotomy : una episiotomía, un corte vaginal
experience of rape : una experiencia de violación
flushing : bochorno, incendio
frigidity : frigidez, insensibilidad sexual
genital warts : verrugas genitales
glands swollen in the groin : ganglio inguinal inflamado, encordio, incordio
glomerulonephritis : glomerulonefritis, una enfermedad renal con inflamación de los glomérulos
gonorrhea : gonorrea, una infección de la mucosa urinaria y genital
groin, swollen glands in the : ganglio inguinal inflamado, encordio, incordio
hematuria : hematuria, orina sanguinolenta
hemodialysis : hemodiálisis, una técnica para la eliminación de sustancias nocivas de la sangre
hot flushes : bochornos, incendios
hot sensations : calores, bochornos
hydrocele : un hidrocele, una acumulación del líquido, en particular en la túnica vaginal del testículo
hyperemesis : hiperemesis, vómitos excesivos y persistentes
hypertrophy, prostatic : hipertrofia de la próstata
hyperuricemia : hiperuricemia, un exceso de ácido úrico en la sangre
hypogonadism : hipogonadismo, un desarrollo sexual insuficiente
hysterectomy : una histerectomía, la extirpación quirúrgica del útero
implantation : implantación, anidación del óvulo fecundado
impotence : impotencia, una falta del poder de erección o eyaculación en el hombre

121

impregnation : impregnación, fecundación del óvulo
incontinence, urinary : incontinencia urinaria
induction : una inducción, la provocación de un proceso
infection, kidney : una infección de los riñones
itching, penile : picazón en el pene, comezón en el pene
itching, vaginal : picazón en la vagina, comezón en la vagina
kidney enlargement : un agrandamiento del riñón
kidney infection : una infección de los riñones
leukorrhea : leucorrea, una secreción anormal de flujo
blanquecino por la vagina
libido, poor : poco(a) libido, poco deseo sexual
lice, pubic : piojos púbicos, piojos pegadizos
mastalgia : mastalgia, mastodinia, dolor en los pechos, dolor en
las mamas
mastitis : mastitis, una inflamación de la glándula mamaria
mastodynia : mastodinia, un dolor de la mama, un dolor de los
senos
menorrhagia : menorragia, menstruación anormalmente
prolongada y con flujo abundante
menstrual pain : dolor menstrual, dolor durante la regla
metrorrhagia : metrorragia, una pérdida sanguínea uterina que
no es menstrual
microsurgery : una microcirugía
miscarriage : un malparto, un aborto natural, un aborto
involuntario, un aborto espontáneo
morning sickness : asco, basca
nephritis : nefritis, una inflamación del riñón
nephrolith : un nefrolito, una piedra del riñón
nephropathy : nefropatía, una enfermedad del riñón
nephrotic syndrome : un síndrome nefrótico, síndrome relativo
a una enfermedad del riñón
nephrotoxic : nefrotóxico, que es tóxico para el riñón
nocturia : nicturia, una emisión más frecuente de orina durante
la noche
oligomenorrhoea : oligomenorrea, menstruación poco frecuente
oliguria : oliguria, emisión escasa de orina

oophorectomy : una ooforectomía, la extirpación de uno o ambos ovarios

operation, surgical : un procedimiento quirúrgico, una operación quirúrgica

orchitis : orquitis, una inflamación de un testículo

ovarian cyst : un quiste en los ovarios

ovarian pain : dolor en los ovarios

pain with sexual intercourse : dispareunia, dolor durante la relación sexual

pain, menstrual : dolor menstrual, dolor durante la regla

pain, ovarian : un dolor de ovarios

pain, urinary : un dolor cuando orina

pain, uterine : un dolor de matriz, un dolor de útero

penile cyst : un quiste en el pene

penile discharge : una secreción por el pene

penile itching : picazón en el pene, comezón en el pene

penile sores : llagas en el pene, úlceras en el pene

polyp, uterine : un pólipo del útero

poor urinary control with coughing or laughing : poco control de la orina cuando tose o se ríe

poor urinary flow : un chorro escaso al orinar, pobre flujo urinario pobre

preeclampsia : preeclampsia, síntomas que preceden a las convulsiones eclámpticas

pregnancy : un embarazo

pregnancy, ectopic : un embarazo ectópico, un embarazo fuera del lugar habitual

priapism : priapismo, una erección anormal y persistente

problems, genital : problemas con las partes genitales

proctitis : proctitis, una inflamación del recto

prolapse, uterine : un prolapso del útero, una caída del útero, una caída de la matriz

prostatic hypertrophy : hipertrofia de la próstata

prostatism : prostatismo, una compresión y obstrucción de la uretra por la próstata

prostatitis : prostatitis, una inflamación de la próstata

pyelitis : pielitis, una inflamación de la pelvis renal

pyelonephritis : pielonefritis, una inflamación conjunta del riñón y de la pelvis renal

radiography : una radiografía

rape, the experience of : una experiencia de violación

renal enlargement : un agrandamiento del riñón

resection : una resección, la extirpación quirúrgica parcial o total de un órgano o tejido

salpingitis : salpingitis, una inflamación de la trompa uterina de Falopia

sexual intercourse, pain with : dispareunia, un dolor experimentado durante la relación sexual

sickness, morning : asco, basca por la mañana (matutina)

spotting : manchado de sangre por la vagina

STDs : ETS, enfermedades venéreas, enfermedades transmitidas por contacto sexual, enfermedades que resultan del acto sexual

sterilization : una esterilización, un procedimiento que hace a un individuo incapaz para concebir

tenderness, breast : senos adoloridos, pechos adoloridos

tension, premenstrual : tensión premenstrual

testicular torsion : una torsión del testículo

to get up at night to urinate more than once : levantarse por la noche más de una vez para orinar

tomography : una tomografía, una radiografía de una sección del cuerpo o de un órgano

torsion, testicular : una torsión del testículo

toxemia : toxemia, una intoxicación de la sangre

tubal ligation : una ligadura de trompas

urethritis : uretritis, una inflamación de la uretra

urgency : una urgencia para ir al baño

urinary burning : un ardor al orinar, una sensación quemante al orinar

urinary pain : un dolor cuando orina

urinary tract infection : una infección de la orina, una infección del tracto urinario

urination, change in frequency of : un cambio en la frecuencia para orinar

urine, bloody : sangre en la orina

urine, change in color of the : un cambio en el color de la orina
urography : una urografía, una radiografía del aparato urinario
uterine pain : un dolor de matriz, un dolor de útero
uterine polyp : un pólipo del útero
uterine prolapse : un prolapso del útero, una caída del útero, una caída de la matriz
vaginal discharge : un flujo o secreción de la vagina
vaginal itching : picazón en la vagina, comezón en la vagina
vaginal sores : llagas en la vagina, úlceras en la vagina
vaginitis : vaginitis
varicocele : una varicocele
vasectomy : una vasectomía
venereal disease : una enfermedad venérea
virilization : una virilización, una masculinización
vulvovaginitis : vulvovaginitis, una inflamación de los genitales externos femeninos y de la vagina, generalmente causada por una infección bacteriana o por hongos
warts, genital : verrugas genitales
womb, cold in the : frío en la matriz

Musculoskeletal
Musculoequelético

Example:

Have you / he / she ever had aches?
¿Alguna vez Ud. / él / ella ha tenido dolores?

ache : un dolor
acromegaly : acromegalia
amputation : una amputación
ankle sprain : una torcedura del tobillo
ankylosis : anquilosis
apophysitis : apofisitis
arthralgia : una artralgia, un dolor de las articulaciones
arthritis : artritis, una inflamación de una o más articulaciones
arthropathy : una artropatía, una enfermedad de las articulaciones
arthrosis : artrosis, una anomalía en una articulación por desgaste
back pain : dolor de espalda
back problems : unos problemas de la espalda
back sprain : una torcedura de la espalda
biopsy : una biopsia, la extirpación de un fragmento de tejido
bowed legs : piernas corvas, piernas zambas
broken bone : un hueso fracturado, un hueso quebrado, un hueso roto
bruised bone : un hueso golpeado, un hueso magullado
bruised muscle : un músculo golpeado, un músculo magullado
bunion : un juanete
bursitis : bursitis, una inflamación de una bolsa articular
callus : una callosidad
contracture : una contractura, una contracción persistente e involuntaria de los músculos, flexión permanente por consecuencia de daño a un músculo o un tendón
contusion : una contusión, una lesión por golpe, una compresión

coxalgia : coxalgia, un dolor en la articulación de la cadera
cramps (muscular) : calambres musculares
cramps, leg : calambres en las piernas
crippled extremity : una extremidad tullida o lisiada
deformed extremity : una deformación de una extremidad, una extremidad chueca o patizamba
densitometry : una densitometría
deossification : deosificación
dislocation : una dislocación, un desplazamiento de un hueso
effusion : una efusión, un derrame
enlargement, joint : un agrandamiento de una articulación
epicondylitis : epicondilitis, una inflamación del epicóndilo
fixation : una fijación
flat foot : un pie plano
fluoroscopy : una fluoroscopía
foot sprain : una torcedura del pie
fracture : una fractura, una quebradura, una ruptura de una parte, especialmente de un hueso
gout : gota, podagra
hernia : una hernia, una protrusión de un órgano o tejido fuera de su cavidad normal
hyperostosis : hiperostosis, un engrosamiento de un hueso
immobilization : inmovilización, colocar en reposo el cuerpo o alguna de sus partes
joint enlargement : un agrandamiento de una articulación
joint pain : un dolor de articulaciones (coyunturas)
joint swelling : una hinchazón en las articulaciones (coyunturas)
lame extremity : una extremidad lisiada
leg cramps : calambres en las piernas
ligament, torn : un desgarro
limp : una extremidad lisiada
lumbago : lumbago, un dolor en la parte inferior de la columna vertebral
luxation : lujación, desplazamiento de los huesos de una articulación
microsurgery : una microcirugía
muscle pain : un dolor de músculos

muscle weakness : una debilidad de los músculos
myalgia : mialgia, un dolor en un músculo o varios músculos
myelitis : mielitis
myopathy : miopatía, una enfermedad muscular
myositis : miositis, una inflamación de un músculo voluntario
operation, surgical : un procedimiento quirúrgico, una operación quirúrgica
opisthotonos : opistótonos, espasmo violento de la columna vertebral que se contrae en un arco, quedando el cuerpo apoyado sobre la cabeza y los talones.
orthopedic surgery : una cirugía ortopédica
osteitis : osteítis, una inflamación del tejido óseo
osteoarthritis : osteoartritis, una inflamación degenerativa de las articulaciones
osteodystrophy : osteodistrofia, una distrofia de los huesos
osteolysis : osteólisis, una destrucción o muerte del hueso
ostcomalacia : osteomalacia, un ablandamiento de los huesos
osteomyelitis : osteomielitis, una inflamación de la médula ósea
osteoporosis : osteoporosis, desmineralización esquelética
osteotomy : osteotomía, una sección o corte quirúrgico de parte de un hueso
pain, back : un dolor de espalda
pain, joint : un dolor de articulaciones
pain, muscle : un dolor de músculos
periarthritis : periartritis, una inflamación de los tejidos que rodean una articulación
periostitis : periostitis, inflamación de la membrana fibrosa y gruesa que cubre los huesos
plastic surgery : una cirugía plástica
polyarthritis : poliartritis, una inflamación de varias articulaciones simultáneamente
problems climbing stairs : problemas para subir escaleras
problems, back : problemas de la espalda
problems, spinal column : problemas de la columna vertebral
radiography : una radiografía
resection : una resección, la extirpación quirúrgica parcial o total de un órgano o tejido

restless legs : las piernas inquietas, una sensación de incomodidad en las piernas

rheumatism : un reumatismo, una enfermedad caracterizada por dolor y inflamación de los articulaciones

rheumatoid arthritis : artritis reumatoidea, que se asemeja al reumatismo

sciatica : ciática, un dolor que abarca de la espalda a la parte posterior de las piernas y llega hasta el pie

spasm : un espasmo

spondylitis : espondilitis, una inflamación de las vértebras

sprain : una torcedura

sprain, ankle : una torcedura del tobillo

sprain, back : una torcedura de la espalda

sprain, foot : una torcedura del pie

strain : esguince, daño que sufre una extremidad a consecuencia de un esfuerzo excesivo

surgery, orthopedic : una cirugía ortopédica

swelling, joint : una hinchazón en las articulaciones

synovitis : sinovitis, una inflamación de la membrana sinovial

tendinitis : tendinitis, una inflamación de un tendón

tenosynovitis : tenosinovitis, una inflamación del tendón y de su vaina

tetany : tetania, un estado caracterizado por contracciones fuertes e intermitentes de los músculos

thoracic pain : un dolor torácico

torn ligament : un desgarro

torticollis : tortícolis, cuello torcido, cuello rígido

weakness, muscle : una debilidad de los músculos

Immuno / Heme / Lymph

Inmunológico /

Example:

Have you / he / she ever had allergies?
¿Alguna vez Ud. / él / ella ha tenido alergias?

adenitis : adenitis, una inflamación de las glándulas
agammaglobulinemia : agammaglobulinemia, déficit de gammaglobulina en la sangre
agranulocytosis : agranulocitosis
AIDS : SIDA, síndrome de inmunodeficiencia adquirida
allergies : alergias, coriza
anaphylactic reaction : una reacción anafiláctica, una reacción alérgica general violenta
anemia : anemia, una deficiencia de glóbulos rojos en la sangre
anemia, aplastic : anemia aplástica, una formación insuficiente de células de la sangre
anergy : anergia, una falta de reacción a un estimulo inmunológico, como una vacuna
angioedema : un edema angioneurótico
aplasia : aplasia, un desarrollo incompleto
aplastic anemia : anemia aplástica, una formación insuficiente de células de la sangre
autoimmune illness : una enfermedad autoinmune, se caracteriza por problemas inflamatorios que afectan varios órganos debida a trastornos en el sistema inmunológico que reacciona contra elementos del propio cuerpo.
bee sting : una picadura de abeja
biopsy : una biopsia, la extirpación de un fragmento de tejido
blood loss : una pérdida de sangre
blood problems : problemas de la sangre
clot : un coágulo
crossallergy : una alergia cruzada, una alergia a sustancias emparentadas

dermographia : una dermografía, un dibujo en la piel

dyscrasia : una discrasia, enfermedad de la sangre

embolism : una embolia

enlargement, spleen : un agrandamiento del bazo

eosinophilia : eosinofilia, un aumento de células eosinófilas en la sangre

fever, hay : fiebre de heno

granulocytopenia : granulocitopenia, una disminución de los granulocitos en la sangre

hay fever : fiebre del heno

hematoma : un hematoma, una acumulación de sangre extravasada

hemolysis : hemólisis, una destrucción de los glóbulos rojos

hemopathy : una hemopatía, una enfermedad de la sangre

hemophilia : hemofilia

hives : ronchas

hornet sting : una picadura de avispón

hypersensitivity : hipersensibilidad, una reacción exagerada ante ciertos estímulos

inflamed spleen : un bazo inflamado

insect sting : una picadura de insecto

itching : comezón, picazón

leukemia : leucemia

leukocytosis : una leucocitosis, un incremento del número de glóbulos blancos en la sangre

leukopenia : leucopenia, una reducción del número de glóbulos blancos en la sangre

lupus : lupus

lymphadenopathy : linfadenopatía, una tumefacción de uno o más ganglios linfáticos

lymphangitis : linfangitis, una inflamación de los vasos linfáticos

methemoglobinemia : metahemoglobinemia, la presencia de metahemoglobina en la sangre

myelosuppression : mielosupresión, una supresión de la actividad de la médula ósea

neutropenia : neutropenia, una disminución del número de leucocitos neutrófilos en la sangre

oak, poison : roble venenoso, zumaque venenoso

operation, surgical : un procedimiento quirúrgico, una operación quirúrgica

paleness : palidez

pancytopenia : pancitopenia, una deficiencia de todos los tipos de células sanguíneas

petechiae : petequia, puntitos purpúreos de la piel, manchas hemorrágicas pequeñas de la piel

phlebitis : flebitis, una inflamación de las paredes de una vena

photosensitization : fotosensibilización, una reacción anormal de la piel a la luz

poison ivy : hiedra venenosa

poison oak : roble venenoso, zumaque venenoso

poison sumac : zumaque venenoso

problems, blood : problemas de la sangre

purpura : púrpura, hemorragia capilar

rash (hives) : urticaria, ronchas, erupciones

spleen enlargement : un agrandamiento del bazo

spleen, inflamed : un bazo inflamado

spleen, swollen : un bazo hinchado

sting, bee : una picadura de abeja

sting, hornet : una picadura de avispón

sting, insect : una picadura de insecto

sting, wasp : una picadura de avispa

sumac, poison : zumaque venenoso

swollen spleen : un bazo hinchado

thrombocytopenia : trombocitopenia, una disminución del número de plaquetas sanguíneas

thrombocytosis : trombocitosis, un aumento exagerado de las plaquetas sanguíneas

thromboembolism : tromboembolismo, una obstrucción de un vaso sanguíneo con material trombótico

thrombophlebitis : tromboflebitis, una inflamación de una vena acompañada por la formación de un trombo

thrombosis : una trombosis, la formación, el desarrollo, o la presencia de un trombo

thrombus : un trombo, un tapón de sangre en el sistema circulatorio

urticaria : urticaria

wasp sting : una picadura de avispa

wheals : ronchas, unas ronchas en la piel causadas por una alergia

Metabolic / Endocrine

Example:

Have you / he / she ever had diabetes?
¿Alguna vez Ud. / él / ella ha tenido diabetes?

acidosis : acidosis, un exceso de acidez en el cuerpo
Addisson's disease : la enfermedad de Addisson
agalorrhea : agalorrea, falta de leche en las mamas
alkalosis : alcalosis, una disminución de la acidez de la sangre y los tejidos
biopsy : una biopsia, la extirpación de un fragmento de tejido
breast tenderness : senos adoloridos, pechos adoloridos
Caisson's disease : la enfermedad de Caisson, una enfermedad que consiste de dolor de nervios, parálisis, y dificultad para respirar, causada por la liberación de burbujas de grasa entre los tejidos
calcemia : calcemia, el nivel o índice de calcio en la sangre
colder than others, feeling : una sensación de tener más frío que otras personas
diabetes : diabetes, una enfermedad caracterizada por la presencia de cantidades anormales de azúcar en la sangre y la orina
echography : una ecografía, técnica de diagnóstico que usa sonido para producir imágenes de órganos y tejidos del cuerpo
exophthalmos : exoftalmía, la propulsión del globo del ojo
feeling colder than others : una sensación de tener más frío que otras personas
feeling warmer than others : una sensación de tener más calor que otras personas
flush : rubor, enrojecimiento
galactorrhea : galactorrea, la eliminación espontánea de leche por el pezón
glycosuria : glucosuria, la presencia de la glucosa en la orina

goiter : bocio

gynecomastia : ginecomastia, un desarrollo anormal de la glándula mamaria masculina

hemoperfusion : hemoperfusión

hormone problems : problemas con las hormonas

hyperaldosteronism : hiperaldosteronismo, una producción excesiva de aldosterona por la glándula suprarrenal

hypercalcemia : hipercalcemia, un exceso de calcio en la sangre

hyperchloremia : hipercloremia, un exceso de cloruros en la sangre

hyperglycemia : hiperglicemia, un nivel exagerado de glucosa en la sangre

hyperkalemia : hipercalemia, un exceso de potasio en la sangre

hyperlipidemia : hiperlipidemia, un exceso de lípidos (grasa) en la sangre

hypernatremia : hipernatremia, un exceso de sodio en la sangre

hyperthermia : hipertermia, temperatura corporal alta

hyperthyroidism : hipertiroidismo, la actividad exagerada de la glándula tiroides

hyperuricemia : hiperuricemia, un exceso de ácido úrico en la sangre

hypervitaminosis : hipervitaminosis, un exceso de una o más vitaminas esenciales

hypoaldosteronism : hipoaldosteronismo, un descenso de la producción de aldosterona por la glándula suprarrenal

hypocalcemia : hipocalcemia, un nivel bajo de calcio en la sangre

hypochloremia : hipocloremia, un nivel bajo de cloro en la sangre

hypoglycemia : hipoglicemia, un nivel bajo de glucosa en la sangre

hypokalemia : hipocalemia, un nivel bajo de potasio en la sangre

hypolipidemia : hipolipidemia, un nivel bajo de lípidos (grasa) en la sangre

hyponatremia : hiponatremia, un nivel bajo del sodio en la sangre

135

hypothermia : hipotermia, temperatura corporal baja
hypothyroidism : hipotiroidismo, la actividad insuficiente de la glándula tiroides
hypouricemia : hipouricemia, una deficiencia de ácido úrico en la sangre
hypovitaminosis : hipovitaminosis, una carencia de una o más vitaminas esenciales
inflammation of the thyroid gland : una inflamación de la glándula tiroidea
ketoacidosis : cetoacidosis, un exceso de ácidos y cuerpos cetónicos en la sangre
lipodystrophy : lipodistrofia, una alteración en el metabolismo de las grasas
menopause : menopausia, la cesación de la menstruación en la mujer
natriuresis : natruresis, una excreción de cantidades anormales de sodio en la orina
obesity : obesidad, un exceso de peso corporal por acumulación de grasa
operation, surgical : un procedimiento quirúrgico, una operación quirúrgica
over-weight condition : obesidad
PMS : SPM, síndrome premenstrual, una tensión premenstrual
podagra : podagra, gota
polydipsia : polidipsia, sed excesiva y persistente
polyphagia : polifagia, hambre excesiva y persistente
polyuria : poliuria, orina excesiva y persistente
porphyria : porfiria, un trastorno del metabolismo de las porfirinas
problems, hormone : problemas con las hormonas
problems, thyroid gland : problemas de la glándula tiroides
Rickets : raquitismo
stroke, heat- : insolación
stroke, sun- : insolación
sunstroke : insolación
thirst : sed

thyroid gland problems : unos problemas de la glándula tiroidea

thyroid gland, inflammation of the : una inflamación de la glándula tiroidea

thyroiditis : tiroiditis

thyrotoxicosis : tirotoxicosis, un conjunto de síntomas debido a un exceso de hormonas tiroideas

uremia : uremia, una acumulación de urea en la sangre

warmer than others, feeling : una sensación de tener más calor que otras personas

Neurologic

Neurológico

Example:

Have you / he / she ever had delirium?
¿ Alguna vez Ud. / él / ella ha tenido delirio?

absence : ausencia, una pérdida momentánea del conocimiento
akathisia : acatisia, dificultad para mantenerse quieto, necesidad de moverse constantemente aún al estar sentado.
akinesia : acinesia
alexia : alexia
ambiopia : ambiopía
amnesia : amnesia, una pérdida total o parcial de la memoria
anosmia : anosmia, una pérdida o disminución del sentido del olfato
aphasia : afasia, una imposibilidad o dificultad para hablar
aphonia : afonía
apoplexy : apoplejía
arms, flaccid : brazos flácidos
asphyxia : asfixia
asthenia : astenia, un cansancio físico intenso
ataxia : ataxia, una falta de coordinación de los movimientos voluntarios
athetosis : atetosis, un movimiento involuntario y no coordinado de los miembros
atony : atonía, una ausencia o una deficiencia del tono o tensión de un tejido o de los miembros
aura : aura, una sensación que precede a un ataque como el epiléptico
automatism : automatismo
biopsy : una biopsia, la extirpación de un fragmento de tejido
blurred vision : la vista borrosa
bradykinesia : bradiquinesia, una lentitud anormal de los movimientos

catatonia : catatonia
cephalalgia : cefalalgia, jaqueca, un dolor de cabeza
cerebral hemorrhage : un derrame cerebral, una hemorragia cerebral
cerebral infarction : un infarto cerebral, una embolia cerebral
cerebral palsy : la diplejía espástica, la parálisis cerebral
cerebral paralysis : la parálisis cerebral, la diplejía espástica
changes, visual : cambios visuales
chorea : corea, un exceso de movimientos involuntarios
collapse : un colapso, una caída abrupta
coma : coma, una pérdida completa de la conciencia
confusion : confusión
convulsion : una convulsión, una contracción repentina, violenta, involuntaria y dolorosa de los músculos
delirium : delirio, un estado caracterizado por confusión mental, alucinaciones, y sentimientos distorsionados
delirium tremens : delirium tremens, una enfermedad peligrosa con delirio y alucinaciones producida por el síndrome de abstinencia de alcohol
dementia : demencia, un deterioro progresivo de las funciones intelectuales
dementia praecox : demencia precoz
difficulty, speaking : una dificultad para hablar
diplopia : diplopía, visión doble
disorientation : una desorientación, una pérdida de la noción del espacio y del tiempo
dizziness : mareos
dumb (speech) : mudez
dysarthria : disartria, tartamudez
dyskinesia : discinesia, una dificultad de los movimientos
dystonia : distonía, una falta de la tensión o tono normal de los músculos
electroencephalography : una electroencefalografía
embolic stroke : un infarto cerebral, una embolia cerebral
encephalopathy : encefalopatía, una enfermedad que afecta el funcionamiento del cerebro

139

epilepsy : epilepsia, undesorden neurológico que se manifiesta con ataques o convulsiones

ergotism : ergotismo, una intoxicación producida por el cornezuelo

facial paralysis : una parálisis facial

fainting spells : desmayos, desfallecimientos

falls : caídas

fasciculations : fasciculaciones, contracciones espontáneas y desordenadas de varias fibras musculares

flaccid arms : brazos flácidos

flaccid legs : piernas flácidas

grand mal seizures : ataques de gran mal, epilepsia generalizada

hallucination : una alucinación, una percepción visual no fundada en una realidad objetiva

head trauma : un golpe en la cabeza

headache : dolor de cabeza, jaqueca

headaches : dolores de cabeza, jaquecas

headaches, persistent : dolores de cabeza persistentes, cefalalgia

hemeralopia : hemeralopía, ceguera diurna

hemialgia : hemialgia

hemicrania : hemicránea

hemiopia : hemiopía

hemiplegia : hemiplejía, una parálisis total o parcial de un lado del cuerpo

hemorrhage, cerebral : un derrame cerebral

hemorrhagic stroke : un derrame cerebral

hydrocephalus : hidrocefalia, un aumento o una acumulación de líquido en el cerebro

hyperalgesia : hiperalgia, una sensibilidad exagerada al dolor

hyperesthesia : hiperestesia, una sensibilidad exagerada

hyperkinesia : hiperquinesia, la actividad motora exagerada

hyperreflexia : hiperreflexia, una exageración de los reflejos

hypertonia : hipertonía, una tensión aumentada

hypotonia : hipotonía, tono muscular disminuido

infantile paralysis : la parálisis infantil

infarction, cerebral : un infarto cerebral, una embolia cerebral

intention tremor : un temblor intencional, un temblor que aparece al intentar efectuar un movimiento

legs, flaccid : piernas flácidas

migraine : migraña

mood change, sudden : un cambio de humor repentino

mood swing, sudden : un cambio de humor repentino

multiple sclerosis : esclerosis múltiple, un endurecimiento progresivo de los nervios

muscle weakness : una debilidad de los músculos

mute : mudez

myasthenia : miastenia, una debilidad o fatiga musculares anormales

nervous disorder : un desorden nervioso

nervous strain : una tensión nerviosa

neuralgias : neuralgias, dolores en el trayecto de los nervios

neuritis : neuritis, una inflamación de un nervio

neurodermatitis : neurodermatitis, una enfermedad de la piel con liquenificación

neuropathy : una neuropatía, una enfermedad nerviosa

neurosis : neurosis

neurotic feelings : unas sensaciones neuróticas, relativo a la neurosis

numb feeling : sensación de entumecimiento, entumida, sensaciones de adormecimiento

numbness : un adormecimiento

operation, surgical : un procedimiento quirúrgico, una operación quirúrgica

palsy : una parálisis, una perlesía

palsy, cerebral : la diplejia espástica, la parálisis cerebral

paralysis : una parálisis

paralysis, cerebral : la parálisis cerebral, la diplejia espástica

paralysis, facial : una parálisis facial

paralysis, infantile : la parálisis infantil

paraplegia : paraplejía, una parálisis de las piernas y parte inferior del cuerpo

paresis : paresia, una forma leve de parálisis parcial

paresthesia : una parestesia, una sensación de hormigueo, una sensación de pinchazos en la piel

Parkinsonism : Parkinsonismo

Parkinson's disease : la enfermedad de Parkinson, caracterizada por degeneración de las neuronas en la parte del cerebro donde se controla el movimiento; se manifiesta con debilidad muscular progresiva, temblores, e inhabilidad para formar expresiones faciales y dificultad para el habla

persistent headaches : dolores de cabeza persistentes, cefalalgia

petit mal : epilepsia minor, epilepsia con ataques poco intensos caracterizados por crisis de ausencia

polyneuritis : polineuritis, una inflamación de muchos nervios simultáneamente

problems climbing stairs : problemas para subir escaleras

problems moving your arms or legs : problemas para mover sus brazos o piernas

problems remembering : problemas para recordar

problems talking : problemas para hablar

problems thinking : problemas para pensar

problems walking : problemas para andar

radiography : una radiografía

sclerosis, multiple : esclerosis múltiple, un endurecimiento progresivo de los nervios

seizures : convulsiones, ataques

senility : senilidad, ancianidad, vejez

sleepy feelings : sensaciones adormecidas

spasticity : espasticidad, un aumento de la resistencia muscular

speech difficulties : una dificultad al hablar

spinal column problems : problemas de la columna vertebral

stammering : tartamudeo, tartamudez

stroke (embolic) : un infarto cerebral, una embolia cerebral

stroke (hemorrhagic) : un derrame cerebral

stupor : estupor, una pérdida parcial o casi completa de la conciencia

stuttering : tartamudeo, tartamudez

swoons : desmayos

syncope : síncope, desmayos, desvanecimientos

142

tic : un tic, un movimiento involuntario que se produce repetidamente
tingling : un hormigueo
tremors : tremores, temblores
unconsciousness : inconsciencia, insensibilidad, una pérdida del conocimiento
vertigo : vértigo, un trastorno del equilibrio
visual changes : cambios visuales
weakness : una debilidad
weakness in one area of the body : una debilidad en un área del cuerpo
weakness, muscle : una debilidad de los músculos

Cancer

Cáncer

Example:

Have you / he / she ever had cancer?
¿Alguna vez Ud. / él / ella ha tenido cáncer?

adenoma : un adenoma, un tumor benigno de estructura glandular
biopsy : una biopsia, la extirpación de un fragmento de tejido
cancer : cáncer
cancer pain : dolor de cáncer
carcinoma : un carcinoma, un tumor nocivo
dysplasia : displasia, una anomalía en el desarrollo de un órgano o tejido
epithelioma : un epitelioma, un tumor de la piel o de la mucosa
leukemia : leucemia
lymphoma : un linfoma, un tumor maligno originado en el tejido linfoide
malignant tumor : un tumor maligno, pernicioso o de evolución fatal
melanoma : un melanoma, un tumor, generalmente maligno, de la piel o las mucosas
metaplasia : metaplasia, un proceso de transformación de las células o tejidos
metastasis : metástasis del cáncer, una aparición de un cáncer o un foco patológico a distancia
myeloma : un mieloma, un tumor maligno de la médula ósea
myelomatosis : mielomatosis, un cáncer de la médula ósea
neoplasia : una neoplasia, un neoplasma, un tumor
neoplasm : un neoplasma, una neoplasia, un tumor
neoplastic tumor : un tumor neoplásico, relativo a un cáncer, cualquier crecimiento nuevo y anormal
operation, surgical : un procedimiento quirúrgico, una operación quirúrgica

pain, cancer : dolor de cáncer

pseudotumor : un seudotumor, un tumor que se parece a un neoplasma pero no es un verdadero tumor

radiography : una radiografía

radiotherapy : radioterapia, un tratamiento mediante radiaciones

sarcoma : un sarcoma, un tipo de tumor maligno

tumor : un tumor, una neoplasia, un neoplasma

wen : quiste sebáceo, un lobanillo

Infectious

Example:

Have you / he / she ever had fever?
¿Alguna vez Ud. / él / ella ha tenido fiebre?

abscess : un absceso
acne : acné, granitos, barros
athlete's foot : pie de atleta
bacteremia : bacteriemia, la presencia de bacterias en la sangre
blood poisoning : un envenenamiento de la sangre
boil (skin) : un grano enterrado, un nacido, un tacotillo
brucellosis : brucelosis
bubonic fever : fiebre bubónica
candidiasis : candidiasis, una infección por un hongo del género
Cándida
carbuncle : un grano enterrado, un nacido, un tacotillo
cellulitis : una celulitis, una inflamación del tejido bajo la piel
cellulitis, orbital : una celulitis orbital, una inflamación del
tejido bajo la piel y cerca de la órbita ocular
chickenpox : varicela
chills : escalofríos
chlamydia : clamidia
cholera : cólera
cold (disease) : catarro, resfriado
crossinfection : una infección cruzada, contagio mutuo entre dos
personas afectadas
crossresistance : resistencia cruzada, una resistencia a
antibióticos emparentados
dengue : dengue
diphtheria : difteria
dysentery : disentería, una enfermedad intestinal que causa
diarrea grave con sangre
empyema : empiema, una colección de pus en una cavidad
natural

146

encephalitis : encefalitis, una inflamación del cerebro
encephalomyelitis : encefalomielitis
endemic illness : una enfermedad endémica, una enfermedad que se presenta como propia de una población
endotoxic : una enfermedad endotóxica, una enfermedad relativa a las endotoxinas
endotoxin : endotoxina
epidemic illness : una enfermedad epidémica
erysipelas : erisipela, un tipo de infección cutánea aguda
fever : fiebre, calentura
fever, glandular : fiebre glandular
fever, ratbite : fiebre de la mordedura de rata
fever, recurrent : fiebre recurrente
fever, rheumatic : fiebre reumática
fever, scarlet : fiebre de escarlatina
fever, typhoid : fiebre tifoidea
fever, undulant : fiebre ondulante
folliculitis : foliculitis, una inflamación de uno o más folículos pilosos
fungal infection : una infección por hongos
furuncle : un furúnculo
gangrene : gangrena, muerte local de los tejidos por falta de irrigación sanguínea adecuada
glandular fever : fiebre glandular
head lice : piojos de la cabeza
herpes : herpes, infección vírica
herpes simplex : herpes simple, una enfermedad viral de la piel y de las mucosas
herpes zoster : herpes zóster, culebrilla, una erupción viral y dolorosa a lo largo de un nervio, caracterizada por el aparecimiento de vesículas en la piel y las mucosas
HIV : VIH, virus que causa el SIDA
impetigo : impétigo, una infección purulenta de la piel con vesículas y costras
infection, fungal : una infección por hongos
infection, kidney : una infección de los riñones
infection, skin : una infección de la piel

influenza : influenza, gripe
intermittent fever : fiebre intermitente
leprosy : lepra
lice, head : piojos de la cabeza
lice, pubic : piojos púbicos, piojos pegadizos
malaria : malaria, paludismo
malta fever : fiebre de Malta
mastitis : mastitis, una inflamación de la glándula mamaria
mastodynia : mastodinia, un dolor de la mama, un dolor de los senos
measles : sarampión
mediterranean fever : fiebre del mediterráneo
meningitis : meningitis, una inflamación de las meninges
mononucleosis : mononucleosis, una leucocitosis mononuclear o un incremento del número de leucocitos mononucleares en la sangre
mumps : paperas
mycobacterium : micobacteria
mycosis : micosis, una enfermedad causada por hongos
mycotic infection : una infección micótica, una infección producida por hongos, una infección relativa a las enfermedades de hongos
nosocomial illness : una enfermedad nosocomial, una enfermedad relacionada con la hospitalización o con un hospital
operation, surgical : un procedimiento quirúrgico, una operación quirúrgica
opportunistic infection : una infección oportunista, una infección relativa a microorganismos que producen enfermedad en determinadas circunstancias solamente
orbital cellulitis : una celulitis orbital, una inflamación del tejido bajo la piel y cerca de la órbita ocular
otitis : otitis, una inflamación del oído
parasite : un parásito, organismo que vive a expensa de otro organismo
paratyphoid fever : fiebre paratifoidea
pediculosis : pediculosis, una infestación humana por piojos

148

pemphigus : pénfigo, una enfermedad grave de la piel caracterizada por vesículas, ampollas y úlceras
pertussis : pertussis, tosferina
pharyngitis : faringitis, una inflamación de la garganta
pityriasis : pitiriasis, una descamación de la piel en pequeñas laminillas de color grisáceo
plague : la plaga
pneumonia : neumonía, pulmonía, enfermedad infecciosa de los pulmones con acumulación de material purulento en los alvéolos del pulmón (células pulmonares normalmente llenas de aire)
poliomyelitis : poliomielitis, una enfermedad contagiosa e inflamatoria que ataca la sustancia gris de la médula espinal del sistema nervioso y que causa parálisis
protozoon : protozoos, organismos unicelulares
psittacosis : psittacosis
pubic lice : piojos públicos, piojos pegadizos
pyoderma : piodermia, cualquier enfermedad purulenta de la piel
rabies : rabia
ratbite fever : fiebre de la mordedura de rata
recurrent fever : fiebre recurrente
rheumatic fever : fiebre reumática
rickettsia : rickettsia, un tipo de microorganismos
Rocky Mountain spotted fever : fiebre manchada de las montañas Rocosas
roseola : roséola
rubella : rubéola, sarampión alemán
scabies : escabiosis, sarna, sarcoptiosis
scarlatina : escarlatina, una enfermedad contagiosa aguda caracterizada por fiebre y erupción de la piel y lengua
scarlet fever : fiebre escarlatina
scurvy : escorbuto, una enfermedad causada por la carencia de vitamina C que resulta en encías sangrantes, anemia y debilidad
septicemia : septicemia, un estado de contaminación por microorganismos que invaden la sangre y todo el cuerpo
skin infection : una infección de la piel
sleeping sickness : la enfermedad del sueño

smallpox : viruela
stiff neck : cuello rígido, tortícolis
swollen glands : ganglios inflamados
swollen groin glands : ganglios inguinales inflamados, encordio, incordio
syphilis : sífilis
tetanus : tétano, tétanos
tinea : tiña, infección de la piel, causada por una clase de hongos
tinea pedis : tiña del pie, una infección superficial de la piel de los pies, crónica, producida por un tipo de hongo
tonsillitis : tonsilitis, amigdalitis, una inflamación de una o ambas amígdalas
toxoplasmosis : toxoplasmosis, una enfermedad infecciosa causada por Toxoplasma gondii
trench fever : fiebre de las trincheras
tuberculosis : tuberculosis, tisis, enfermedad causada por el bacilo dc la tuberculosis
typhoid fever : fiebre tifoidea
typhus : tifus
undulant fever : fiebre ondulante
vaccinia : viruela
varicella : varicela
variola : variola, infección viral de las vacas
wart : una verruga, un mezquino
yeast infection : una infección por hongos
yellow fever : fiebre amarilla, enfermedad viral causada por la picadura de un mosquito y que produce ictericia, albuminuria y fiebre

Psychiatric

Example:

Have you / he / she ever had anxiety?
¿Alguna vez Ud. / él / ella ha tenido ansiedad?

acrophobia : acrofobia, miedo a las alturas
addiction : una adicción, una dependencia de drogas
aggressiveness : agresividad
agitation : agitación, inquietud y actividad aumentada
agoraphobia : agorafobia, terror a los espacios abiertos
alcoholism : alcoholismo, dipsomanía
altered perception : una percepción alterada
anger : enojo, ira
anguish : angustia
anorexia : anorexia, una falta de apetito o ansia de adelgazar
anxiety : una ansiedad
apathy : apatía, una falta de sentimiento o emoción
bad thoughts : pensamientos malos
claustrophobia : claustrofobia, terror irracional a los espacios
pequeños o encerrados
concerns : preocupaciones
content feelings : sensaciones de alegría,
conversion reaction : una reacción de conversión, una
transformación de las emociones en manifestaciones corporales
depersonalization : despersonalización, una sensación de
extrañeza
depressed feelings : sentimientos depresivos, achicopalados,
tristeza
depression : depresión, estar triste, un derrumbamiento, una
disminución
detoxification : detoxificación, desintoxicación, una reducción
de las propiedades nocivas de un veneno
dipsomania : dipsomanía, alcoholismo
dissociation : disociación, una separación de una cosa de otra

distortion : distorsión, una tergiversación de las ideas o pensamientos

drug addiction : una adicción a las drogas, una dependencia de las drogas

dysgeusia : disgeusia, una perversión del gusto

dysphoria : disforia, un malestar general, vago e inespecifico

euphoria : euforia, una sensación de bienestar

fear : miedo

feelings of pleasure : sentimientos de placer

feelings, content : sentimientos de alegría

feelings, depressed : sentimientos depresivos, achicopalados, tristeza

feelings, happy : sentimientos de alegría

feelings, hydrophobic : sentimientos hidrofóbicas, sentimientos de terror ante cualquier líquido

feelings, hyperactive : sensaciones hiperactivas

feelings, indifferent : sentimientos indiferentes

feelings, jumpy : sensaciones de estar nervioso(a), muy excitable

feelings, overwhelmed : sentimientos acongojados

feelings, poor-spirited : sentimientos de estar abatido(a), sentimientos de poco ánimo

feelings, restless : sentimientos de inquietud

feelings, sad : sentimientos de tristeza

feelings, scared : sentimientos de miedo

feelings, uneasy : sentimientos de inquietud, sentimientos de desasosiego

feelings, upset : sentimientos de turbación, sentimientos de malestar

fright : susto, terror

happy feelings : sentimientos de alegría

homesickness : nostalgia por el hogar

homicidal thoughts : pensamientos homicidas, pensamientos de matar a alguien

hydrophobia : hidrofobia, el horror al agua

hydrophobic feelings : sentimientos hidrofóbicas, sentimientos de terror ante cualquier líquido

hyperactive feelings : sensaciones hiperactivas

hypochondria : hipocondria, preocupación exagerada con respecto a la salud personal

hypochondriasis : hipocondria, una preocupación exagerada por la salud

hypomania : hipomanía, una forma de la manía

hysteria : histeria

indifferent feelings : sentimientos indiferentes

insanity : locura, demencia

insomnia : insomnio, una incapacidad para dormir

jumpy feelings : sensaciones de estar nervioso(a), sensaciones muy excitable

kleptomania : cleptomanía, una tendencia irresistible al robo

loss of sexual desire : una pérdida de deseo sexual

mania : manía

masochism : masoquismo

megalomania : megalomanía

mental disease : una enfermedad mental

mental illness : un trastorno mental

monomania : monomanía

mood change : un cambio de humor

mood swing : un cambio de humor

nervousness : nerviosismo, excitabilidad e irritabilidad excesivas

nymphomania : ninfomanía

obsession : una obsesión, una idea fija

ophidiophobia : ofidiofobia, terror a las culebras

overwhelmed feelings : sentimientos acongojadas

paranoia : paranoia

perception, altered : una percepción alterada

phobia : fobia, miedo persistente e irracional

poor-spirited feelings : sentimientos de estar abatido(a), sentimientos de poco ánimo

premenstrual tension : tensión premenstrual

problems taking care of yourself : problemas para cuidarse a sí mismo(a)

psychoanalysis : psicoanálisis

psychological testing : exámenes psicológicas
psychopath diagnosis : un diagnóstico de psicopatología
psychosis : psicosis, sicosis, un trastorno mental grave
psychosomatic illness : una enfermedad psicosomática, una enfermedad que tiene síntomas corporales de origen psíquico
pyromania : piromanía
pyrophobia : pirofobia, terror irracional al fuego
qualm (mental feeling) : remordimiento de la conciencia
reaction, conversion : una reacción de conversión, una transformación de las emociones en manifestaciones corporales
restless feelings : sentimientos de inquietud
sad feelings : sentimientos de tristeza
scared feelings : sentimientos de miedo
schizophrenia : esquizofrenia, locura con desdoblamiento de la personalidad
sexual desires : deseos sexuales
sexual desire, loss of : una pérdida de deseo sexual
somnambulism : sonambulismo, camina dormido, andar en sueños, realiza actos complejos mientras duerme
strain, nervous : una tensión nerviosa
stress : estrés, el estado de tener muchas preocupaciones y tensión emocional en la vida
suicidal method : un método para matarse (suicidarse)
suicidal plan : un plan para matarse (suicidarse)
suicidal thoughts : pensamientos de matarse (suicidarse)
thoughts : pensamientos
thoughts of harming others : pensamientos de hacer daño a otros
thoughts, bad : pensamientos malos
thoughts, suicidal : pensamientos de matarse
treatment for depression : un tratamiento para la depresión
treatment for mental illness : un tratamiento para una enfermedad mental
uneasy feelings : sentimientos de inquietud, sentimientos de desasosiego
upset feelings : sentimientos de turbación, sentimientos de malestar

154

worries : preocupaciones

xenophobia : xenofobia, miedo irracional a conocer a personas o cosas foráneas, terror a los extranjeros

Physical Examination / Evaluation

Physical Examination
Examen Físico

Intake
Entrevista

Hello
Hola.

Good morning.
Buenos días.

Good afternoon.
Buenas tardes.

Good evening.
Buenas noches.

Come in.
Pase adelante
  or
Pase usted.

My name is . . .
Me llamo . . .

What is your name?
¿Cómo se llama Ud.?

How are you?
¿Cómo está?

Who is the patient?
¿Quién es él (la) paciente?

It is nice to meet you.
Mucho gusto en conocerlo(a).

Can you please sign this form?
¿Podría firmar este formulario por favor?

Do you give your authorization to receive medical treatment and consulting services?
¿Da su autorización para recibir tratamiento y consultas médicas?

I give my authorization to receive medical treatment and consulting services.
Doy mi autorización para recibir tratamiento y consultas médicas.

Yes.
Sí.

No.
No.

Maybe.
Quizás
  or
Tal vez

Always.
Siempre.

Never.
Nunca.

Patient Signature
Firma del (de la) paciente

Witness Signature
Firma del (de la) testigo

Stand on the scale, please.
Súbase a la báscula, por favor.
  or
Súbase a la pesa, por favor.

You weigh 60 kilograms.
Pesa sesenta kilos.

You weigh 135 pounds.
Pesa ciento treinta y cinco libras.

Permit me to take your arm.
Permítame el brazo.

I must check your blood pressure.
Debo chequear su presión arterial.

Your blood pressure is 120/80.
Su presión arterial es de ciento veinte sobre ochenta.

I must check your pulse.
Debo chequear su pulso.

Your pulse is 85 beats per minute.
Su pulso es ochenta y cinco latidos por minuto.

Open your mouth, please.
Abra la boca, por favor.

I need to take your temperature.
Necesito tomarle la temperatura.

Keep the thermometer under your tongue.
Mantenga el termómetro debajo de la lengua.

Your temperature is 98.6 degrees.
Su temperatura es noventa y ocho punto seis (98.6) grados.

Breath slowly, please.
Respire despacio, por favor.

I need to count your respirations.
Debo contar sus respiraciones.

Your respiratory rate is 16 breaths per minute.
Su frecuencia respiratoria es dieciséis por minuto.

General Instructions
Instrucciones Generales

Again, please.
Otra vez, por favor.

Close, please.
Cierre, por favor.

Open, please.
Abra, por favor.

Please do like I do.
Por favor, haga lo mismo que yo.

Relax.
Relájese.

Rest.
Descanse.

Don't be afraid.
No tenga miedo.

Do this.
Haga esto.

Imitate me.
Imíteme.
  or
Haga lo mismo que yo.

Please remove your clothes.
Quítese la ropa por favor.

Remove your clothes, except your underwear please.
Quítese la ropa, menos la ropa interior por favor.

Remove your clothes, including your underwear please.
Quítese la ropa, incluyendo la ropa interior por favor.

Remove your underwear also please.
Quítese la ropa interior también por favor.

Remove your bra also please.
Quítese el sostén por favor.

You may leave on your underwear.
Puede dejarse la ropa interior.

Remove your clothes and put on this gown, please.
Quítese la ropa y póngase esta bata, por favor.

Put on this gown, please.
Póngase esta bata, por favor.

Raise your sleeve, please.
Súbase la manga, por favor.

Remove your shirt, please.
Quítese la camisa, por favor.

Remove your skirt, please.
Quítese la falda, por favor.

163

Remove your dress, please.
Quítese el vestido, por favor.

Remove your pants, please.
Quítese los pantalones, por favor.

Remove your jacket, please.
Quítese la chaqueta, por favor.

Remove your shoes, please.
Quítese los zapatos, por favor.

Remove your socks, please.
Quítese los calcetines, por favor.

Position
Posición

Do this.
Haga esto.

Imitate me.
Imíteme.
  or
Haga lo mismo que yo.

Sit down, please.
Siéntese, por favor.

Sit down on the exam table, please.
Siéntese en la camilla, por favor.

Sit down facing this way, please.
Siéntese de frente, viendo hacia este lado, por favor.

Sit down, and dangle your legs, please.
Siéntese con las piernas colgando, por favor.

Sit up (from a supine position).
Enderécese.

Stand up.
Párese.

Get up.
Levántese.

Turn your back to me.
Dése vuelta.

Turn your face to me.
Vuélvase de frente hacia mí.
  or
Voltéese y míreme.

Turn to the side.
Vuélvase hacia un lado.

Lie down.
Acuéstese.

Lie down on your back.
Acuéstese boca arriba.

Lie down on your stomach.
Acuéstese boca abajo.

Lie down on your left side.
Acuéstese del lado izquierdo.

Lie down on your right side.
Acuéstese del lado derecho.

165

Left side . . .
A la izquierda . . .

Right side . . .
A la derecha . . .

Straight ahead (on). . .
Hacia enfrente. . .

Bend forward.
Agáchese hacia adelante.

Bend backward.
Inclínese hacia atrás.

Roll over.
Dése vuelta.

Move here.
Muévase para aquí.

Don't move.
No se mueva.

Come here.
Venga aquí.

Pain
Dolor

Where does it hurt?
¿Dónde tiene dolor?
  or
¿Dónde le duele?

Indicate where it hurts you please.
Dígame dónde le duele por favor.

Can you show me?
¿Puede enseñarme ?

Can you show me with one finger?
¿Puede indicarme con un dedo?

Indicate when it hurts you, please.
Dígame cuándo le duele, por favor.

Do you have pain when I do this?
¿Duele cuándo yo hago esto?

HEENT / Neck
COONG / Cuello

Head
Cabeza

I will feel your head.
Voy a palpar (tocar) su cabeza.

Watch my finger, please.
Mire mi dedo, por favor

Open your eyes widely.
Abra bien los ojos .

Close your eyes tightly.
Cierre bien los ojos .

Stare at this area of the wall.
Fije la vista en este lugar de la pared.

Raise your eyebrows.
Levante las cejas.

Frown, please.
Frunza el ceño, por favor.

I will look in your nose.
Voy a mirar adentro de la nariz.

I will look in your ears.
Voy a mirar adentro de los oídos.

Open your mouth.
Abra la boca.

Close your mouth tightly.
Cierre la boca con fuerza.

Bite hard.
Muerda con fuerza.

Stick out your tongue.
Saque la lengua.

Move your tongue to each side.
Mueva la lengua de lado a lado.

Move your tongue up and down.
Mueva la lengua para arriba y para abajo.

Say "ah," please.
Diga "aaa," por favor.

Spit, please.
Escupa, por favor.

Swallow, please.
Trague, por favor.

Smile, please.
Sonría, por favor.

Eyes
Ojos

Do your eyes itch?
¿Tiene comezón en los ojos?
  or
¿Le pican los ojos?

Only one eye or both?
¿Sólo un ojo o ambos?

Look at my finger.
Mire mi dedo.

Open your eyes widely.
Abra bien los ojos.

Close your eyes tightly.
Cierre los ojos con fuerza.

Stare at this area of the wall.
Fije la vista en este lugar de la pared.

Stare at this area of the wall and do not move your eyes please.
Fije la vista en este punto de la pared y no mueva los ojos por favor.

Look in each direction.
Mire en cada dirección.

Look up.
Mire para arriba.

Look down.
Mire para abajo.

Look at my left eye.
Mire mi ojo izquierdo.

Look at my right eye.
Mire mi ojo derecho.

Look at the light.
Mire la luz.

Look at my nose.
Mire mi nariz.

Don't move your eyes.
No mueva los ojos.

I am going to move my finger from side to side.
Voy a mover mi dedo de lado a lado.

Look straight ahead.
Mire hacia adelante .

Tell me when you see my finger.
Dígame cuando vea mi dedo.

Do you prefer the first lens or the second?
¿Prefiere el primer lente o el segundo?

Which is better – "a" or " b"?
¿Cuál es mejor – "a" o "b"?

Is it the same?
¿Es igual?

Blink, please.
Parpadee, por favor.

Read the next line, please.
Lea la siguiente línea, por favor.

And the next line.
Y la próxima línea.

Let's perform a routine exam of your eyes.
Vamos a hacer un examen rutinario de sus ojos.

Do you have irritation or problems?
¿Tiene molestias o problemas?

Look straight ahead.
Mire hacia adelante .

Cover your left eye.
Tápese el ojo izquierdo.

Cover your right eye.
Tápese el ojo derecho.

Read the line with the smallest letters possible.
Lea hasta la línea que pueda con letras más pequeñas.

Read the pictures.
Lea los gráficos.

Your vision is 20/20.
Su vista es veinte/veinte.

I will put some drops in your eyes.
Voy a poner unas gotas en sus ojos.

Put your chin here, please.
Ponga el mentón aquí, por favor.

You must press your forehead against the upper part of the machine.
Presione su frente contra la parte de arriba del aparato.

Let's look at your eyes with this machine.
Vamos a mirar sus ojos con este aparato.

You need glasses.
Necesita lentes.

You don't need glasses yet.
No necesita lentes todavía.

Please return in one year for a recheck; sooner if you have problems.
Regrese dentro de un año para otro chequeo; venga antes si tiene problemas.

Ears
Oídos

I will look in your ears.
Voy a mirar adentro de sus oídos.

I will perform a routine exam of your ears.
Voy a hacer un examen rutinario de sus oídos.

Do you have irritation or problems?
¿Tiene molestias o problemas?

Close your eyes.
Cierre los ojos.

Cover one ear.
Tápese un oído.

Now, the other ear. . .
Ahora, el otro oído . . .

Cover your left ear.
Tápese el oído izquierdo.

Cover your right ear.
Tápese el oído derecho.

Can you hear me?
¿Puede oírme?

What did I say?
¿Qué dije yo?

What did I whisper?
¿Qué dije en voz baja?
  or
¿Oyó lo que susurré ?

Is the sound stronger when I put the tuning fork here or there?
¿Es más fuerte el sonido cuando pongo el diapasón por aquí o por allí?

Please return in one year for a recheck; sooner if you have problems.
Regrese dentro de un año para otro chequeo; antes si tiene problemas.

Nose
Nariz

I will look in your nose.
Voy a mirar adentro de su nariz.

Do you have irritation or problems?
¿Tiene molestias o problemas?

Cover your left nostril.
Tápese el hueco de la nariz izquierda.

Cover your right nostril.
Tápese el hueco de la nariz derecha.

Throat
Garganta

Open your mouth widely.
Abra bien la boca.

Stick out your tongue.
Saque la lengua

Say "ah," please.
Diga "aaa," por favor.

Spit, please.
Escupa, por favor.

Which tooth hurts you?
¿Qué diente le duele?

Where in your mouth is the problem?
¿Dónde está el problema en la boca ?

Dental
Dental

Sit down, please.
Siéntese, por favor.

Are you nervous?
¿Está nervioso(a)?

Don't worry.
No se preocupe.

Which tooth hurts you?
¿Qué diente le duele?

Where in your mouth is the problem?
¿Dónde está el problema en la boca?

Is your tooth bleeding?
¿Está sangrando el diente?

Open your mouth widely.
Abra bien la boca.

Stick out your tongue.
Saque la lengua.

I must obtain an x-ray of your tooth.
Debo obtener (sacar) una radiografía del diente.

Your gums are high.
Sus encías están altas.

Your gums are low.
Sus encías están bajas.

Your gums are receded.
Sus encías están retraídas.

I am going to anesthetize your tooth.
Voy a adormecer el diente.

Is your lip asleep?
¿Está dormido el labio?

Is your tooth asleep?
¿Está dormido el diente?

Is your tongue asleep?
¿Está dormida la lengua?

I can save your tooth.
Puedo salvar su diente.

I cannot save your tooth.
No puedo salvar su diente.

I must pull your tooth.
Debo sacar el diente.

I must pull your tooth because it is loose.
Debo sacar el diente porque está flojo.

You will feel much pressure.
Va a sentir mucha presión.

You should not feel pain.
No sentirá dolor.

I must extract the nerve of your tooth.
Debo extraer el nervio del diente.

Does the filling feel well, or is it too high?
¿Siente bien el relleno o está un poco alto?

I must rinse your tooth with water.
Debo rociar el diente con agua.

I have a special toothbrush that makes a lot of noise.
Tengo un cepillo de dientes especial que hace mucho ruido.

If you hurt, raise your hand, and I will stop.
Si le duele, levante la mano, y voy a parar.

Please refrain from using the gas for one-half hour.
Por favor, absténgase de usar el gas por media hora.

Please, close your mouth gently.
Por favor, cierre la boca suavemente.

Don't cry. You won't feel anything.
No llore. No va a sentir nada.

This ring will be tight.
Este anillo estará apretado.

Look at me.
Míreme.

Almost finished.
Ya casi termino.

I'm finished.
Ya terminé.

I am going to prescribe medicine for the pain.
Voy a recetarle una medicina para el dolor.

I am going to prescribe medicine for the infection.
Voy a recetarle una medicina para la infección.

You must return for another appointment in two weeks.
Debe volver para otra cita en dos semanas.

Can you return for another appointment in two weeks?
¿Puede volver para otra cita en dos semanas?

Neck
Cuello

I will feel you neck.
Voy a palpar su cuello.

I must examine your thyroid gland.
Debo examinar la glándula tiroides.

Swallow, please.
Trague, por favor.

Turn your head to the left.
Voltee la cabeza a la izquierda.

Turn your head to the right.
Voltee la cabeza a la derecha.

Look at the ceiling.
Mire al techo.

Look at the floor.
Mire al piso.

Pulmonary

Pulmonar

Remove your shirt, please.
Quítese la camisa, por favor.

Lift up your shirt.
Levántese la camisa.

I will examine your lungs.
Voy a examinar sus pulmones.

I will listen to your lungs.
Voy a eschuchar sus pulmones.

Don't breathe.
No respire.

Breathe deeply.
Respire profundamente.

Breathe normally.
Respire normalmente.

Breathe like I do.
Respire como yo.

Breathe with your mouth open.
Respire con la boca abierta.

Hold your breath.
Aguante la respiración.

Cross your arms.
Cruce los brazos.

Exhale.
Saque el aire.

Inhale.
Inspire.

Cough.
Tosa.

Say "ay," please.
Diga "ee," por favor.

Say "eee," please.
Diga "i i i," por favor.

Cardiovascular

Cardiovascular

Remove your shirt.
Quítese la camisa.

Lift up your shirt.
Levántese la camisa.

I will listen to your heart.
Voy a escuchar su corazón.

I must put my hand on your chest.
Debo poner mi mano sobre el pecho.

I must put my hand on your pulses.
Debo poner mi mano sobre los pulsos.

Don't move, please.
No se mueva, por favor.

Squat on the floor.
Póngase de cuclillas.

Lean forward, please.
Agáchese hacia delante, por favor.

Stand up again.
Póngase de pie otra vez.

Gastrointestinal
Gastrointestinal

Abdomen
Abdomen

Lie on your back, please.
Acuéstese boca arriba, por favor.

I will listen to your stomach.
Voy a oír su estómago.

Please be quiet and do not move.
Por favor no hable y no se mueva.

I am going to tap on your stomach.
Voy a darle unos golpecitos en el estómago.

I must put my hand on your stomach.
Debo poner mi mano sobre el estómago.

Relax your stomach.
Relaje el abdomen .

Tell me where it hurts you.
Dígame dónde le duele.

Tell me when it hurts you.
Dígame cuándo le duele.

Breathe deeply.
Respire profundo.

Rectal
Rectal

I must examine your rectum.
Debo examinar el recto.

I must insert my finger in your rectum.
Debo introducir mi dedo adentro del recto.

You will feel some discomfort, but you should not feel pain.
Va a sentir algún malestar, pero no sentirá dolor.

Lie down on your left side.
Acuéstese sobre su lado izquierdo.

Relax and bend your legs toward your chest please.
Relájese y doble las piernas hacia el pecho por favor.

Stand up.
Párese.

Lean forward, please.
Agáchese hacia adelante, por favor.

Separate your buttocks with your hands.
Separe los glúteos con las manos.

Are you ready?
¿Está listo(a)?

Push as if you were defecating.
Puje como si estuviera obrando (defecando).

Here it comes.
Ahora viene.

Squeeze my finger, please.
Apriete mi dedo, por favor.

I must put pressure on your prostate gland.
Debo hacer presión sobre la próstata.

Indicate if it hurts you.
Dígame si le duele.

I am removing my finger.
Estoy sacando mi dedo.

I'm finished.
Ya terminé.

Not so bad, huh?
¿No fue tan malo, verdad?

I will test your stool for blood.
Voy a hacer una prueba de heces para saber si hay presencia de sangre.

Genitourinary

Genitourinario
Male
Hombre

I must examine your penis.
Debo examinar el pene.

I must examine your testicles.
Debo examinar los testículos.

I must examine you for a hernia.
Debo examinar para ver si tiene una hernia.

I must insert my finger into your groin.
Debo introducir mi dedo hacia el interior de la ingle.

Cough.
Tosa.

Female
Mujer

Remove your clothes, including your underwear, please.
Quítese la ropa, incluyendo la ropa interior, por favor.

Remove your bra, please.
Quítese el sostén, por favor.

Tell me, please, if you feel uncomfortable.
Dígame, por favor, si se siente incómoda.

Don't be afraid, please.
No tenga miedo, por favor.

185

I must to touch your breasts to examine them.
Debo tocar sus pechos para examinarlos.

Lift your hands above your head.
Levante las manos arriba de la cabeza.

Do like I do, please.
Haga como yo, por favor.

Lie down on your back, please.
Acuéstese boca arriba, por favor.

I must examine your genitalia.
Debo examinar los genitales.

I must do an internal exam.
Debo hacer un examen interno.

Lie down on your back, please.
Acuéstese boca arriba, por favor.

Relax, bend your legs, and separate your knees, please.
Relájese, doble las piernas y separe las rodillas, por favor.

I will put your feet in the stirrups.
Voy a poner sus pies en los estribos.

Move your buttocks towards me.
Mueva los glúteos hacia adelante.

I am going to touch you with my hands.
Voy a tocarla con mis manos.

I am going to introduce two gloved fingers into your vagina to examine it.
Voy a introducir dos dedos adentro de su vagina, usando un guante, para examinarla.

I am going to introduce the speculum into your vagina.
Voy a introducir el espéculo adentro de la vagina.

You are going to feel some pressure.
Va a sentir alguna presión.

I will obtain cultures.
Voy a tomar cultivos.

I will obtain the specimen for the Pap Smear.
Voy a tomar una muestra para el examen de Papanicolau.

I must examine your rectum.
Debo examinar el recto.

I must insert my finger in your rectum.
Debo introducir mi dedo adentro del recto.

Just a few more minutes...
Sólo unos minutos más...

Please call in 10 days to receive the results.
Por favor, llame en diez días para darle los resultados.

Move back, and sit up, please.
Hágase hacia atrás y siéntese, por favor

You may get dressed.
Puede vestirse.

Musculoskeletal
Musculoequelético

Upper Extremities
Miembros Superiores

I will move your arms.
Voy a mover los brazos.

I will move your wrists and hands.
Voy a mover las muñecas y las manos.

Extend your arm.
Estire el brazo.

Bend your arm.
Doble el brazo.

Close your hand.
Cierre la mano.

Make a fist tightly.
Empuñe la mano con fuerza.

Open your hand.
Abra la mano.

Wash your hands.
Lávese las manos.

Lower Extremities
Miembros Inferiores

I will move your legs.
Voy a mover las piernas.

I will move your knees and ankles.
Voy a mover las rodillas y los tobillos.

Extend your leg.
Estire la pierna.

Bend your hip.
Doble la cadera.

Extend your hip.
Estire la cadera.

Bend your knee.
Doble la rodilla.

Extend your knee.
Estire la rodilla.

Move your ankle up and down please.
Mueva el tobillo para arriba y para abajo por favor.

Move your toes.
Mueva los dedos del pie.

Back
Espalda

Bend over.
Dóblese hacia adelante.

Bend over backwards.
Dóblese hacia atrás.

Twist from side to side.
Gire la cintura hacia ambos lados.

I must put my hand on your back.
Debo poner mi mano sobre su espalda.

I will raise your leg.
Voy a levantar la pierna.

I will straighten your leg.
Voy a enderezar la pierna.

Tell me where it hurts you.
Dígame dónde le duele.

Tell me when it hurts you.
Dígame cuándo le duele.

Neurologic

Neurológico

Motor

Motor

Open your eyes widely, please.
Abra bien los ojos, por favor.

Close your eyes tightly.
Cierre los ojos con fuerza.

Look in both directions.
Mire hacia los dos lados.

Don't move your head.
No mueva la cabeza.

Lift your eyebrows.
Levante las cejas.

Puff up your cheeks.
Infle las mejillas.

Open your mouth widely.
Abra bien la boca.

Stick out your tongue.
Saque la lengua.

Move your tongue to each side.
Mueva la lengua de lado a lado.

Move your tongue up and down.
Mueva la lengua para arriba y para abajo.

Say "ah," please.
Diga "aaa," por favor.

Swallow, please.
Trague, por favor.

Smile, please.
Sonría, por favor.

Bite hard.
Muerda con fuerza.

Move your head in each direction against my hand.
Empuje la cabeza hacia cada lado, empujando mi mano.

Make a fist tightly.
Empuñe con fuerza.

Stronger . . .
Más fuerte . . .

Squeeze my fingers strongly.
Apriete mis dedos fuerte.

Separate your fingers strongly.
Separe los dedos de la mano con fuerza.

Push your hands against my hands.
Empuje las manos contra las mías.

Pull my hands.
Jale mis manos.

Extend your arm with force.
Estire el brazo con fuerza.

Bend your arm with force.
Doble el brazo con fuerza.

Extend your leg with force, please.
Estire la pierna con fuerza, por favor.

Bend your leg with force.
Doble la pierna con fuerza.

Raise your leg with force.
Suba la pierna con fuerza.

Raise your shoulders.
Suba los hombros.

Move your foot up with force.
Mueva el pie para arriba con fuerza.

Move your foot down with force.
Mueva el pie para abajo con fuerza.

Curl your toes with force.
Enrolle los dedos del pie con fuerza.

Sensory
Sensorio

Vision
Visión

Look at my finger and follow it, please.
Mire mi dedo y sígalo, por favor.

Do your eyes itch?
¿Le pican los ojos?

One eye or both?
¿Un ojo o ambos ?

Watch my finger.
Mire mi dedo.

Open your eyes widely.
Abra bien los ojos.

Close your eyes tightly.
Cierre los ojos con fuerza.

Stare at this area of the wall.
Fije la vista en este punto de la pared.

Stare at this area of the wall, and do not move your eyes, please.
Fije la vista en este punto de la pared y no mueva los ojos, por favor.

Look both ways.
Mire para cada lado.

Look up.
Mire para arriba.

Look down.
Mire para abajo.

Look at my left eye.
Mire mi ojo izquierdo.

Look at my right ear.
Mire mi oído derecho.

Look at the light.
Mire la luz.

Look at my nose.
Mire mi nariz.

Don't move your eyes.
No mueva los ojos.

I am going to move my finger to each side.
Voy a mover mi dedo de lado a lado.

Look straight ahead.
Mire hacia enfrente.

Tell me when you see my finger.
Dígame cuando vea mi dedo.

Blink, please.
Parpadee, por favor.

Read the next line.
Lea la siguiente línea.

And the next line.
Y la próxima línea.

Cover your right eye.
Tápese el ojo derecho.

Cover your left eye.
Tápese el ojo izquierdo.

Read the line with the smallest letters possible.
Lea hasta donde pueda la línea con las letras más pequeñas.

Read the pictures.
Lea los gráficos.

Smell
Olfato

Can you smell?
¿Puede oler esto?

What do you smell?
¿Qué huele?

Hearing
Oído

Close your eyes.
Cierre los ojos.

Cover one ear.
Tápese un oído.

Now, the other ear. . .
Ahora, el otro oído . . .

What did I whisper?
¿Qué susurré ?

Can you hear the sound of my fingers rubbing together?
¿Puede oír el sonido de mis dedos cuando los froto?

Is the sound stronger when I put the tuning fork here or there?
¿Es el sonido más fuerte cuando pongo el diapasón por aquí o por allí?

Is the sound stronger on the left or the right?
¿Es el sonido más fuerte a la izquierda o a la derecha?

196

Is the sound equal on the left and the right?
¿Es el sonido igual a la izquierda que a la derecha?

Touch
Tacto

Can you feel my finger here?
¿Puede sentir mi dedo aquí?

Can you feel the sharp object here?
¿Siente el objeto afilado aquí?

Can you feel the dull object here?
¿Siente el objeto romo aquí?

Do you feel the sharp or dull object here?
¿Siente el objeto afilado o romo aquí?

Can you feel one point or two points?
¿Puede sentir un punto o dos puntos?

Can you feel the cotton?
¿Siente el algodón?

Can you feel the vibration of the tuning fork?
¿Siente la vibración del diapasón?

Can you feel anything?
¿Siente algo?

Coordination
Coordinación

Walk straight to this wall.
Camine en línea recta hacia esta pared.

Turn around.
Dése vuelta.

Walk straight to me.
Camine en línea recta hacia mí.

Walk with one foot directly in front of the other.
Camine poniendo un pie directamente en frente del otro.

Walk on your heels.
Camine apoyado en los talones.

Walk on your toes.
Camine de puntillas.

Jump on one foot.
Brinque en un pie.

Jump on the other.
Brinque con el otro pie.

Squat on the floor.
Póngase de cuclillas.

Stand up without the help of your arms.
Levántese sin la ayuda de los brazos.

Stand still with your eyes closed.
Párese inmóvil con los ojos cerrados.

Open your eyes.
Abra los ojos.

Straighten your arms towards me with your eyes closed.
Estire los brazos hacia mí con sus ojos cerrados.

Touch my finger with your finger.
Toque mi dedo con su dedo.

Touch my finger with your finger, then touch your nose.
Toque mi dedo con su dedo, luego tóquese la nariz.

Again, please.
Otra vez, por favor.

Rapidly, please.
Rápido, por favor.

Reflexes
Reflejos

I am going to check your reflexes.
Voy a chequear sus reflejos.

Relax your ankles, please.
Relaje los tobillos, por favor.

Relax your arms and legs.
Relaje los brazos y las piernas.

I must tap your arms, legs, and knees with my hammer.
Debo dar golpecitos a sus brazos, piernas y rodillas con mi martillo.

Psychiatric
Psiquiátrico

Orientation
Orientación

What is your name?
¿Cómo se llama?

What is the date today?
¿Cuál es la fecha de hoy?

What is the month?
¿Cuál es el mes?

What is the year?
¿Cuál es el año?

Do you hear voices in your head?
¿Escucha voces en la cabeza?

What do they say?
¿Qué dicen?

Where are you?
¿Dónde está?

What is the name of this place?
¿Cómo se llama este lugar?

Who am I?
¿Quién soy?

What is my job?
¿Cuál es mi trabajo?

Memory
Memoria

What is your wife's (husband's) name?
¿Cómo se llama su esposa (esposo)?

How did you get here today?
¿Cómo llegó aquí hoy?
  or
¿Qué transporte usó para llegar aquí hoy?

What is your telephone number?
¿Cuál es su número de teléfono?

There are three objects here: a pencil, a ball, and a paper clip.
Hay tres objetos aquí: un lápiz, una pelota, y una abrazadera para papeles.

Can you remember these three objects?
¿Puede acordarse de estos tres objetos?

Can you tell me the names of the three objects.
¿Puede decirme los nombres de los tres objetos?

Proverbs
Proverbios

What does this proverb mean?
¿Qué significado tiene este proverbio?

Don't put all your eggs in one basket.
No ponga todos los huevos en una canasta.

Don't put all your meat on the spit.
No ponga toda la carne en el asador.

All that glitters is not gold.
No todo lo que brilla es oro.

Don't throw the baby out with the bathwater.
No tire al bebé con el agua del baño.

Don't throw out the fresh fruit with the discolored.
No tire las frutas frescas con las descoloridas.

Diagnoses

General Diagnostic Phrases
Frases relacionadas con diagnósticos

You have / He has / She has / It has . . .
Ud. tiene/ Él tiene / Ella tiene / Tiene . . .

> **Example:**
> **You have adhesions.**
> Ud. tiene adherencias.

You are / He is / She is / He is / It is . . . (temporarily)
Ud. Está / Él está / Ella está / Está . . . .(temporalmente)

> **Example:**
> **You are contagious.**
> Ud. está contagioso(a).

You are / He is / She is / He is / It is . . . (permanently)
Ud. Es / Él es / Ella es / Es . . . .(permanentemente)

> **Example:**
> **You are lame.**
> Ud. es lisiado(a).

The doctor has made the diagnosis of . . .
El doctor le ha hecho el diagnóstico de . . .

> **Example:**
> **The doctor has made the diagnosis of cancer.**
> El doctor le ha hecho el diagnóstico de cáncer.

Your / His / Her . . . does not function properly.
Su . . . no funciona debidamente.

Example:
Your thyroid gland does not function properly.
Su glándula tiroidea no funciona debidamente.

Your . . . does not function at all.
Su . . . no funciona en absoluto (para nada).

Example:
Your thyroid gland does not function at all.
Su glándula tiroidea no funciona en absoluto (para nada).

Your . . . does not function well.
Su . . . no funciona bien.

Example:
Your thyroid gland does not function well.
Su glándula tiroidea no funciona bien.

Your . . . works with difficulty.
Su . . . trabaja con dificultad.

Example:
Your heart works with difficulty.
Su corazón trabaja con dificultad.

Your . . . does not produce enough . . .
Su . . . no produce suficiente . . .

Example:
Your thyroid gland does not produce enough hormone.
Su glándula tiroidea no produce suficientes hormonas.

Your . . . produces too much . . .
Su . . . produce demasiado(a) . . .

> **Example:**
> **Your thyroid gland produces too much hormone.**
> Su glándula tiroidea produce demasiadas hormonas.

Your . . . does not receive enough blood
Su . . . no recibe suficiente sangre.

> **Example:**
> **Your kidney does not receive enough blood.**
> Su riñón no recibe suficiente sangre.

Your . . . does not receive enough oxygen
Su . . . no recibe suficiente oxígeno.

> **Example:**
> **Your blood does not receive enough oxygen.**
> Su sangre no recibe suficiente oxígeno.

Please take this written information about your problem.
Por favor llevese esta información escrita acerca de su problema.

The cause of your disease is known.
La causa de su enfermedad es conocida.

The cause of your disease is not known.
No se sabe la causa de su enfermedad.

Diagnostic Phrases
Frases relacionadas con diagnósticos

You have / He has / She has / It has . . .
Ud. tiene / Él tiene / Ella tiene / Tiene . . .

You are / He is / She is / He is / It is . . .   **(temporarily)**
Ud. está / Él está / Ella está / Está . . .   (temporalmente)

You are / He is / She is / He is / It is . . .   **(permanently)**
Ud. es / Él es / Ella es / Es . . .   (permanentemente)

You need / He needs / She needs / It needs . . .
Ud. necesita / Él necesita / Ella necesita / Ello (aquello)
necesita . . .

A

ablepsy :
Tiene ablepsia, ceguera, o sea la incapacidad de ver.

abortion, threatened :
Tiene una amenaza de aborto

abrasion :
Tiene una abrasión.

abscess :
Tiene un absceso, que es una cavidad que contiene pus.

acidosis :
Tiene acidosis, o sea un estado de acidez del cuerpo y la sangre.

acne :
Tiene granitos o acné.

acrocyanosis :
Tiene acrocianosis, que es una enfermedad con mala circulación de las manos y los pies donde las manos y los pies se ponen amoratados, fríos y sudorosos.

acromegaly :
Tiene acromegalia, o sea un desorden que resulta de la secreción excesiva de la hormona del crecimiento y que se manifiesta por un aumento del tamaño de las manos, la cabeza, la cara, los pies, y el tórax.

acute illness :
Tiene una enfermedad aguda.

addiction :
Tiene una adicción o una dependencia de drogas.

Addisson's disease :
Tiene la enfermedad de Addisson, que es una enfermedad que resulta de la pérdida de función de la glándula suprarrenal y que se manifiesta con fatiga, presión baja, pérdida de peso, coloración oscura de la piel y las mucosas, anorexia y náusea.

adenitis :
Tiene adenitis o una inflamación de las glándulas.

adenoma :
Tiene un adenoma, que es un tumor benigno en alguna glándula.

adhesions :
Tiene adherencias bandas, como cicatrices, entre dos o más partes u órganos del cuerpo.

adnexitis :
Tiene anexitis, o sea una inflamación de los anexos (ovarios, trompas) femeninos.

aerophagy :
Tiene aerofagia o la acción de tragar aire.

affliction :
Tiene una aflicción o un sufrimiento.

agalactia :
Tiene agalactia, que es la ausencia de leche en los senos después del parto.

agammaglobulinemia :
Tiene agammaglobulinemia, que es un déficit de gammaglobulina en la sangre.

agoraphobia :
Tiene agorafobia, que es terror a los espacios abiertos.

agranulocytosis :
Tiene agranulocitosis, o sea una reducción marcada del número de leucocitos o glóbulos blancos de la sangre.

AIDS :
Tiene SIDA, que es el síndrome de inmunodeficiencia adquirida.

ailment :
Tiene una dolencia.

akathisia :
Tiene acatisia, que es la inhabilidad de quedarse sentado por una inquietud motora.

akinesia :
Tiene acinesia, que es la pérdida de la habilidad de moverse voluntariamente.

alcoholism :
Tiene alcoholismo o dipsomanía.

alexia :
Tiene alexia, que es la inhabilidad de entender el significado de palabras escritas o impresas.

alkalosis :
Tiene alcalosis, que es una disminución de la acidez de la sangre y tejidos.

allergic :
Es alérgico(a) porque tiene reacciones alérgicas.

allergies :
Tiene alergias o reacciones alérgicas.

alopecia :
Tiene alopecia, calvicie, o sea la carencia de pelo.

alveolitis :
Tiene alveolitis, que es una inflamación de los alvéolos del pulmón.

amblyopia :
Tiene ambliopía o visión disminuida.

amebas :
Tiene amibas (amebas).

amenorrhea :
Tiene amenorrea, que es la ausencia de la menstruación.

amnesia :
Tiene amnesia, que es la pérdida total o parcial de la memoria.

anaphylaxis :
Tiene una anafilaxis, que es una reacción alérgica generalizada y severa.

anemia :
Tiene anemia, que es una deficiencia en la sangre de glóbulos rojos.

anemia, aplastic :
Tiene anemia aplástica, que es una formación insuficiente de células de la sangre.

anergy :
Tiene anergia, o sea la falta de reacción a un estimulo inmunológico.

aneurysm :
Tiene un aneurisma, que es la dilatación de una arteria o del corazón.

angiitis :
Tiene angitis, que es una inflamación de un vaso sanguíneo o linfático.

angina :
Tiene angina, que es un dolor severo y estrangulado.

angina pectoris :
Tiene angina de pecho, que es un dolor severo y opresivo de pecho.

angioedema :
Tiene edema angioneurótico, que es una hinchazón debido a trastornos de la regulación vascular causados por una reacción alérgica.

angioneurotic problems :
Tiene problemas angioneuróticos, o sea trastornos funcionales de la regulación vascular.

anisocoria :
Tiene anisocoria, que es una desigualdad del diámetro de las pupilas.

ankle sprain :
Tiene una torcedura del tobillo, que es una rotura de un ligamento del tobillo.

ankylosis :
Tiene anquilosis, el endurecimiento, o la fijación de una coyuntura (articulación).

anomaly :
Tiene una anomalía, que es una desviación de la norma.

anorexia :
Tiene anorexia, o sea un estado crónico de falta de apetito debido a una obsesión por adelgazar.

anosmia :
Tiene anosmia, que es la pérdida o disminución del sentido del olfato.

anovulatory :
Está anovulatoria, o sea sin ovulación.

anoxia :
Tiene anoxia, que es la insuficiencia de oxígeno en los tejidos.

anthrax :
Tiene ántrax, que es una infección purulenta y negra de la piel.

anuria :
Tiene anuria, que es la ausencia de eliminación de orina.

aortitis :
Tiene una aortitis, o sea la inflamación de la aorta, que es una arteria principal del cuerpo que recorre el abdomen hasta que se divide.

apepsia :
Tiene apepsia, que es la cesación de la digestión.

aphtha :
Tiene un afta, que es una úlcera en una membrana mucosa.

aplasia :
Tiene aplasia, que es un desarrollo incompleto.

aplastic anemia :
Tiene anemia aplástica, que es la formación insuficiente de células de la sangre.

apophysitis :
Tiene apofisitis, que es la inflamación de una apófisis que es una prominencia, en particular de un hueso.

apoplexy :
Tiene apoplejía, que es un infarto cerebral o una embolia cerebral o un derrame cerebral.

appendicitis :
Tiene apendicitis, que es una inflamación del apéndice.

arrhythmia :
Tiene una arritmia, que es la falta del ritmo regular del latido cardíaco.

arterial occlusion :
Tiene una oclusión de una arteria, o sea un cierre de una arteria.

arteriosclerosis :
Tiene arteriosclerosis, que es un endurecimiento de las arterias.

arteritis :
Tiene arteritis, que es una inflamación de una arteria.

arthritis :
Tiene artritis, que es una inflamación de una o más articulaciones.

arthropathy :
Tiene artropatía, que es una enfermedad de las articulaciones.

arthrosis :
Tiene artrosis, que es una anomalía en una articulación por desgaste.

ascites :
Tiene ascitis, que es la acumulación de cierto líquido en el vientre.

asphyxia :
Tiene asfixia, o sea insuficiencia de oxígeno.

aspiration :
Tiene aspiración, que es la acción de inhalar hacía lugares anormales, especialmente los bronchios.

asthenia :
Tiene astenia, que es cansancio físico intenso.

asthma :
Tiene asma, que una enfermedad crónica que se manifesta con constricción de los bronquios, generalmente causado y provocado por alergías.

astigmatism :
Tiene astigmatismo, que es una condición donde hay
irregularidad en la córnea del ojo.

asystole :
Tiene asistolia o paro cardíaco.

ataxia :
Tiene ataxia, que es la falta de coordinación de los movimientos
voluntarios.

atheroma :
Tiene un ateroma, que es un depósito de grasa en las arterias.

atheromatosis :
Tiene ateromatosis, o sea depósitos de placas de grasa en las
arterias.

athetosis :
Tiene atetosis, que es un movimiento involuntario y no
coordinado de los miembros.

athlete's foot :
Tiene pie de atleta, que es una infección de la piel de los pies por
hongos.

atony :
Tiene atonía, que es una ausencia o una deficiencia de la tensión
o tono de un tejido o en los músculos de los extremidades.

atopic problem :
Tiene un problema atópico, que es un problema de alergia.

atrophy :
Tiene atrofia, que es la disminución del tamaño de una célula,
tejido, órgano o miembro.

atrophy of the heart :
Tiene atrofia del corazón.

atrophy of the testicle :
Tiene atrofia del testículo.

attack :
Tiene un ataque.

aura :
Tiene una aura, que es una sensación que precede a un ataque como el epiléptico o la migraña.

autoimmune disease :
Tiene una enfermedad autoinmune, o sea una enfermedad relacionada con reacciones inmunológicas hacia elementos del propio cuerpo.

automatism :
Tiene automatismo, que es un movimiento que no está bajo el control voluntario.

azoospermia :
Tiene azoospermia, que es la falta de espermatozoos en el semen.

azotemia :
Tiene azotemia, azoemia, o sea un exceso de cuerpos nitrogenados en la sangre.

B

bacillus :
Tiene un bacilo, que es una bacteria en forma de bastoncillo.

back problems :
Tiene problemas de la espalda.

back sprain :
Tiene una torcedura de la espalda, que es una rotura de un ligamento de la espalda.

bacteremia :
Tiene bacteriemia, que es la presencia de bacterias en la sangre.

bacterial infection :
Tiene una infección por una bacteria.

bacteroid organism :
Tiene un bacteroide, que es un organismo que se asemeja una bacteria.

balanitis :
Tiene balanitis, que es una inflamación del pene, el miembro viril.

baldness :
Tiene calvicie, o está sin pelo.

bed sore :
Tiene una llaga, que es una úlcera de decúbito.

bee sting :
Tiene una picadura de abeja.

benign problem :
Tiene un problema benigno, o sea un problema de poca gravedad.

beriberi :
Tiene beriberi, que es una inflamación de los nervios causada por una deficiencia de la vitamina B1 o tiamina.

bite :
Tiene una mordedura.

bite, cat :
Tiene una mordedura de gato.

bite, dog :
Tiene una mordedura de perro.

bite, frost :
Tiene una congelamiento parcial de los dedos o las orejas.

bite, human :
Tiene una mordedura humana.

bite, rat :
Tiene una mordedura de rata.

bite, snake- :
Tiene una mordedura de serpiente.

bite, spider :
Tiene una picadura de araña.

bite, tick :
Tiene una mordida de garrapata.

blackheads :
Tiene espinillas.

bladder stones :
Tiene cálculos, o sea piedras en la vejiga.

bleb :
Tiene una ampolla.

bleeding, excessive :
Tiene sangrado excesivo o hemorragia severa.

blemish :
Tiene un lunar o mancha.

blepharitis :
Tiene blefaritis, que es una inflamación del borde libre de los párpados.

blind :
Es ciego(a).

blindness :
Tiene ceguera o ablepsia, o sea la incapacidad de ver.

blister :
Tiene una ampolla.

blood clot :
Tiene un coágulo de sangre o sangre coagulada.

blood poisoning :
Tiene envenenamiento de la sangre.

blood pressure, high :
Tiene presión alta.

blood pressure, low :
Tiene presión baja.

blood problems :
Tiene problemas de la sangre.

boil (skin) :
Tiene un grano enterrado, un nacido, o un tacotillo.

bow-legged :
Es corvo(a) o zambo(a).

bradycardia :
Tiene bradicardia, que es una lentitud anormal del ritmo cardíaco.

bradykinesia :
Tiene bradiquinesia, que es una lentitud anormal de los movimientos.

bradypnea :
Tiene bradipnea, o sea la respiración lenta.

bronchial asthma :
Tiene asma bronquial, o sea enfermedad crónica que se manifiesta con constricción de los bronquios, generalmente causado o provocado por alergias.

bronchiectasis :
Tiene bronquiectasias, que es una distorción y dilatación de los bronquios.

bronchitis :
Tiene bronquitis, que es inflamación de los bronquios o catarro de pecho.

bronchoconstriction :
Tiene broncoconstricción, que es la disminución del diámetro de los bronquios.

bronchodilatation :
Tiene broncodilatación, que es la dilatación de los bronquios.

bronchopneumonia :
Tiene bronconeumonía, que es una inflamación pulmonar difusa, generalmente causada por un agente infeccioso.

bronchospasm :
Tiene broncoespasmo, que es un espasmo de los bronquios.

brucellosis :
Tiene brucelosis, fiebre de Malta, fiebre del mediterráneo, o fiebre ondulante, que es una infección por una bacteria que se contrae por contacto con vacas.

bruise :
Tiene un moretón.

bubonic fever :
Tiene fiebre bubónica, que es fiebre causada por una bacteria muy peligrosa.

bulla :
Tiene una ampolla.

bullous lesion :
Tiene una lesión bulosa, que es una lesión con bulas o ampollas.

bump :
Tiene un chichón o un chinchón.

bunion :
Tiene un juanete, que es una inflamacíon de la primera bursa del dedo pulgar del pie.

burn :
Tiene una quemadura.

bursitis :
Tiene una bursitis, que es una inflamación de la bolsa articular.

C

cachexia :
Tiene caquexia, que es un adelgazamiento extremo y debilitamiento general.

Caisson's disease :
Tiene la enfermedad de Caisson, que es una enfermedad que consiste en dolor de los nervios, parálisis, y dificultad para la respiración, causada por la liberación de burbujas de nitrógeno en los tejidos.

calcemia :
Tiene calcemia, o sea un nivel elevado de calcio en la sangre.

calciuria :
Tiene calciuria, o sea mucho calcio en la orina.

calculus :
Tiene un cálculo o piedra.

calculus , dental :
Tiene cálculo dental o sarro dental.

callous :
Tiene un callo, que es un engrosamiento de la piel.

callus :
Tiene una callosidad, que es un engrosamiento de la piel.

cancer :
Tiene cáncer.

cancerous problem :
Tiene un problema canceroso.

candidiasis :
Tiene candidiasis, que es una infección por un hongo del género Cándida.

canker :
Tiene una úlcera.

carbuncle :
Tiene un grano enterrado, un nacido, o un tacotillo.

carcinoma :
Tiene un carcinoma o un tumor nocivo.

cardiac infarction :
Tiene un infarto del corazón, que es la muerte de un área del corazón.

cardialgia :
Tiene cardialgia o un dolor del corazón.

cardiogenic problem :
Tiene un problema cardiogénico, que es un problema de origen cardíaco.

cardiomegaly :
Tiene cardiomegalia, que es un aumento del tamaño del corazón.

cardiomyopathy :
Tiene una cardiomiopatía, que es un trastorno crónico que afecta al músculo cardíaco.

cardiopathy :
Tiene una cardiopatía, que es una dolencia o aflicción cardíaca.

carditis :
Tiene carditis, que es una inflamación del corazón.

caries, dental :
Tiene caries o dientes podridos, que son deterioros localizados en los dientes.

cat bite :
Tiene una mordedura de gato.

cataract :
Tiene una catarata, que es enturbiamiento de la transparencia del cristalino o lente del ojo.

catarrh :
Tiene catarro.

catatonia :
Tiene catatonia, que es un estado caracterizado por mutismo y mantenimiento de una postura rígida por tiempo prolongado.

cavities, dental :
Tiene caries o dientes podridos, que son deterioros localizados en los dientes.

cellulitis :
Tiene celulitis, que es una inflamación del tejido bajo la piel.

cellulitis, orbital :
Tiene celulitis orbital, que es una inflamación del tejido bajo la piel de la órbita.

cephalalgia :
Tiene cefalalgia, jaqueca, o un dolor de cabeza.

cerebral hemorrhage :
Tiene un derrame cerebral.

cerebral infarction :
Tiene un infarto cerebral, una embolia cerebral, o sea muerte de un área de cerebro.

cerebral palsy :
Tiene parálisis cerebral o diplejía espástica.

cerebral paralysis :
Tiene parálisis cerebral o diplejía espástica.

chancre :
Tiene un chancro, tipo de llaga que resulta por transmisión sexual.

change of life :
Tiene menopausia, que es la cesación de la menstruación en la mujer.

chest cold :
Tiene un catarro en el pecho o resfriado en el pecho.

chickenpox :
Tiene varicela, que es una infección viral a que causa una enfermedad eruptiva de la piel con vesículas que a veces se convierten en vesículas con pus.

chlamydia :
Tiene clamidia, que es una infección de los genitales transmitida por actividad sexual.

chloasma :
Tiene cloasma, o sea manchas pigmentadas que aparecen generalmente en la cara, frecuentes en el embarazo.

cholangitis :
Tiene colangitis, que es una inflamación de las vías biliares.

cholecystitis :
Tiene colecistitis, que es una inflamación de la vesícula biliar.

cholelithiasis :
Tiene colelitiasis, que es la presencia de una o más piedras en los conductos de la vesícula biliar.

cholera :
Tiene cólera, que es una infección de los intestinos que provoca diarrea severa, causada por una bacteria.

cholestasis :
Tiene colestasis, que es la retención de hiel o bilis en los conductos de la vesícula biliar.

chorea :
Tiene corea, que es un exceso de movimientos involuntarios.

choroiditis :
Tiene coroiditis que es una inflamación de la coroides del ojo.

chronic illness :
Tiene una enfermedad crónica, que es una enfermedad de larga duración.

chronic problem :
Tiene un problema crónico, de desarrollo lento, o de larga duración.

cicatrization :
Tiene cicatrización, que es el proceso de formación de una cicatriz.

cirrhosis :
Tiene cirrosis, que es una enfermedad caracterizada por una degeneración del hígado.

classic symptoms :
Tiene síntomas clásicos.

claudication :
Tiene claudicación o cojera, que es causada por una isquemia debida a esclerosis y estrechamiento de las arterias de las piernas.

claustrophobia :
Tiene claustrofobia, que es terror irracional a los espacios pequeños o encerrados.

cleft palate :
Tiene una fisura del paladar.

clinical problem :
Tiene un problema clínico.

clonic problem :
Tiene un problema clónico, o sea un problema relativo al movimiento del cuerpo durante una convulsión.

clot :
Tiene un coágulo que es sangre coagulada.

clot, blood :
Tiene un coágulo de sangre, que es sangre coagulada.

cold (disease) :
Tiene catarro o resfriado.

cold, chest :
Tiene catarro en el pecho o resfriado en el pecho.

colic :
Tiene cólico, o sea espasmos del intestino manifestados por dolor en el abdomen.

colitis :
Tiene una colitis, una inflamación del intestino grueso.

colonopathy :
Tiene una colonopatía, o sea una enfermedad del intestino grueso.

color-blindness :
Tiene daltonismo, que es la incapacidad de percibir ciertos colores.

coma :
Está en coma, que es una pérdida completa de la conciencia.

comatose :
Está comatoso(a) o en coma, que es una pérdida completa de la conciencia.

comedone :
Tiene un comedón o una espinilla.

complication :
Tiene una complicación.

condition :
Tiene una condición o un estado físico.

condyloma :
Tiene un condiloma, que es una excrecencia parecida a una verruga.

congenital defect :
Tiene un defecto congénito.

congenital problem :
Tiene un problema congénito o problema innato.

conjunctivitis :
Tiene conjuntivitis, que es una inflamación de la mucosa que cubre el interior de los ojos.

consumption (disease) :
Tiene marasmo o tuberculosis.

contact :
Es un contacto, o sea un individuo que ha estado relacionado con un enfermo.

contagion :
Tiene sustancia causante de una enfermedad infecciosa.

contagious :
Es contagioso(a).

contaminated :
Está contaminado(a).

contamination, There is :
Hay contaminación.

contracture :
Tiene una contractura, que es una contracción persistente e involuntaria de músculos, flexión permanente por consecuencia de daño a un músculo o un tendón.

contusion :
Tiene una contusión, que es una lesión por golpe.

conversion reaction :
Tiene una reacción de conversión, o sea la transformación de las emociones en manifestaciones físicas o corporales.

convulsion :
Tiene una convulsión, que es un ataque, que es una contracción repentina, violenta, involuntaria y dolorosa de los músculos.

convulsions :
Tiene convulsiones o ataques.

cor pulmonale :
Tiene corazón pulmonar, que es una enfermedad del corazón derecho causada por una enfermedad de los pulmones.

corn (callous) :
Tiene un callo o un engrosamiento de la piel.

corneal ulcer :
Tiene una úlcera en la córnea.

coxalgia :
Tiene coxalgia, que es un dolor de la articulación de la cadera.

crabs (disease) :
Tiene ladillas.

creatinemia :
Tiene creatinemia, que es la presencia de mucha creatina en la sangre.

crippled :
Es tullido(a), lisiado(a), o impedido(a).

crisis :
Tiene una crisis, o sea un empeoramiento repentino.

crossallergy :
Tiene una alergia cruzada, o sea una alergia a sustancias emparentadas.

cross-eyed :
Es bizco(a).

crossinfection :
Tiene una infección cruzada, que es un contagio mutuo entre dos personas afectadas.

crossresistance :
Tiene resistencia cruzada, que es una resistencia a antibióticos emparentados.

croup :
Tiene crup o garrotillo.

crown (dental) :
Tiene una corona.

crystalluria :
Tiene cristaluria, que es la presencia de cristales en la orina.

cyanosis :
Tiene cianosis, que es la coloración azulada o violácea de la piel y de las mucosas.

cycloplegia :
Tiene cicloplejía, que es una parálisis del músculo ciliar.

cyst :
Tiene un quiste , que es un tumor que contiene líquido.

cyst, ovarian :
Tiene un quiste en los ovarios.

cyst, penile :
Tiene un quiste en el pene.

cyst, sebaceous :
Tiene un lobanillo o un quiste sebáceo.

cystic problem :
Tiene un problema quístico.

cystic fibrosis :
Tiene fibrosis quística, que es una enfermedad caracterizada por la producción excesiva de moco espeso que causa obstrucción de los conductos en los pulmones, los intestinos, y el sistema biliar.

cystitis :
Tiene cistitis, que es una inflamación o una infección de la vejiga urinaria.

D

dandruff :
Tiene caspa, o sea descamación del cuero cabelludo.

danger, There is :
Hay peligro.

dead :
Está muerto(a).

deaf :
Es sordo(a).

deaf-mute :
Es un sordomudo.

deafness :
Tiene sordera, que es la incapacidad de oír.

debilitation :
Tiene debilitamiento.

decompensated :
Está descompensado(a).

decompensation :
Tiene descompensación.

decubitus :
Está en posición de decúbito o acostado.

decubitus ulcer :
Tiene una úlcera de decúbito o úlcera de cama, que es la
formación de una úlcera y necrosis en la piel.

defect, congenital :
Tiene un defecto congénito.

deficiency :
Tiene una deficiencia o la falta de algo.

deficit :
Tiene un déficit o una falta.

deformed part :
Tiene una parte deformada.

deformed extremity :
Tiene una deformación de una extremidad.

degeneration, macular :
Tiene una degeneración de la mácula, que es una degeneración de la parte del ojo donde radica la visión.

degenerative problem :
Tiene un problema degenerativo, que es un problema que produce degeneración.

dehydration :
Tiene deshidratación, que es carencia de agua en el cuerpo.

delirium :
Tiene delirio, que es la falta de habilidad para pensar claramente.

delirium tremens :
Tiene delirium tremens, que es una enfermedad peligrosa con delirio y alucinaciones, producida por el síndrome de abstinencia de alcohol.

dementia :
Tiene demencia, que es un deterioro progresivo de las funciones intelectuales.

dementia praecox :
Tiene demencia precoz o esquizofrenia.

demineralization :
Tiene desmineralización, que es la pérdida de sales minerales del cuerpo o de los tejidos.

dengue :
Tiene dengue, que es una infección viral y endémica que es transmitida por un mosquito.

dental calculus :
Tiene cálculo dental o sarro dental.

dental caries :
Tiene caries o dientes podridos, que es un deterioro localizado en los dientes.

dental cavities :
Tiene caries o dientes podridos, que es un deterioro localizado en los dientes.

deossification :
Tiene deosificación, que es la pérdida de sales minerales del hueso.

dependent personality :
Tiene una personalidad dependiente.

depersonalization :
Tiene despersonalización, que es una sensación de extrañeza.

depigmentation :
Tiene despigmentación, que es la escasez o la carencia parcial o total de pigmentación de la piel.

depletion :
Tiene depleción, que es menoscabo de alguna sustancia del cuerpo.

depression :
Tiene depresión o tristeza.

deprivation :
Tiene una privación o una carencia.

dermatitis :
Tiene dermatitis, que es una inflamación de la piel.

dermatomycosis :
Tiene dermatomicosis, que es una enfermedad de la piel causada por hongos.

dermatophytosis :
Tiene dermatofitosis, que es una enfermedad de la piel causada por hongos.

dermatosis :
Tiene dermatosis, que es una enfermedad de la piel.

dermographia :
Tiene dermografía o dibujos en la piel.

desquamation :
Tiene descamación, que es la formación exagerada de escamas en la piel.

destruction :
Tiene destrucción.

diabetes :
Tiene diabetes, que es una enfermedad caracterizada por la presencia de azúcar en niveles elevados en la sangre y la orina.

238

diabetic :
Es diabético(a).

diabetic retinopathy :
Tiene retinopatía diabética, que es una enfermedad donde se produce daño a la retina del ojo a causa de la diabetes.

diathesis :
Tiene una diátesis, que es una predisposición a contraer ciertas enfermedades.

diphtheria :
Tiene difteria, que es una infección de la garganta por una bacteria muy peligrosa.

diplopia :
Tiene diplopía, o visión doble.

dipsomania :
Tiene dipsomanía o alcoholismo.

discoid problem :
Tiene un problema de aspecto discoide, o sea un problema en forma de un disco.

disease :
Tiene una enfermedad.

disease presentation :
Tiene una presentación de una enfermedad, o sea la forma en que una enfermedad se manifiesta.

disease, autoimmune :
Tiene una enfermedad autoinmune o sea una enfermedad relacionada con reacciones inmunológicas hacia elementos del propio cuerpo.

disease, heart :
Tiene una enfermedad del corazón.

disease, kidney :
Tiene una enfermedad del riñón.

disease, lung :
Tiene una enfermedad de los pulmones.

disease, mental :
Tiene una enfermedad mental.

dislocation :
Tiene una dislocación, que es un desplazamiento de un hueso de una articulación.

disorder :
Tiene un desorden o un trastorno.

disorder, mental :
Tiene un trastorno mental.

displacement :
Tiene un desplazamiento, que es algo que se ha movido de lugar.

dissemination of infection :
Tiene una diseminación, que es la propagación de una infección.

dissociation :
Tiene disociación, que es la pérdida de la facultad para el pensamiento coherente.

distention :
Tiene distensión, que es estiramiento excesivo de un tejido o órgano.

distortion mental :
Tiene distorsión mental, que es una tergiversación de las ideas.

diuresis :
Tiene diuresis, que es la formación y excreción de la orina.

diverticulitis :
Tiene diverticulitis, que es una inflamación de un divertículo del intestino.

dog bite :
Tiene una mordedura de perro.

donor :
Es un(a) donante, que es una persona que otorga o da algo a una persona receptora.

double pneumonia :
Tiene neumonía o pulmonía doble.

Down Syndrome :
Tiene Síndrome de Down.

drainage :
Tiene un drenaje, que es una derivación de líquidos mediante un tubo o similar.

dropsy :
Tiene hidropesía, que es una insuficiencia cardíaca.

drug addiction :
Tiene adicción a las drogas.

duodenal ulcer :
Tiene una úlcera duodenal que es una úlcera en la primera parte del intestino delgado.

duodenitis :
Tiene duodenitis, que es una inflamación de la primera parte del intestino delgado.

dwarf :
Es un(a) enano(a).

dysarthria :
Tiene disartria, que es una dificultad para hablar y pasar la saliva.

dyscrasia of the blood :
Tiene una discrasia de la sangre, que es una composición alterada de la sangre.

dysentery :
Tiene disentería, que es una enfermedad intestinal que causa diarrea grave con sangre.

dysfunction :
Tiene una disfunción, que es la perturbación del funcionamiento de un órgano.

dysgenesis :
Tiene disgenesia, que es un desarrollo defectuoso.

dysgeusia :
Tiene disgeusia, que es perversión del gusto.

dyskinesia :
Tiene discinesia, que es una dificultad para los movimientos.

dysmenorrhea :
Tiene dismenorrea, que es un trastorno de la menstruación.

dyspareunia :
Tiene dispareunia, que es dolor durante la relación sexual.

dyspepsia :
Tiene dispepsia, que es un trastorno de la digestión.

dysphagia :
Tiene disfagia, que es una dificultad o la imposibilidad de ingerir, tragar.

dysphoria :
Tiene disforia, que es un malestar general vago e indeterminado.

dysplasia :
Tiene displasia, que es una anomalía en el desarrollo de un órgano o tejido.

dyspnea :
Tiene disnea, que es una dificultad para respirar.

dystonia :
Tiene distonía, que es la falta de tensión normal de los músculos.

dystrophy :
Tiene distrofia, que es el crecimiento anormal e incompleto de un organismo o tejido.

dysuria :
Tiene disuria, que es una emisión dolorosa de la orina.

E

eardrum perforation :
Tiene una perforación del tímpano o tímpano roto.

eclampsia :
Tiene eclampsia, que es una enfermedad caracterizada por presión alta y convulsiones que ocurre en mujeres embarazadas.

ectopic problem :
Tiene un problema ectópico, que se encuentra o se produce fuera del lugar habitual.

ectopic pregnancy :
Tiene un embarazo ectópico, o sea un embarazo fuera de la matriz.

ectropion :
Tiene un ectropión, que es una eversión en la comisura del párpado.

eczema :
Tiene un eczema, que es una enfermedad cutánea e inflamatoria que no es contagiosa.

edema :
Tiene edema, que es líquido excesivo en los tejidos.

edema, pulmonary :
Tiene edema pulmonar, que es líquido excesivo en los pulmones.

effusion :
Tiene una efusión o un derrame.

emaciation :
Tiene enflaquecimiento extremo, que es la pérdida extrema de la grasa corporal y el tejido muscular.

embolic stroke :
Tiene un infarto cerebral producido por una embolia.

embolism :
Tiene una embolia, que es una oclusión de un vaso por un coágulo, una placa o una burbuja de aire.

embolus :
Tiene una embolia, que es un coágulo que viaja por la sangre hasta que se aloja en un vaso sanguíneo y obstruye el flujo a través del mismo.

emergency :
Tiene una emergencia.

emesis :
Tiene emesis o vómitos.

emphysema (pulmonary) :
Tiene enfisema, que es una enfermedad pulmonar caracterizada por la destrucción de los alvéolos o células del pulmón con la formación de cavidades de aire.

emphysema (tissue) :
Tiene presencia de aire en tejidos corporales.

empyema :
Tiene un empiema, que es una acumulación de pus en una cavidad natural.

enanthema :
Tiene enantema, o sea manchas rojas en las mucosas orales.

encephalitis :
Tiene una encefalitis, que es una inflamación del cerebro.

encephalomyelitis :
Tiene una encefalomielitis, que es una inflamación del cerebro y de la médula espinal.

encephalopathy :
Tiene una encefalopatía, que es una enfermedad que afecta el funcionamiento del cerebro.

245

endemic disease :
Tiene una enfermedad endémica, que es aquella que existe por largos periodos de tiempo en una población.

endocarditis :
Tiene una endocarditis, que es una inflamación de la membrana que reviste la parte interna del corazón.

endogastritis :
Tiene endogastritis, que es una inflamación de la membrana que reviste la parte interna del estómago.

endometriosis :
Tiene una endometriosis, que es un trastorno en el cual tejido similar al endometrio se forma fuera del útero.

endotoxin :
Tiene una endotoxina, que es una toxina bacteriana liberada cuando la pared de la bacteria se rompe.

enlargement :
Tiene un agrandamiento.

enlargement, heart :
Tiene agrandamiento del corazón.

enlargement, joint :
Tiene agrandamiento de la articulación.

enlargement, kidney :
Tiene agrandamiento del riñón.

enlargement, liver :
Tiene agrandamiento del hígado.

enlargement, renal :
Tiene agrandamiento del riñón.

enlargement, spleen :
Tiene agrandamiento del bazo.

enteralgia :
Tiene enteralgia, que es dolor de los intestinos.

enteritis :
Tiene enteritis, que es una inflamación del intestino delgado.

enterocolitis :
Tiene enterocolitis, que es una inflamación de los intestinos delgado y grueso.

enterogastritis :
Tiene enterogastritis, que es una inflamación del intestino delgado y el estómago.

enteroplegia :
Tiene enteroplejía, que es una parálisis del intestino delgado.

entropion :
Tiene un entropión, que es una inversión del párpado.

enuresis :
Tiene enuresis, que es una emisión involuntaria de orina en la noche.

eosinophilia :
Tiene eosinofilia, que es un aumento de células eosinófilas en la sangre.

epicondylitis :
Tiene epicondilitis, que es una inflamación del epicóndilo.

epidemic disease:
Tiene una enfermedad epidémica.

epidermophitosis :
Tiene epidermofitosis, que es una infección de hongos de la capa superficial de la piel.

epididymitis :
Tiene epididimitis, que es una inflamación del epidídimo, un órgano arriba del testículo.

epigastralgia :
Tiene epigastralgia, que es un dolor alrededor de estómago.

epiglottiditis :
Tiene epiglotitis, que es una inflamación de la epiglotis.

epilepsy :
Tiene epilepsia, que es un desorden neurológico que se manifiesta con convulsions o ataques.

epinephritis :
Tiene epinefritis, que es una inflamación del revestimiento del riñón.

epipharyngitis :
Tiene epifaringitis, que es una inflamación de la parte superior de la faringe.

episcleritis :
Tiene episcleritis, que es una inflamación del tejido entre la esclerótica y la conjuntiva.

epistaxis :
Tiene epistaxis o sangrado por la nariz.

epithelioma :
Tiene un epitelioma, que es un tumor de la piel o de las mucosas.

epitympanitis :
Tiene epitimpanitis, que es una inflamación de la porción superior del tímpano.

ergotism :
Tiene ergotismo, que es una intoxicación producida por el cornezuelo.

erosion :
Tiene una erosión, que es un desgaste o destrucción o ulceración de un tejido.

eructation :
Tiene eructación o eructos.

eruption (dental) :
Tiene un brote de un diente.

eruption (skin) :
Tiene una erupción de la piel.

erysipelas :
Tiene erisipela, que es un tipo de infección cutánea aguda.

erythema :
Tiene eritema o enrojecimiento en la piel.

erythrasma :
Tiene eritrasma, que es una enfermedad de la piel en la que aparece una placa amarilla pardusca, sobre todo en las caras internas de los muslos, las ingles y las axilas.

esophagitis :
Tiene una esofagitis, que es una inflamación del esófago que es una parte del tubo digestivo.

etiology, We know the :
Sabemos la etiología o la causa de la enfermedad.

euphoria :
Tiene euforia, que es una sensación de bienestar.

evolution :
Tiene una evolución, que es un cambio de un estado a un otro.

exacerbation :
Tiene una exacerbación, que es un empeoramiento o un incremento súbito en la gravedad de los síntomas.

exanthema :
Tiene un exantema, que es una erupción en la piel.

excessive bleeding :
Tiene sangrado excesivo o hemorragia desmesurada.

excessive thirst :
Tiene sed excesiva o sed desmesurada.

excoriation :
Tiene una excoriación, que es una abrasión de la capa superficial de la piel.

excrescence :
Tiene una excrecencia, que es una protrusión de un tumor que sale de la superficie de una parte u órgano.

exfoliation :
Tiene una exfoliación, que es un desprendimiento en escamas o capas.

exogenous cause:
Tiene una causa exógena, que es una causa externa.

exophthalmos :
Tiene exoftalmía, que es la propulsión del globo del ojo.

extrasystole :
Tiene una extrasístole, que es un latido prematuro del corazón.

extravasation :
Tiene extravasación, que es un escape de sangre u otro líquido de los vasos sanguíneos.

extreme disease :
Tiene una enfermedad extrema o muy grave.

exudate :
Tiene un exudado, que es líquido que aparece en una superficie inflamada.

eye strain :
Tiene ojos cansados u ojos fatigados.

F

farsighted :
Es présbite, que es una persona con la habilidad para ver lejos.

farsightedness :
Tiene presbicia, que es la habilidad para ver bien de lejos.

fasciculation :
Tiene una fasciculación, que es una contracción espontánea y desordenada de varias fibras de los músculos.

fatal problem:
Tiene un problema fatal, que es un problema que produce la muerte.

febrile :
Tiene una fiebre.

felon :
Tiene un panadizo, un panarizo, o sea un absceso de la punta o el ápice del dedo de un dedo.

ferriprive :
Tiene una privación de hierro, que es una carencia de hierro.

fester :
Tiene una llaga.

fetal alcohol syndrome :
Tiene el síndrome alcohol fetal.

fetal presentation :
Tiene una presentación fetal, o sea la presentación del feto respecto al cuello uterino.

fever, hay :
Tiene fiebre de heno, que es una enfermedad causada por alergias.

fever, rheumatic :
Tiene fiebre reumática, que es una enfermedad febril acompañada de dolores de las articulaciones y que puede dejar complicaciones cardíacas y renales.

fever, scarlet :
Tiene fiebre escarlatina, que es una enfermedad contagiosa aguda caracterizada por fiebre y erupción de la piel y la lengua, causada por la bacteria estreptococo; posteriormente hay descamación de la piel y la lengua.

fibrillation :
Tiene fibrilación, o sea contracciones desordenadas e ineficaces del corazón.

fibroid :
Tiene un fibroma, que es un tumor benigno compuesto de tejido fibroso.

fibroma :
Tiene un fibroma, que es un tumor benigno compuesto de tejido fibroso.

fibrosis :
Tiene fibrosis, que es un aumento del tejido fibroso.

fibrositis :
Tiene fibrositis, que es una inflamación del tejido conjuntivo, en particular en el área de las articulaciones.

fissure :
Tiene una fisura o una hendidura.

fistula :
Tiene una fístula, que es una comunicación anormal entre dos órganos.

flat foot :
Tiene pie plano.

flu :
Tiene influenza, que es una enfermedad respiratoria de origen viral.

fluor albus :
Tiene leucorrea o flujo blanquecino.

flush :
Tiene rubor o enrojecimiento facial.

flutter :
Tiene aleteo del corazón.

folliculitis :
Tiene foliculitis, que es una inflamación de uno o más folículos pilosos.

foot sprain :
Tiene una torcedura del pie, que es una rotura de un ligamento del pie.

fracture :
Tiene una fractura, que es una quebradura o ruptura de una parte, especialmente de un hueso.

fractured bone :
Tiene un hueso fracturado o quebrado.

frost bite :
Tiene una lesión por congelamiento parcial de los dedos o las orejas.

fungal infection :
Tiene una infección por hongos.

fungus :
Tiene hongos.

furuncle :
Tiene un furúnculo, un grano profundo, o un grano enterrado.

furunculosis :
Tiene furunculosis, que es la aparición de furúnculos.

254

G

galactorrhoea :
Tiene galactorrea, que es la secreción espontánea de leche por el pezón.

gallstones :
Tiene cálculos biliares o piedras biliares.

ganglion :
Tiene un ganglio engrosamiento localizado en un nervio, tendon, o aponeurosis.

ganglionitis :
Tiene una ganglionitis, que es una inflamación de un ganglio.

gangrene :
Tiene gangrena, que es la muerte local de los tejidos por falta de irrigación sanguínea adecuada.

gash :
Tiene una cuchillada.

gastralgia :
Tiene gastralgia, que es un dolor de estómago.

gastric ulcer :
Tiene una úlcera gástrica que es una úlcera en el estómago.

gastritis :
Tiene gastritis, que es una inflamación del estómago.

gastroduodenitis :
Tiene gastroduodenitis, que es una inflamación del estómago y de la primera parte del intestino delgado.

gastroenteritis :
Tiene gastroenteritis, que es una inflamación del estómago y del intestino delgado.

gastronephritis :
Tiene gastronefritis, que es una inflamación del estómago y del riñón.

gastrorrhagia :
Tiene gastrorragia o hemorrhagia del estómago.

genital problems :
Tiene problemas con las partes genitales.

genital warts :
Tiene verrugas genitales.

germ :
Tiene un germen, que es un microorganismo que causa una enfermedad.

giantism :
Tiene gigantismo, que es un tamaño grande y anormal.

gigantic organ :
Tiene un órgano gigantesco.

gingivitis :
Tiene una gingivitis, que es una inflamación de las encías.

glandular fever :
Tiene fiebre glandular o mononucleosis, que es una infección viral.

glandular glaucoma :
Tiene glaucoma glandular.

glaucoma :
Tiene glaucoma, que es una enfermedad de los ojos con aumento de la presión intraocular.

glomerulonephritis :
Tiene glomerulonefritis, que es una enfermedad renal con inflamación de los glomérulos.

glossitis :
Tiene glositis, que es una inflamación de la lengua.

glossodynia :
Tiene glosodinia, que es dolor de lengua.

glutton :
Es un glotón (una glotona).

glycosuria :
Tiene glucosuria, que es la presencia de la glucosa en la orina.

goiter :
Tiene bocio, que es un engrosamiento de la glándula tiroides.

gonococcus :
Tiene gonococo, que es una infección venérea.

gonorrhea :
Tiene gonorrea, que es una infección de la mucosa urinaria y genital.

good prognosis :
Tiene un buen pronóstico, o sea un buen curso probable de la enfermedad.

gout :
Tiene gota, que es una enfermedad dolorosa de las articulaciones, causada por un defecto del metabolismo de ácido úrico que conlleva a la acumulación de cristales de ácido úrico en las articulaciones.

gout, in the feet :
Tiene podagra o gota en los pies.

grand mal seizures :
Tiene ataques de gran mal o epilepsia generalizada.

granulocytopenia :
Tiene granulocitopenia, que es una disminución de los granulocitos en la sangre.

granuloma :
Tiene un granuloma, que es un tumor de tejido granular.

grippe :
Tiene gripe o influenza, que es una enfermedad respiratoria de origen viral.

groin glands, swollen :
Tiene encordio o incordio, o sea ganglios inguinales inflamados.

growth, tumor :
Tiene una neoplasia.

gynecomastia :
Tiene ginecomastia, que es un desarrollo anormal de la glándula mamaria masculina.

H

halitosis :
Tiene mal aliento o halitosis.

harelip :
Tiene hendidura.

hay fever :
Tiene fiebre de heno, que es una enfermedad causada por alergias.

head lice :
Tiene piojos de la cabeza.

headaches :
Tiene dolores de cabeza o jaquecas.

headaches, persistent :
Tiene dolores de cabeza persistentes o cefalalgia persistente.

heart attack :
Tiene un ataque cardíaco, que es un ataque del corazón o un infarto del corazón.

heart disease :
Tiene una enfermedad del corazón.

heart disease, rheumatic :
Tiene una enfermedad reumática del corazón, causada por fiebre reumática con la consecuencia de daño a las válvulas cardíacas.

heart failure :
Tiene una insuficiencia cardíaca.

heart murmur :
Tiene un soplo en el corazón, que es un sonido anormal del corazón.

heatstroke :
Tiene insolación, o sea una enfermedad causada por el calor y caracterizada por dolor de cabeza, piel seca y caliente, vértigo, pulso rápido, fiebre, colapso, y confusión, dependiendo de la severidad.

hematoma :
Tiene un hematoma, que es una acumulación de sangre fuera de los vasos sanguíneos.

hemeralopia :
Tiene hemeralopía o ceguera de día.

hemialgia :
Tiene hemialgia, que es un dolor de un lado del cuerpo.

hemianopsia :
Tiene hemianopsia, que es ceguera en la mitad del campo visual.

hemicrania :
Tiene hemicránea, que es jaqueca o dolor en la mitad de la cabeza.

hemiplegia :
Tiene hemiplejía, que es una parálisis total o parcial de un lado del cuerpo.

hemolysis :
Tiene hemólisis, que es una destrucción de los glóbulos rojos.

hemopathy :
Tiene hemopatía, que es una enfermedad de la sangre.

hemophilia :
Tiene hemofilia, que es una enfermedad hereditaria caracterizada por una deficiencia de un factor de la coagulación.

hemoptysis :
Tiene hemoptisis, que es una expulsión de sangre al toser que ocurre por enfermedades de los pulmones.

hemorrhage :
Tiene hemorragia o la salida de sangre.

hemorrhage, cerebral :
Tiene un derrame cerebral.

hemorrhagic stroke :
Tiene un derrame cerebral.

hemorrhoids :
Tiene hemorroides o almorranas.

hepatitis :
Tiene hepatitis, que es una inflamación del hígado.

hepatitis A :
Tiene hepatitis tipo A.

hepatitis B :
Tiene hepatitis tipo B.

hepatitis C :
Tiene hepatitis tipo C.

hepatomegaly :
Tiene hepatomegalia, que es un aumento del tamaño del hígado.

hepatotoxic illness :
Tiene una enfermedad hepatotóxica, que es una enfermedad causada por elementos nocivos para las células del hígado.

hernia :
Tiene una hernia, que es una protrusión de un órgano o tejido fuera de una cavidad, generalmente por daño o debilidad de los músculos que mantienen los órganos o estructuras en su lugar (i.e., hernia inguinal, hernia de un disco vertebral).

hernia incarceration :
Tiene una incarceración de una hernia.

herpes :
Tiene herpes, que es una infección vírica.

herpes simplex :
Tiene herpes simple, que es una enfermedad viral de la piel y de las mucosas.

herpes zoster :
Tiene herpes zóster o culebrilla, que es una erupción viral y dolorosa a lo largo de un nervio.

hiccups :
Tiene singultos o hipo.

high blood pressure :
Tiene presión arterial alta.

HIV :
Tiene VIH, que es el virus que causa el SIDA.

hordeolum :
Tiene un orzuelo, que es una inflamación supurativa de una glándula del párpado.

hormone problems :
Tiene problemas hormonales.

hornet sting :
Tiene una picadura de avispón.

human bite :
Tiene una mordedura humana.

hydrocele :
Tiene una hidrocele, que es la acumulación del líquido, en particular en la túnica vaginal del testículo.

hydrocephalus :
Tiene hidrocefalia, que es un aumento del líquido en el cerebro.

hydrophobia :
Tiene hidrofobia, que es la enfermedad de rabia, o sea sed intensa con horror al agua.

hyperaldosteronism :
Tiene hiperaldosteronismo, que es la producción excesiva de aldosterona por la glándula suprarrenal.

hyperalgesia :
Tiene hiperalgesia, que es una sensibilidad exagerada al dolor.

hypercalcemia :
Tiene hipercalcemia, que es un exceso de calcio en la sangre.

hypercapnia :
Tiene hipercapnia, que es un aumento del bióxido de carbono disuelto en el plasma sanguíneo.

hyperchloremia :
Tiene hipercloremia, que es un exceso de cloro en la sangre.

hyperemesis :
Tiene hiperemesis o vómitos excesivos y persistentes.

hyperemia :
Tiene hiperemia, que es un exceso de sangre en los vasos de un órgano.

hyperesthesia :
Tiene hiperestesia, que es una sensibilidad exagerada.

hyperglycemia :
Tiene hiperglicemia, que es un nivel exagerado de glucosa en la sangre.

hyperhidrosis :
Tiene hiperhidrosis o sudoración exagerada.

hyperkalemia :
Tiene hipercalemia, que es un exceso de potasio en la sangre.

hyperkeratosis :
Tiene hiperqueratosis, que es un aumento del grosor de la capa córnea de la piel.

hyperkinesia :
Tiene hiperquinesia, que es una actividad motora exagerada.

hyperlipidemia :
Tiene hiperlipidemia, que es un aumento de la cantidad de lípidos en la sangre.

hypernatremia :
Tiene hipernatremia, que es un exceso de sodio en la sangre.

hyperopia :
Tiene hiperopia o presbicia, que es la habilidad para ver de lejos.

hyperostosis :
Tiene hiperostosis, que es un engrosamiento de un hueso.

hyperplasia :
Tiene hiperplasia, que es un aumento del tamaño de un órgano o de un tejido.

hyperpyrexia :
Tiene hiperpirexia, que es fiebre extremadamente elevada.

hyperreflexia :
Tiene hiperreflexia, que es la exageración de los reflejos.

hypersecretion :
Tiene hipersecreción, que es una secreción exagerada de una glándula.

hypersensitivity :
Tiene hipersensibilidad, que es una reacción exagerada ante estímulos.

hyperstimulation :
Tiene estimulación exagerada.

hypertension :
Tiene hipertensión, que es un aumento de la presión arterial.

hyperthermia :
Tiene hipertermia, que es una elevación de la temperatura del cuerpo.

hyperthyroidism :
Tiene hipertiroidismo, que es una actividad exagerada de la glándula tiroides.

hypertonia :
Tiene hipertonía o tono aumentado.

265

hypertrichosis :
Tiene hipertricosis, que es un aumento del espesor del vello corporal.

hypertrophy :
Tiene hipertrofia, que es un aumento del tamaño de un órgano o tejido.

hypertrophy, prostatic :
Tiene hipertrofia de la próstata, que es crecimiento excesivo de la próstata.

hyperuricemia :
Tiene hiperuricemia, que es un exceso de ácido úrico en la sangre.

hyperventilation :
Tiene hiperventilación, que es respiración anormalmente prolongada, rápida, y profunda.

hypervitaminosis :
Tiene hipervitaminosis, que es el estado causado por ingestión excesiva de vitaminas.

hypervolemia :
Tiene hipervolemia, que es un aumento anormal del volumen de sangre o fluido circulante.

hypoacusis :
Tiene hipoacusia, que es una disminución de la audición.

hypocalcemia :
Tiene hipocalcemia, que es un nivel bajo de calcio en la sangre.

hypochloremia :
Tiene hipocloremia, que es un nivel bajo de cloro en la sangre.

hypochondria :
Tiene hipocondría, que es una excesiva preocupación por la salud personal.

hypochondriac :
Es hipocondríaco (hipocondríaca).

hypoglycemia :
Tiene hipoglicemia, que es un nivel bajo de glucosa en la sangre.

hypogonadism :
Tiene hipogonadismo, que es un desarrollo sexual insuficiente.

hypokalemia :
Tiene hipocalemia, que es un nivel bajo de potasio en la sangre.

hypomania :
Tiene hipomanía, que es una forma moderada de manía, que es una enfermedad emocional caracterizada por excitación excesiva, reacciones emocionales exageradas y exceso de actividad física.

hyponatremia :
Tiene hiponatremia, que es un nivel bajo de sodio en la sangre.

hypoplasia :
Tiene hipoplasia, que es el desarrollo insuficiente de un órgano o tejido.

hypotension :
Tiene hipotensión, o sea la presión sanguínea anormalmente baja.

hypotensive problem :
Tiene un problema hipotensivo, que es un problema caracterizado por presión baja.

hypothermia :
Tiene hipotermia, que es una temperatura corporal baja.

hypothyroidism :
Tiene hipotiroidismo, que es una actividad insuficiente de la glándula tiroides.

hypotonia :
Tiene hipotonía o tono muscular disminuido.

hypotrophy :
Tiene hipotrofia, que es una disminución del tamaño de un órgano o tejido.

hypouricemia :
Tiene hipouricemia, que es la deficiencia de ácido úrico en la sangre.

hypoventilation :
Tiene hipoventilación, que es una disminución del volumen de aire que entra en los pulmones.

hypovitaminosis :
Tiene hipovitaminosis, que es la carencia de una o más vitaminas esenciales.

hypovolemia :
Tiene hipovolemia, que es la disminución de la cantidad de sangre o fluido circulante.

hypoxemia :
Tiene hipoxemia, que es un contenido bajo de oxígeno en la sangre.

hypoxia :
Tiene hipoxia, que es una disminución del nivel de oxígeno en la sangre o en los tejidos.

I

ichthyosis :
Tiene ictiosis, que es un trastorno de la piel que la hace seca y escamosa.

icterus :
Tiene ictericia, que es un exceso de bilirrubina en la sangre.

ileitis :
Tiene ileítis, que es una inflamación del íleon, la última parte del intestino delgado.

ileus :
Tiene íleo, que es una obstrucción o una parálisis intestinal.

illness :
Tiene una enfermedad.

illness, acute :
Tiene una enfermedad aguda.

illness, autoimmune :
Tiene una enfermedad autoinmune, o sea una enfermedad relacionada con reacciones inmunológicas hacia elementos del propio cuerpo.

illness, chronic :
Tiene una enfermedad crónica, que es una enfermedad de larga duración.

illness, mental :
Tiene una enfermedad mental.

immaturity :
Tiene inmadurez, que es el estado de no haber alcanzado el desarrollo pleno.

impaction :
Tiene una impactación, que es un exceso de excremento con obstrucción en el recto o la condición de cualquier objeto de estar alojado en un espacio limitado.

impetigo :
Tiene impétigo, que es una infección purulenta de la piel con vesículas y costras.

impotence :
Tiene impotencia, que es la incapacidad para lograr una erección o eyaculación en el hombre.

incarceration :
Tiene una incarceración o constricción.

incarceration, hernia :
Tiene una incarceración de una hernia.

incontinence :
Tiene incontinencia, que es la incapacidad de controlar la salida de las heces (excremento) o la orina.

incurable problem :
Tiene un problema incurable, o sea una enfermedad sin tratamiento.

indisposition :
Tiene indisposición o una enfermedad pasajera.

induration :
Tiene induración, que es un endurecimiento de un punto o lugar del cuerpo.

infantile paralysis :
Tiene parálisis infantil o parálisis del bebé.

infarct :
Tiene un infarto, que es la muerte de un área de tejido o de un órgano.

infarction :
Tiene un infarto, que es la muerte de un área de tejido o de un órgano.

infarction, cardiac :
Tiene un infarto de corazón, que es la muerte de un área de corazón.

infarction, cerebral :
Tiene un infarto cerebral, una embolia cerebral, o sea la muerte de un área del cerebro.

infarction, myocardial :
Tiene un infarto del miocardio, que es un infarto del corazón, o sea muerte de un área de corazón.

infaust problem :
Tiene un problema infausto o desfavorable o que evoluciona hacia la muerte.

infection :
Tiene una infección, que es una invasión del tejido por microorganismos patógenos.

infection, fungal :
Tiene una infección por hongos.

infection, kidney :
Tiene una infección de los riñones.

infection, skin :
Tiene una infección de la piel.

infection, urinary tract :
Tiene una infección de la orina, que es una infección del tracto urinario.

infection, yeast :
Tiene una infección por hongos.

infectious :
Es infeccioso(a).

infestation :
Tiene una infestación o invasión del cuerpo por microorganismos, en particular parásitos.

infiltration :
Tiene una infiltración, que es la acumulación de sustancias no habituales o en cantidades excesivas en un tejido.

inflamed spleen :
Tiene el bazo inflamado.

inflammation of the thyroid gland :
Tiene una inflamación de la glándula tiroidea.

influenza :
Tiene influenza o gripe, enfermedad viral.

injury :
Tiene una herida, o una lesión.

inoperable problem :
Tiene un problema inoperable, o sea no curable mediante operación.

insanity :
Tiene locura o demencia o amencia.

insect sting :
Tiene una picadura de insecto.

insomnia :
Tiene insomnio, que es la incapacidad de dormir.

insufficiency :
Tiene insuficiencia, o sea funcionamiento inadecuado de un órgano o sistema.

insult :
Tiene un insulto, que es un daño a alguna parte del cuerpo.

intention tremor :
Tiene un temblor intencional, que es un temblor que aparece al intentar efectuar un movimiento.

intermittent fever :
Tiene fiebre intermitente.

intertrigo :
Tiene intertrigo, que es una reacción inflamatoria de los pliegues cutáneos.

intestinal polyp :
Tiene un pólipo del intestino, que es una protuberancia que se desarrolla en el revestimiento interior del intestino.

intestinal worm :
Tiene una lombriz intestinal.

intoxication :
Tiene una intoxicación o un envenenamiento.

invasive problem :
Tiene un problema invasivo, que es un problema que penetra o que invade.

involution :
Tiene involución, que es la degradación y pérdida funcional de los órganos.

iridocyclitis :
Tiene iridociclitis, que es una inflamación del iris y del cuerpo ciliar.

iritis :
Tiene iritis, que es una inflamación del iris.

irreversible problem :
Tiene un problema irreversible, que es un problema sin retorno.

irritation :
Tiene irritación, que es una sobreexcitación o sensibilidad exagerada.

ischemia :
Tiene isquemia, que es una deficiencia de sangre y oxígeno en una zona.

ivy, poison :
Tiene hiedra venenosa.

J

jaundice :
Tiene ictericia, que es un exceso de bilirrubina en la sangre.

joint enlargement :
Tiene agrandamiento de la articulación.

K

keloid :
Tiene un queloide, que es una cicatriz gruesa y levantada.

keratitis :
Tiene una queratitis, que es una inflamación de la córnea del ojo.

keratoconjunctivitis :
Tiene una queratoconjuntivitis, que es una inflamación de la córnea y de la conjuntiva del ojo.

ketoacidosis :
Tiene cetoacidosis, que es un exceso de ácidos y cuerpos cetónicos en la sangre.

kidney disease :
Tiene una enfermedad del riñón.

kidney enlargement :
Tiene un agrandamiento del riñón.

kidney infection :
Tiene una infección de los riñones.

kleptomania :
Tiene cleptomanía, que es un deseo incontrolable de robar.

koilonychia :
Tiene una coiloniquia, que es una uña en forma de cuchara.

L

labile problem :
Tiene un problema lábil, que es un problema inestable o un problema fácilmente modificable y alterable.

laceration :
Tiene una laceración o una herida desgarrada.

lame :
Es lisiado(a).

languid :
Está lánguido(a) o caído(a).

laryngitis :
Tiene laringitis, que es una inflamación de la laringe.

lassitude :
Tiene lasitud, debilidad, cansancio, agotamiento o fatiga.

lenticular laceration:
Tiene una laceración lenticular, que es una laceración en forma de un lente.

leprosy :
Tiene lepra, que es una enfermedad infecciosa causada por un bacilo y caracterizada por lesiones de la piel.

lesion :
Tiene una lesión, un daño o un golpe.

lethal problem:
Tiene un problema letal, que es un problema mortal.

leukemia :
Tiene leucemia, que es cáncer de la sangre.

leukocytic problem :
Tiene un problema leucocítico, que es un problema perteneciente o relativo a los glóbulos blancos de la sangre.

leukocytosis :
Tiene leucocitosis, que es un incremento del número de glóbulos blancos en la sangre.

leukopenia :
Tiene leucopenia, que es una reducción del número de glóbulos blancos en la sangre.

leukoplakia :
Tiene leucoplaquia, que es la formación de manchas blancas en las mucosas.

leukorrhea :
Tiene leucorrea, que es una secreción anormal de flujo blanquecino por la vagina.

lice, head :
Tiene piojos de la cabeza.

lice, pubic :
Tiene piojos púbicos, piojos pegadizos, o ladillas.

lichenification :
Tiene liquenificación, que es un engrosamiento de ciertas capas en la piel.

ligament, torn :
Tiene un desgarro, que es una ruptura parcial de un ligamento.

lipodystrophy :
Tiene lipodistrofia, que es una alteración en el metabolismo de las grasas.

livedo :
Tiene un livedo, una mancha, o sea alteración del color de la piel.

liver enlargement :
Tiene un agrandamiento del hígado.

low blood pressure :
Tiene presión sanguínea baja.

luetic problem :
Tiene un problema luético, un problema sifilítico, que es un problema que tiene una relación con la sífilis.

lumbago :
Tiene lumbago, que es un dolor de la parte inferior (lumbar) de la columna vertebral, de la espalda baja.

lump :
Tiene un nódulo, una bolita, una masa o un bulto.

lung disease :
Tiene una enfermedad de los pulmones.

lupus :
Tiene lupus, que es una enfermedad crónica y autoinmune (que es una reacción inmunológica alterada del cuerpo contra sí mismo), con afección y daño de múltiples órganos debido a una respuesta inflamatoria anormal.

luxation :
Tiene una lujación, que es un desplazamiento de los huesos de una articulación.

lymphadenopathy :
Tiene linfadenopatía, que es una tumefacción de uno o más ganglios linfáticos.

lymphangitis :
Tiene linfangitis, que es una inflamación de los vasos linfáticos.

lymphoma :
Tiene linfoma, que es un tumor maligno originado en el tejido linfoide.

lytic problem :
Tiene un problema lítico, que es un problema que concierne o influye en la destrucción de las células.

M

maceration :
Tiene maceración, que es ablandamiento de un tejido por contacto con líquidos.

macular degeneration :
Tiene degeneración de la mácula, que es una zona amarillenta en el centro de la retina.

maculopapular problem :
Tiene un problema maculopapular, que es un problema consistente en manchas y pápulas o ronchas.

malabsorption :
Tiene malabsorción, que es un trastorno de la absorción intestinal de nutrientes.

malady :
Tiene un padecimiento, mal, enfermedad.

malaise :
Tiene malestar, que es el estado de la carencia de energía e indisposición.

malaria :
Tiene malaria o paludismo, que es una enfermedad causada por un parásito que invade las células rojas de la sangre, transmitido por la picadura de un mosquito.

malarial fever :
Tiene fiebre palúdica o fiebre de la malaria.

malformation :
Tiene una malformación, que es un mal desarrollo.

malignant problem :
Tiene un problema maligno, que es un problema pernicioso
generalmente de evolución fatal.

malnutrition :
Tiene malnutrición o desnutrición.

malta fever :
Tiene fiebre de Malta, brucelosis, fiebre del mediterráneo, o
fiebre ondulante, que es una infección por una bacteria que se
contrae por contacto con vacas.

mania :
Tiene manía, que es una enfermedad mental caracterizada por
una excitación emocional excesiva, exceso de actividad física y
ansiedad.

manic :
Es maníaco(a) o relativo a la manía.

manifestation of a disease :
Tiene una manifestación de una enfermedad, o sea una
exteriorización de una enfermedad o un proceso patológico.

marasmus :
Tiene marasmo, emaciación excesiva, o malnutrición excesiva.

mark, stretch :
Tiene marcas por estrías.

masochism :
Tiene masoquismo, que es la condición de experimentar placer por abusos infligidos a sí mismo(a).

mastalgia :
Tiene mastalgia o mastodinia, dolor en los pechos, dolor en las mamas.

mastitis :
Tiene mastitis, o sea una inflamación de la glándula mamaria.

mastodynia :
Tiene mastodinia o mastalgia, que es dolor de pechos o dolor de mamas.

mastoiditis :
Tiene mastoiditis, que es una inflamación de la apófisis mastoides.

measles :
Tiene sarampión, que es una enfermedad eruptiva y contagiosa, causada por un virus.

mediterranean fever :
Tiene fiebre del mediterráneo, brucelosis, fiebre de Malta, o fiebre ondulante, que es una infección por una bacteria que se contrae por contacto con vacas.

megacolon :
Tiene megacolon, que es un colon anormalmente grande o dilatado.

megalomania :
Tiene megalomanía, que es un delirio de grandeza.

melanoma :
Tiene melanoma, que es un tumor, generalmente maligno, de la piel o las mucosas.

melanosis :
Tiene melanosis, que es una coloración oscura, o sea pigmentación oscura superficial de la piel o las mucosas.

menopause :
Tiene menopausia, que es la cesación de la menstruación en la mujer.

menorrhagia :
Tiene menorragia, que es menstruación anormalmente prolongada y abundante.

menometrorrhagia :
Tiene menometrorragia, que es menstruación anormalmente prolongada, abundante y fuera del periodo menstrual normal.

mental disease :
Tiene una enfermedad mental.

mental disorder :
Tiene un trastorno o desorden mental.

mental illness :
Tiene una enfermedad mental.

metaplasia :
Tiene metaplasia, que es el proceso de transformación de las células o los tejidos.

metastasis :
Tiene metástasis, que es la aparición de un cáncer o un foco patológico a distancia del cáncer o problema primario.

meteorism :
Tiene meteorismo, que es la presencia de gas en el vientre o intestino.

methemoglobinemia :
Tiene metahemoglobinemia, que es la presencia de metahemoglobina en la sangre.

metrorrhagia :
Tiene metrorragia, que es sangrado vaginal fuera del periodo menstrual normal.

microbe :
Tiene un microbio o un microorganismo.

microsporum :
Tiene microsporum, que es un hongo que causa dermatofitosis.

migraine :
Tiene una migraña.

miscarriage :
Tiene un malparto, que es un aborto natural, un aborto involuntario o un aborto espontáneo.

mole :
Tiene un lunar o una mancha.

monomania :
Tiene monomanía, que es una obsesión por una idea.

mononucleosis :
Tiene mononucleosis, que es una infección viral con leucocitosis mononuclear, o sea que hay un incremento en el número de leucocitos mononucleares en la sangre.

morbidity :
Tiene morbidez o un estado de enfermedad.

moribund :
Está moribundo(a) o agonizante.

morning sickness :
Tiene asco o basca, o sea la náusea que se presenta en las mañanas en el embarazo.

mortality :
Tiene mortalidad.

mucopurulent problem :
Tiene un problema mucopurulento, que es un problema donde se encuentra moco y pus.

multiple sclerosis :
Tiene esclerosis múltiple, que es una enfermedad lentamente progresiva de los nervios, causada por la pérdida de la mielina que cubre las fibras nerviosas.

mumps :
Tiene paperas, que es una enfermedad contagiosa caracterizada por inflamación de las glándulas parótidas o salivales.

murmur, heart :
Tiene un soplo en el corazón, que es un sonido anormal del corazón.

mutation :
Tiene una mutación, que es un cambio en el material genético.

mutism :
Tiene mutismo, que es la incapacidad de hablar.

myalgia :
Tiene mialgia, que es un dolor de un músculo o varios músculos.

myasthenia :
Tiene miastenia, que es una enfermedad caracterizada por una debilidad y fatiga muscular anormal.

mycobacterium infection :
Tiene una infección por una micobacteria, que es una especie de bacteria en la forma de bastoncillo que causa la tuberculosis y la lepra.

mycosis :
Tiene micosis, que es una enfermedad causada por hongos.

mycotic illness :
Tiene una enfermedad micótica, que es una enfermedad producida por hongos.

myelitis :
Tiene mielitis, que es una inflamación de la espina dorsal.

myeloma :
Tiene mieloma, que es un tumor maligno de la médula ósea.

myelomatosis :
Tiene mielomatosis, que es cáncer de la médula ósea.

myelosuppression :
Tiene mielosupresión, que es supresión de la actividad de la médula ósea.

myocardial infarction :
Tiene un infarto del miocardio, que es un infarto del corazón, o sea muerte de un área del corazón.

myocarditis :
Tiene miocarditis, o sea una inflamación del miocardio, que es músculo cardíaco.

myopathy :
Tiene miopatía, que es una enfermedad muscular.

myopia :
Tiene miopía, que es dificultad para la visión de lejos.

myopic :
Es una persona con miopía, que es una persona con dificultad para la visión lejana.

myositis :
Tiene miositis, que es una inflamación de un músculo voluntario.

N

natriuresis :
Tiene natriuresis, que es la excreción de cantidades anormales de sodio en la orina.

nearsighted :
Es una persona miope, que es una persona con dificultad para la visión lejana.

nearsightedness :
Tiene miopía o problemas para la visión lejana.

necrolysis :
Tiene necrólisis, que es separación y exfoliación al tejido a causa de la muerte de las células.

necrosis :
Tiene necrosis o muerte celular.

neoplasia :
Tiene una neoplasia, o sea formación de un tumor, que es un crecimiento nuevo de naturaleza anormal.

neoplasm :
Tiene un neoplasma, que es un desarrollo anormal de tejido nuevo como un tumor.

neoplastic problem :
Tiene un problema neoplásico o relativo a un tumor, cáncer, o cualquier crecimiento nuevo y anormal.

nephritis :
Tiene nefritis, que es una inflamación del riñón.

nephrolith :
Tiene un nefrolito, que es una piedra o un cálculo del riñón.

nephropathy :
Tiene una nefropatía, que es una enfermedad del riñón.

nephrotic syndrome :
Tiene síndrome nefrótico, que es un síndrome relativo a una enfermedad del riñón y caracterizada por pérdida excesiva de proteínas en la orina.

nephrotoxic problem :
Tiene un problema nefrotóxico, que es un problema de toxicidad al riñón.

nervous disorder :
Tiene un desorden nervioso.

287

nervous strain :
Tiene tensión nerviosa.

neuralgia :
Tiene neuralgia, que es un dolor en el trayecto de los nervios.

neuritis :
Tiene neuritis, que es una inflamación de un nervio.

neurodermatitis :
Tiene neurodermatitis, que es una enfermedad de la piel con liquenificación, o sea la aparición de erupciones con pápulas.

neuropathy :
Tiene neuropatía, que es una enfermedad del sistema nervioso.

neurosis :
Tiene neurosis, que es una enfermedad emocional que se manifiesta con ansiedad.

neurotic problem :
Tiene un problema neurótico, que es un problema relativo a una neurosis.

neurovegetative state :
Tiene un estado neurovegetativo, que es un estado perteneciente o relativo al sistema nervioso vegetativo.

neutropenia :
Tiene neutropenia, que es una disminución del número de leucocitos neutrófilos en la sangre.

nidus :
Tiene un nido, que es el punto de desarrollo de un proceso patológico.

nocturia :
Tiene nicturia, que es una emisión más abundante y frecuente de orina durante la noche.

nodose problem :
Tiene un problema nudoso, que es un problema caracterizado por la aparición de pequeños nodos sólidos.

nodular problem :
Tiene un problema nodular, que es un problema caracterizado por la formación de nódulos.

nodule :
Tiene un nódulo, una bolita o un bulto.

normotensive pressure :
Tiene presión normal o presión normotensa.

nosocomial infection :
Tiene una infección nosocomial, o sea una infección relacionada con una hospitalización o con un hospital.

noxious problem :
Tiene un problema nocivo.

nummular lesion :
Tiene una lesión numular, que es una lesión en forma de moneda o con forma de un disco.

nymphomania :
Tiene una ninfomanía, que es una condición donde existe un deseo sexual mórbido en una mujer.

nymphomaniac :
Es ninfómana, que es una mujer con un deseo sexual mórbido.

289

nystagmus :
Tiene nistagmo, que es un movimiento rápido e involuntario del globo ocular.

O

oak, poison :
Tiene roble venenoso o zumaque venenoso.

obese :
Es obeso(a) o está gordo(a).

obesity :
Tiene obesidad, que es el exceso de peso corporal por la acumulación de grasa.

obstipation :
Tiene constipación o estreñimiento.

obstruction :
Tiene obstrucción, que es la acción y el efecto de bloquear.

occlusion :
Tiene una oclusión o un cierre.

occlusion, arterial :
Tiene una oclusión de una arteria, que es un cierre de una arteria.

occlusion, retinal artery :
Tiene una oclusión de la arteria retiniana.

occlusion, retinal vein :
Tiene una oclusión de la vena retiniana.

occlusion, venous :
Tiene una oclusión de una vena.

occult problem :
Tiene un problema oculto, que es un problema escondido.

oligomenorrhoea :
Tiene oligomenorrea, que es menstruación poco abundante.

oliguria :
Tiene oliguria, que es una emisión escasa de orina.

one-eyed :
Es tuerto(a).

ooze :
Tiene supuración, que es material amarillento que puede estar mezclado con sangre.

ophidiophobia :
Tiene ofidiofobia, que es un miedo mórbido a las culebras.

ophthalmia :
Tiene oftalmía, que es una inflamación interna del ojo.

opisthotonos :
Tiene opistótonos, que es un espasmo violento de la columna vertebral que se contrae en un arco, quedando el cuerpo apoyado sobre la cabeza y los talones.

opportunistic infection :
Tiene una infección oportunista, que es una infección relativa a microorganismos que producen enfermedad solamente en determinadas circunstancias, generalmente cuando las defensas naturales del cuerpo están deprimidas.

orbital cellulitis :
Tiene celulitis orbital, que es una inflamación del tejido alrededor del ojo.

orchitis :
Tiene una orquitis, que es la inflamación de un testículo.

orthostatic blood pressure :
Tiene presión ortostática, que es presión arterial relacionada con la posición del cuerpo.

osteitis :
Tiene osteítis, que es una inflamación del tejido óseo.

osteoarthritis :
Tiene osteoartritis, que es una inflamación degenerativa de las articulaciones.

osteodystrophy :
Tiene osteodistrofia, que es una distrofia de los huesos con la formación defectuosa del tejido de los huesos.

osteolysis :
Tiene osteólisis, que es la destrucción de hueso.

osteomalacia :
Tiene osteomalacia, que es un ablandamiento de los huesos.

osteomyelitis :
Tiene una osteomielitis, que es una inflamación de la médula ósea.

osteoporosis :
Tiene osteoporosis, que es una desmineralización de los huesos.

otitis :
Tiene otitis, que es una inflamación del oído.

otorrhea :
Tiene otorrea, que es la salida de sangre, pus u otros fluidos por el oído.

otosclerosis :
Tiene otosclerosis, que es una enfermedad del laberinto óseo del oído.

ovarian cyst :
Tiene un quiste en los ovarios.

over-weight condition :
Tiene obesidad, que es una condición donde hay sobrepeso.

P

palate, cleft :
Tiene un paladar hendido.

pallor :
Tiene palidez.

palsy :
Tiene parálisis o apoplejía .

palsy, cerebral :
Tiene diplejía espástica o parálisis cerebral.

pancreatitis :
Tiene pancreatitis, que es una inflamación del páncreas.

pancytopenia :
Tiene pancitopenia, que es una deficiencia de todos los tipos de células sanguíneas.

panniculitis :
Tiene paniculitis, que es una reacción inflamatoria de la grasa debajo de la piel.

papillary lesion :
Tiene una lesión papilomatosa, o sea una lesión en forma de papila.

papilledema :
Tiene papiledema, que es hinchazón de la papila o disco óptico.

papillitis :
Tiene papilitis, que es una inflamación de la papila o disco óptico.

papule :
Tiene una pápula, que es una pequeña elevación de la piel, como una roncha.

paradoxical problem :
Tiene un problema paradójico, que es un problema contradictorio.

paralysis :
Tiene parálisis.

paralysis, cerebral :
Tiene parálisis cerebral o diplejía espástica.

paralysis, infantile :
Tiene parálisis infantil o parálisis del bebé.

paranoia :
Tiene paranoia, que es una condición mental caracterizada por sentimientos de persecución y muchas veces complejo de grandeza también.

paraplegia :
Tiene paraplejía, que es una parálisis de las piernas y parte inferior del cuerpo.

parasites :
Tiene parásitos, que son organismos que viven a expensas de otros organismos.

parasitic illness :
Tiene una enfermedad parasitaria, que es una enfermedad causada por organismos que viven a expensas de otro organismo.

paratyphoid :
Tiene paratifoidea.

paratyphoid fever :
Tiene fiebre paratifoidea, que es una enfermedad infecciosa de los intestinos que se manifiesta con fiebre, postración, diarrea, dolor de cabeza, la presencia de gas en los intestinos, una carencia de energía y malestar general.

paresis :
Tiene paresia, que es una forma leve de parálisis.

paresthesia :
Tiene una parestesia, que es una sensación anormal en una parte del cuerpo con sensación de pinchazos u hormigueo en la piel.

Parkinsonism :
Tiene Parkinsonismo o sea síntomas a la enfermedad de Parkinson.

Parkinson's disease :
Tiene la enfermedad de Parkinson, que es una enfermedad caracterizada por la degeneración de un grupo de células cerebrales y que se manifiesta con debilidad muscular progresiva, temblores, demencia, y problemas con el habla, la marcha, la postura y la pérdida de la expresión facial.

paronychia :
Tiene una paroniquia, que es una inflamación del área adyacente a la uña.

parotiditis :
Tiene parotiditis, que es inflamación de una o más glándulas salivales.

parotitis :
Tiene parotiditis, que es una inflamación de la(s) glándula(s) salival(es).

paroxysmal problem :
Tiene un problema paroxístico, que es un problema con síntomas que aparecen en forma de accesos o crisis.

pathogenic organism :
Tiene un organismo patógeno, que es un oganismo capaz de causar una enfermedad.

pediculosis :
Tiene pediculosis, que es una infestación por piojos.

pellagra :
Tiene pelagra, que es una enfermedad causada por la carencia de niacina y caracterizada por trastornos gastrointestinales, mentales, y de la piel.

pemphigus :
Tiene pénfigo, que es una enfermedad grave de la piel caracterizada por vesículas, ampollas y erosiones.

penetration :
Tiene una penetración.

penile cyst :
Tiene un quiste en el pene.

peptic ulcer :
Tiene una úlcera péptica, que es una úlcera causada, en parte, por la acción del jugo gástrico.

perforation :
Tiene una perforación, o sea la acción de atravesar una parte.

perforation, eardrum :
Tiene una perforación del tímpano o tímpano roto.

periarthritis :
Tiene periartritis, que es una inflamación de los tejidos que rodean una articulación.

pericarditis :
Tiene pericarditis, que es una inflamación de la envoltura del corazón (pericardio).

periostitis :
Tiene periostitis, que es una inflamación de la membrana fibrosa y gruesa que cubre los huesos.

peritonitis :
Tiene peritonitis, que es una inflamación de la membrana que envuelve los órganos abdominales.

permanent condition :
Tiene una condición permanente, que es una condición que continúa existiendo.

pernicious condition :
Tiene una condición perniciosa, que es una condición dañina.

persistent disease :
Tiene una enfermedad persistente, que es una enfermedad que continúa existiendo.

297

persistent fever :
Tiene fiebre persistente o fiebre continua.

persistent headaches :
Tiene dolores de cabeza persistentes, que es cefalalgia que perdura.

pertussis (whooping cough) :
Tiene pertussis, tosferina, o sea una infección causada por una bacteria muy peligrosa que provoca accesos intensos de tos.

perversion, sexual :
Tiene una perversión sexual, que es una desviación sexual.

petechiae :
Tiene petequias, manchas hemorrágicas, o sea puntitos rojos purpúreos que aparecen en la piel.

petit mal epilepsy :
Tiene epilepsia pequeño mal, o sea un tipo de epilepsia que se caracteriza por crisis de ausencia con mínimas o inexistentes manifestaciones musculares como ataques tónico clónicos.

pharyngitis :
Tiene una faringitis, que es una inflamación de la garganta.

phenomenon :
Tiene un fenómeno, que es una manifestación.

phlebitis :
Tiene flebitis, que es una inflamación de las paredes de una vena.

phlegmon :
Tiene un flemón, que es una inflamación difusa de los tejidos subcutáneos.

photosensitization :
Tiene foto sensibilización, que es una reacción anormal de la piel al exponerse a la luz.

phthisis :
Tiene tisis, que es tuberculosis de los pulmones.

piles :
Tiene hemorroides o almorranas.

pimples :
Tiene granitos, barros o acné.

pinch :
Tiene una pizca.

pinkeye :
Tiene oftalmía contagiosa, que es oftalmía rosada o conjuntivitis.

pityriasis :
Tiene pitiriasis, que es una dermatosis que produce cambios de coloración y descamación de la piel en pequeñas laminillas.

pityriasis alba :
Tiene pitiriasis alba, que es una dermatosis que produce manchas blancas y pápulas en el tronco y las extremidades y en la cara.

pityriasis rosea :
Tiene pitiriasis rósea, que es una dermatosis que produce manchas y pápulas rosadas en el tronco y las extremidades y raramente, en la cara.

plague :
Tiene la plaga o peste, que es una infección epidémica causada por la picadura de pulgas de ratas.

plan :
Tiene un plan o un proyecto.

plaque :
Tiene placa, que es un deposito de substancias o sarro en la superficie de los dientes, la piel, membranas mucosas, o las paredes de arterias.

plaque, dental :
Tiene placa dental o sarro.

pleuritis :
Tiene pleuritis, que es una inflamación de la membrana que reviste los pulmones y la cavidad torácica.

pleurisy :
Tiene pleuresía, que es un dolor torácico producido por inflamación de la pleura, la membrana que envuelve los pulmones y la cavidad torácica.

PMS :
Tiene SPM, que es el síndrome de tensión premenstrual.

pneumonia :
Tiene neumonía o pulmonía, que es una enfermedad infecciosa de los pulmones con acumulación de material purulento en los alvéolos del pulmón, las células pulmonares normalmente llenos de aire.

pneumonia, double :
Tiene neumonía doble o pulmonía doble, en que la infección afecta los dos pulmones.

pneumopathy :
Tiene neumopatía, que es una enfermedad del pulmón.

pock :
Tiene una viruela, pústula, postilla, o sea una marca en la piel generalmente causada por acné o varicela.

pockmarked :
Tiene marcas de acné o marcas de viruelas.

podagra :
Tiene podagra o gota en los pies, que es una enfermedad dolorosa de los pies, causada por un defecto del metabolismo del ácido úrico resultante en acumulación de cristales de ácido úrico en algunas articulaciones, frecuentemente en el dedo gordo del pie.

poison :
Tiene un veneno o un tóxico.

poison ivy :
Tiene hiedra venenosa.

poison oak :
Tiene roble venenoso o zumaque venenoso.

poison sumac :
Tiene zumaque venenoso.

poisoning :
Tiene envenenamiento.

poisonous condition :
Tiene una condición causada por los efectos de un veneno, una ponzoña, o un tóxico.

polio :
Tiene polio, que es una enfermedad viral contagiosa e inflamatoria que ataca la sustancia gris de la médula espinal y causa parálisis.

poliomyelitis :
Tiene poliomielitis, que es una enfermedad viral contagiosa e inflamatoria que ataca la sustancia gris de la médula espinal y causa parálisis.

pollen allergy :
Tiene una alergia al polen.

polyarthritis :
Tiene poliartritis, que es una inflamación de varias articulaciones simultáneamente.

polyneuritis :
Tiene polineuritis, que es una inflamación de muchos nervios simultáneamente.

polyp :
Tiene un pólipo, que es una protuberancia que se desarrolla en una membrana mucosa.

polyp, intestinal :
Tiene un pólipo del intestino, que es una protuberancia que se desarrolla en el revestimiento interior del intestino.

polyp, uterine :
Tiene un pólipo del útero.

poor prognosis :
Tiene un mal pronóstico, o sea una probabilidad que la enfermedad tenga un curso desfavorable.

porphyria :
Tiene porfiria, que es un trastorno congénito del metabolismo de las porfirinas que causa trastornos psiquiátricos y físicos.

potential cure :
Tiene una curación potencial, o sea la probabilidad de curación.

preclinical phase :
Tiene la fase preclínica de una enfermedad, o sea la fase que ocurre antes que la enfermedad se manifieste completamente.

predisposition :
Tiene una predisposición, que es una susceptibilidad latente del organismo a padecer una enfermedad.

preeclampsia :
Tiene preeclampsia, que son síntomas que preceden a las convulsiones de la eclampsia.

pregnancy, ectopic :
Tiene un embarazo ectópico, o sea un embarazo fuera de la matriz.

premature birth :
Tiene un nacimiento prematuro, o sea un nacimiento que se produce antes de tiempo, antes que el embarazo llegue a su término.

premenstrual tension :
Tiene tensión premenstrual.

presbyope :
Es un(a) présbite, o sea una persona con la habilidad para visión lejana, una persona que puede ver de lejos.

presbyopia :
Tiene presbicia, que es la habilidad para visión lejana.

presbyopic :
Es una persona présbite.

presentation, disease :
Tiene una presentación de una enfermedad, o sea la forma en que una enfermedad se manifiesta.

presentation, fetal :
Tiene una presentación fetal, o sea la presentación del feto respecto al cuello uterino.

priapism :
Tiene priapismo, que es una erección anormal y persistente.

prickly heat :
Tiene salpullido, sarpullido o erupción por calor.

primary cancer :
Tiene un cáncer primario, que es un cáncer principal.

proctitis :
Tiene proctitis, que es una inflamación del recto.

prognosis, good :
Tiene un buen pronóstico, o sea un buen curso probable de la enfermedad.

prognosis, poor :
Tiene un mal pronóstico, o sea una probabilidad que la enfermedad tenga un curso desfavorable.

progressive disease :
Tiene una enfermedad progresiva, que es una enfermedad que avanza.

prolapse :
Tiene un prolapso, que es una caída o la acción de colgar de una parte.

prolapse, rectal :
Tiene un prolapso del recto, que es la caída del recto.

prolapse, uterine :
Tiene un prolapso del útero, que es la caída del útero o la caída de la matriz.

proliferation :
Tiene una proliferación, reproducción o multiplicación.

prophylaxis :
Le falta profilaxis o prevención.

proptosis :
Tiene proptosis, que es la protrusión anormal del globo ocular.

prostatic hypertrophy :
Tiene hipertrofia de la próstata, o sea un crecimiento excesivo de la próstata.

prostatism :
Tiene prostatismo o compresión y obstrucción de la uretra por la próstata.

prostatitis :
Tiene prostatitis, que es una inflamación de la próstata.

prostration :
Tiene postración o debilidad, que no es activo físicamente por estar débil.

protozoan disease :
Tiene una enfermedad causada por protozoos, organismos unicelulares como ciertos parásitos.

protrusion :
Tiene una protrusión, proyección hacia fuera de una parte u órgano.

pruritic disease :
Tiene una enfermedad pruriginosa, que es una enfermedad de la piel caracterizada por picazón o comezón.

pruritis :
Tiene prurito, picazón o comezón.

pseudomembranous disease :
Tiene una enfermedad seudomembranosa, que es una enfermedad donde se forman falsas membranas.

pseudotumor :
Tiene un seudotumor, o sea un tumor que se parece a un neoplasma pero no es un verdadero tumor.

psittacosis :
Tiene psittacosis, o sea una enfermedad infecciosa de las aves que puede contagiarse a los humanos y produce dolor de cabeza, fiebre, náusea, sangrado por la nariz y un tipo de bronconeumonía.

psoriasis :
Tiene psoriasis, o sea una enfermedad de la piel caracterizada por la formación de placas escamosas, muy resecas e inflamadas.

psychogenic illness :
Tiene una enfermedad psicogénica, o sea una enfermedad que tiene un origen emocional o psicológico.

psychoneurotic illness :
Tiene una enfermedad psiconeurótica, o sea una enfermedad mental que no es grave.

psychopath :
Es un(a) psicópata, o sea una persona que tiene un comportamiento anormal con tendencias antisociales, que puede tener inclinaciones criminales violentas y un comportamiento sexual anormal y violento.

psychopathic illness :
Tiene una enfermedad psicopática, caracterizada por un comportamiento anormal antisocial con orientaciones criminales.

psychosis :
Tiene una psicosis o un trastorno mental grave.

psychotic disease :
Tiene una enfermedad psicótica, que es una enfermedad mental grave.

ptosis :
Tiene ptosis o caída de un órgano, en particular del párpado.

pubic lice :
Tiene piojos púbicos o piojos pegadizos.

pulmonary edema :
Tiene edema pulmonar, que es la acumulación anormal del líquido en los tejidos de los pulmones.

puncture :
Tiene una punción, que es un agujero en un tejido.

purpura :
Tiene púrpura o hemorragia capilar.

purulent lesion :
Tiene una lesión purulenta, que es una lesión que contiene y produce pus.

pus :
Tiene pus, que es un líquido que se forma por supuración que es amarillo y espeso.

pustular lesion :
Tiene una lesión pustulosa, que es una lesión que contiene y produce pus.

pustule :
Tiene un grano o pústula.

pyelitis :
Tiene pielitis, que es una inflamación de la pelvis renal.

pyelonephritis :
Tiene pielonefritis, que es una inflamación conjunta del riñón y de la pelvis renal.

pyoderma :
Tiene piodermia, que es cualquier enfermedad purulenta de la piel.

pyogenic illness :
Tiene una enfermedad piógena, que es una enfermedad donde produce pus.

pyorrhea :
Tiene piorrea, que es la salida de secreción o material purulento; en particular, peridontitis o encías purulentas.

pyrexia :
Tiene pirexia o fiebre.

pyrogenic illness :
Tiene una enfermedad pirógena, que es una enfermedad que produce fiebre.

pyromania :
Tiene piromanía, manía incendiaria, o una obsesión anormal con el fuego.

pyrophobia :
Tiene pirofobia o el terror irracional al fuego.

Q

quiescent problem :
Tiene un problema silencioso.

R

rabies :
Tiene rabia o hidrofobia, que es una enfermedad muy grave causada por un virus y transmitida por la mordedura de un murciélago, un perro u otro animal mamífero y infectado.

rat bite :
Tiene una mordedura de rata.

rat bite fever :
Tiene fiebre producida por la mordedura de una rata.

Raynaud's phenomenon :
Tiene el fenómeno de Raynaud, que es una enfermedad caracterizada por el amoratamiento de las manos al sumergirlas en agua fría como resultado de una constricción anormal de los vasos.

reaction, conversion :
Tiene reacción de conversión, que es la transformación de las emociones en manifestaciones físicas.

receded hairline :
Entradas en le linea del cabello.

receding hairline :
Tiene entradas de le linea del cabello.

recidivist :
Es un(a) reincidente, o sea una persona que vuelve a cometer actos delictivos.

recipient :
Es una persona receptora, que es una persona que recibe algo, como una transfusión, un órgano o un tejido, de un(a) donante.

rectal prolapse :
Tiene prolapso del recto, que es la caída del recto.

recurrent fever :
Tiene fiebre recurrente.

recurrent problem :
Tiene un problema recurrente, o sea un problema que vuelve.

reflux :
Tiene reflujo o flujo retrógrado.

regression of the illness :
Tiene una regresión de la enfermedad, o sea un retorno a un estado de enfermedad.

reinfection :
Tiene una reinfección, o sea una nueva infección por el mismo agente.

relapse :
Tiene una recaída.

remission :
Tiene una remisión, que es un periodo en el cual los síntomas de una enfermedad desaparecen.

renal enlargement :
Tiene agrandamiento renal o agrandamiento del riñón.

residual problem :
Tiene un problema residual, que es un problema que queda.

resistant problem :
Tiene un problema resistente, que no responde a determinados medicamentos, no le hace efecto.

restless legs :
Tiene piernas inquietas, o sea la necesidad de mover las piernas constantemente en forma repetitiva.

retention :
Tiene retención, que es la acumulación de una sustancia dentro del cuerpo.

retinal artery occlusion :
Tiene una oclusión de la arteria retiniana, que es un cierre de la arteria retiniana.

retinal vein occlusion :
Tiene una oclusión de la vena retiniana, que es un cierre de la vena retiniana.

retinitis :
Tiene una retinitis, que es una enfermedad inflamatoria de la retina.

retinopathy :
Tiene una retinopatía, o sea una enfermedad no inflamatoria de la retina, en contraposición con la retinitis.

retinopathy, diabetic :
Tiene retinopatía diabética.

reversible problem :
Tiene un problema reversible, que es un problema que puede desaparecer totalmente al suprimirse la causa.

revulsive problem :
Tiene un problema revulsivo, que es un problema que provoca una irritación.

rhagades :
Tiene rágades, que es una fisura o escara lineal en la unión de la piel y la parte mucosa de los labios.

rheumatic fever :
Tiene fiebre reumática, o sea una fiebre acompañada de dolores de las articulaciones y que puede dejar complicaciones cardíacas y renales, sobre todo daño a los válvulas cardíacas.

rheumatic heart disease :
Tiene una reumatismo del corazón, o sea una enfermedad del corazón causada por la fiebre reumática con la consecuencia de daño a las válvulas.

rheumatism :
Tiene reumatismo, que es una enfermedad crónica caracterizada por inflamación de las articulaciones y que resulta en dolor.

rheumatoid problem :
Tiene un problema reumatoide, o sea un problema que se asemeja al reumatismo.

rhinitis :
Tiene rinitis, o sea una inflamación de la mucosa nasal.

rhinopharyngitis :
Tiene rinofaringitis, o sea una inflamación de la mucosa nasal y de la faringe, o sea una inflamación de la mucosa de la nariz y de la garganta.

rhinorrhea :
Tiene rinorrea, o sea una secreción excesiva de moco por la nariz.

rhonchus :
Tiene un roncus o un ronquido, que es un sonido, en particular en los pulmones, causado por inflamación y el cierre parcial de los bronquios por flema y moco.

rickets :
Tiene raquitismo, o sea una enfermedad causada por la carencia de calcio, vitamina D, y fósforo y que resulta en un mal desarrollo de los huesos.

rickettsia :
Tiene rickettsia, que es un tipo de microorganismos transmitidos a humanos a través de las mordidas de piojos, pulgas, ratones, y garrapatas.

rigidity :
Tiene rigidez, que es la falta de flexibilidad de los miembros o músculos.

risk factor :
Tiene un factor de riesgo.

risk patient :
Es un(a) paciente que presenta un riesgo, o sea un(a) paciente en el que puede esperarse una consecuencia peligrosa.

Rocky Mountain spotted fever :
Tiene fiebre manchada de las Montañas Rocosas, que es una
enfermedad muy grave causada por una rickettsia y que es
transmitida a través de la mordida de una garrapata y
caracterizada por dolor de cabeza, fiebre y erupciones de la piel.

rosacea :
Tiene rosácea, o sea una enfermedad de la piel con una dilatación
de los folículos de la nariz y las mejillas dando la apariencia de
acné.

roseola :
Tiene roseóla, que es una enfermedad eruptiva de la piel,
caracterizada por manchas rosáceas y fiebre alto que afecta
principalmente a infantes.

roseola, epidemic (rubella) :
Tiene rubéola o sarampión alemán, que es una enfermedad
eruptiva causada por un virus y que resulta en manchas rosáceas
puntiformes y agrandamiento de los ganglios linfáticos; durante
el embarazo esta infección puede causar graves anormalidades al
feto.

rubella :
Tiene rubéola o sarampión alemán, que es una enfermedad
eruptiva causada por un virus y que resulta en manchas rosáceas
puntiformes y agrandamiento de los ganglios linfáticos; durante
el embarazo esta infección puede causar graves anormalidades al
feto.

rupture :
Tiene una ruptura, que es un desgarro de tejidos.

S

salicylism :
Tiene salicilismo, que es abuso crónico de medicamentos que contienen salicilatos.

salpingitis :
Tiene salpingitis, que es una inflamación de las trompas o tubos de falopio.

saprophyte :
Tiene un saprófito, o sea un microorganismo que vive a expensas de materias orgánicas en descomposición.

sarcoma :
Tiene un sarcoma, que es un tipo de tumor maligno que es formado por tejido conectivo.

scab :
Tiene una postilla, que es una costra causada por la coagulación de sangre, pus y suero en una herida.

scabies :
Tiene escabiosis sarcoptiosis, o sarna, que es una erupción de la piel, pruriginosa, causada por un ácaro.

scar :
Tiene una cicatriz.

scarlatina :
Tiene escarlatina, que es una enfermedad contagiosa aguda caracterizada por fiebre y erupción de la piel y la lengua, causada por la bacteria estreptococo; posteriormente hay descamación de la piel y la lengua.

scarlet fever :
Tiene fiebre escarlatina, que es una enfermedad contagiosa aguda caracterizada por fiebre y erupción de la piel y la lengua, causada por la bacteria estreptococo; posteriormente hay descamación de la piel y la lengua.

schizophrenia :
Tiene esquizofrenia, o sea una enfermedad mental en la que se pierde el contacto con la realidad y se presentan alucinaciones.

schizophrenic patient :
Es un(a) paciente esquizofrénico(a).

sciatica :
Tiene ciática, o sea un dolor que abarca de la espalda a la parte posterior de las piernas y llega hasta el pie.

scleritis :
Tiene escleritis, que es una inflamación de la esclerótica.

sclerosis :
Tiene esclerosis que es endurecimiento progresivo de un tejido.

sclerosis, multiple :
Tiene esclerosis múltiple, o sea una enfermedad lentamente progresiva de los nervios causada por la pérdida de la mielina que cubre las fibras nerviosas.

sclerotic disease :
Tiene una enfermedad esclerótica, o sea una enfermedad con endurecimiento progresivo de un tejido.

scotoma :
Tiene un escotoma, que es la aparición de puntos ciegos.

scurvy :
Tiene escorbuto, que es una enfermedad causada por la carencia de vitamina C que resulta en encías sangrantes, anemia y debilidad.

seasickness :
Tiene mareo, que es náuseas causadas por el balanceo de un barco u otro vehículo.

sebaceous cyst :
Tiene un lobanillo o quiste sebáceo.

seborrhea :
Tiene seborrea, o sea la producción excesiva de sebo.

secondary infection :
Tiene una infección secundaria, que es una infección sobre impuesta a una infección de otra naturaleza.

sedentary :
Es sedentario(a), o sea una persona con poca actividad física.

seizures :
Tiene convulsiones o ataques.

self-murderer :
Es un(a) suicida.

senility :
Tiene senilidad, ancianidad, o vejez.

septic illness :
Tiene una enfermedad séptica, que es un estado tóxico causado por la contaminación con microorganismos.

septicemia :
Tiene septicemia, o sea un estado infeccioso de la sangre causado por algunos microorganismos.

sequelae :
Tiene secuelas, o sea las consecuencias de un problema o accidente.

sequestra :
Tiene secuestro, que es un fragmento de tejido muerto separado del tejido sano.

seroconversion :
Tiene una seroconversión, o sea el cambio de una prueba serológica de negativa a positiva.

shock :
Tiene choque, colapso, o sea el estado causado por la circulación insuficiente de la sangre que se manifiesta con presión arterial baja, pulso rápido, temperatura baja, palidez, y debilidad.

shunt :
Tiene una desviación, una anastomosis o un abocamiento.

sickly person :
Está enfermizo(a) o achacoso(a).

sickness :
Tiene un mal o una enfermedad.

sickness, morning :
Tiene asco o basca, o sea la nausea que se presenta en las mañanas en el embarazo.

sign :
Tiene un signo o señal.

significant :
Es significativo(a).

significant problem :
Tiene un problema significativo, o sea un problema que tiene importancia.

silicosis :
Tiene silicosis, que es una enfermedad causada por la inhalación de partículas de polvo de sílice, que es un mineral.

singultus :
Tiene singulto o hipo.

sinusitis :
Tiene sinusitis, que es una inflamación de los senos de la cara.

skin infection :
Tiene una infección de la piel.

sleeping sickness:
Tiene una enfermedad del sueño, que es una enfermedad endémica de África causada por un protozoario, transmitida a través de la mosca tsé-tsé y que se manifiesta con debilidad, escalofríos, fiebre, letargo, somnolencia y pérdida de peso.

smallpox :
Tiene viruela, o sea una enfermedad infecciosa causada por un virus y que produce fiebre y una erupción con ampollas y pústulas diseminadas por todo el cuerpo.

snakebite :
Tiene una mordedura de serpiente.

sneezes :
Tiene estornudos.

somatic illness :
Tiene una enfermedad somática, que es una enfermedad física.

somnambulism :
Tiene sonambulismo, camina dormido, andar en sueños, realiza actos complejos mientras duerme.

sore :
Tiene una llaga o una lastimadura.

sore, bed :
Tiene una llaga producida por permanecer largo tiempo en cama.

spasmodic problem :
Tiene un problema espasmódico, que es un problema relativo al espasmo de un músculo, de naturaleza espasmódica.

spastic disease :
Tiene una enfermedad espástica, que es una enfermedad que hace referencia a la espasticidad o a los espasmos.

spasticity :
Tiene espasticidad, que es un aumento del tono muscular.

spider bite :
Tiene una picadura de araña.

spinal column problems :
Tiene problemas de la columna vertebral.

spleen enlargement :
Tiene agrandamiento del bazo.

spleen, inflamed :
Tiene el bazo inflamado.

spleen, swollen :
Tiene el bazo hinchado.

splenomegaly :
Tiene esplenomegalia, que es un agrandamiento del bazo.

split personality :
Tiene un desdoblamiento de la personalidad, o sea una personalidad desdoblada.

spondylitis :
Tiene espondilitis, que es una inflamación de las vértebras.

spotting :
Tiene manchado de sangre por la vagina, salida de sangre por la vagina en poca cantidad, por gotas.

sprain :
Tiene una torcedura, un esguince, o sea la rotura de un ligamento.

sprain, ankle :
Tiene una torcedura de tobillo, o sea la rotura de un ligamento del tobillo.

sprain, back :
Tiene una torcedura de la espalda, o sea la rotura de un ligamento de la espalda.

sprain, foot :
Tiene una torcedura del pie, que es la rotura de un ligamento del pie.

sputum :
Tiene esputo, o sea secreción de los bronquios expulsada por la boca.

stain :
Tiene una mancha.

stain, blood :
Tiene una mancha de sangre.

stasis :
Tiene estasis, o sea un estancamiento de algún líquido corporal en una parte del cuerpo, generalmente referido al flujo en los vasos sanguíneos.

status :
Tiene un estado, condición o situación.

STDs :
Tiene ETS o sea enfermedades venéreas, que son enfermedades genitals o enfermedades transmitidas por contacto sexual.

steatorrhoea :
Tiene esteatorrea, que es una cantidad excesiva de grasas en las heces (excremento).

steatosis :
Tiene esteatosis, que es la acumulación excesiva de glóbulos de grasa en los tejidos.

stenosis :
Tiene una estenosis, o sea estrechamiento de un conducto.

sterility :
Tiene esterilidad, que es la incapacidad de fecundar o concebir.

sternutation :
Tiene estornudos.

sting :
Tiene una picadura.

sting, bee :
Tiene una picadura de abeja.

sting, hornet :
Tiene una picadura de avispón.

sting, insect :
Tiene una picadura de insecto.

sting, wasp :
Tiene una picadura de avispa.

stomatitis :
Tiene estomatitis, que es una inflamación de la mucosa oral.

strabismus :
Tiene estrabismo, que es un alineamiento anormal de los ojos causado por una deficiencia muscular.

strain :
Tiene tensión o esfuerzo.

strain, eye :
Tiene vista cansada u ojos fatigados.

strain, nervous :
Tiene tensión nerviosa.

stria :
Tiene una estría, que es una raya.

stroke :
Tiene un ataque cerebral.

stroke, embolic :
Tiene una embolia cerebral, o sea un infarto cerebral causado por un émbolo.

stroke, hemorrhagic :
Tiene un derrame cerebral.

stroke, heat- :
Tiene insolación, o sea una enfermedad causada por el calor y caracterizada por dolor de cabeza, piel seca y caliente, vértigo, pulso rápido, fiebre, colapso y confusión, dependiendo de la severidad.

stroke, sun- :
Tiene insolación, o sea una enfermedad causada por el calor y caracterizada por dolor de cabeza, piel seca y caliente, vértigo, pulso rápido, fiebre, colapso y confusión, dependiendo de la severidad.

stump (limb) :
Tiene un muñón.

stupor :
Tiene estupor, que es la pérdida parcial o casi completa de la conciencia.

sty :
Tiene un orzuelo, que es una inflamación supurativa de una glándula sebácea del párpado.

subacute illness :
Tiene una enfermedad subaguda.

subclinical illness :
Tiene una enfermedad subclínica, que es una enfermedad que transcurre sin manifestar síntomas.

suffocation :
Tiene sofocación, asfixia, o sea la falta de la respiración.

324

suicidal tendency:
Tiene una tendencia al suicidio.

suicide, It was :
Fue un suicidio.

sumac, poison :
Tiene zumaque venenoso.

superinfection :
Tiene una sobre infección, o sea una nueva infección que ocurre como complicación de otra infección.

suppuration :
Tiene supuración, que es la salida de pus de una herida u orificio.

surdity :
Tiene sordera, que es pérdida de la audición.

swelling :
Tiene hinchazón o tumefacción.

swollen groin glands :
Tiene un encordio, un incordio, o ganglios inguinales hinchados.

swollen spleen :
Tiene el bazo hinchado.

syndrome :
Tiene un síndrome, que es un conjunto de síntomas y signos.

synovitis :
Tiene sinovitis, que es una inflamación de la membrana sinovial.

syphilis :
Tiene sífilis, o sea una infección venérea que se manifiesta con un chancro en el área genital, seguido por fiebre, malestar general, lesiones cutáneas, manchas en las mucosas, progresión tardía a lesiones cardiovasculares y del sistema nervioso central.

T

tachyarrhythmia :
Tiene taquiarritmia, o sea una forma rápida e irregular del ritmo cardíaco.

tachycardia :
Tiene taquicardia, o sea una aceleración de la frecuencia cardíaca.

tapeworm :
Ticne una lombriz intestinal plana.

tartar of the teeth :
Tiene sarro en los dientes.

tatoo :
Tiene un tatuaje que es un dibujo permanente en la piel.

telangiectasia :
Tiene una telangiectasia, que es una dilatación de los capilares o vasos terminales.

tendency :
Tiene una tendencia.

tendinitis :
Tiene una tendinitis, que es una inflamación de un tendón.

tenesmus :
Tiene tenesmo, que es el deseo doloroso e ineficaz de orinar o defecar.

tenosynovitis :
Tiene tenosinovitis, que es una inflamación del tendón y de su vaina.

testicular torsion :
Tiene una torsión del testículo, o sea una condición peligrosa causada por la rotación del testículo alrededor de su eje y sobre la propia arteria.

tetanus :
Tiene tétano(s), o sea una enfermedad causada por una bacteria que es introducida a través de una herida y que causa espasmos musculares y rigidez de la mandíbula, del abdomen y del cuello.

tetany :
Tiene tetania, que es el estado caracterizado por contracciones fuertes e intermitentes de los músculos.

threatened abortion :
Tiene una amenaza de aborto.

threatening problem :
Tiene un problema amenazante.

thrombocytopenia :
Tiene trombocitopenia, o sea la disminución del número de plaquetas sanguíneas.

thrombocytosis :
Tiene trombocitosis, que es un aumento exagerado de las plaquetas sanguíneas.

thromboembolism :
Tiene un tromboembolismo, que es una obstrucción de un vaso sanguíneo con material trombótico.

thrombophlebitis :
Tiene tromboflebitis, o sea una inflamación severa de una vena, asociada a la formación de un trombo.

thrombosis :
Tiene una trombosis, o sea la formación, el desarrollo, o la presencia de un trombo.

thrombosis coronary :
Tiene una trombosis coronaria.

thrombus :
Tiene un trombo, un coágulo, o sea un tapón de sangre en el sistema circulatorio.

thrush :
Tiene aftas, o sea una infección por hongos en la boca que aparece como placas blancas en la lengua y las encías.

thyroid gland problems :
Tiene problemas de la glándula tiroidea.

thyroid gland, inflammation of the :
Tiene una inflamación de la glándula tiroidea.

thyroiditis :
Tiene tiroiditis, que es una inflamación de la glándula tiroidea.

thyrotoxicosis :
Tiene tirotoxicosis, o sea un conjunto de síntomas causados por un exceso de hormonas tiroideas.

tic :
Tiene un tic, que es un movimiento involuntario que se produce repetidamente.

tick :
Tiene una garrapata.

tick bite :
Tiene una mordida de garrapata.

tinea :
Tiene una tiña, o sea una infección de la piel, causada por una clase de hongos.

tinea pedis :
Tiene una tiña en el(los) pie(s), o sea una infección causada por hongos en la piel del pie.

tonsilitis :
Tiene tonsilitis o amigdalitis, que es una inflamación de las amígdalas.

tooth decay :
Tiene caries.

toothless :
Es desdentado(a).

tophus :
Tiene un tofo, o sea un depósito de urato que se produce en caso de gota.

torn ligament :
Tiene un desgarro, o sea una ruptura parcial de un ligamento.

torsade de pointes :
Tiene un torsade de pointes, o sea una forma electrocardiográfica de taquicardia ventricular.

torsion :
Tiene una torsión, que es un giro de un órgano en torno a un eje.

torsion, testicular :
Tiene una torsión del testículo, o sea una condición peligrosa causada por la rotación del testículo alrededor de su eje y sobre la propia arteria.

torticollis :
Tiene tortícolis, que es cuello torcido o espasmo del cuello.

toxemia :
Tiene toxemia, o sea una intoxicación de la sangre.

toxin :
Tiene una toxina o un veneno.

toxoplasmosis :
Tiene toxoplasmosis, que es una enfermedad infecciosa causada por toxoplasma gondii, un microorganismo.

tracheitis :
Tiene una traqueítis, que es una inflamación de la tráquea.

trachoma :
Tiene tracoma, o sea una enfermedad infecciosa de la conjuntiva y de la córnea.

tract :
Tiene un tracto, que es un haz de fibras, un cordón o una vía.

transmitted illness :
Tiene una enfermedad transmitida.

trauma :
Tiene un trauma que es una lesión causada por alguna cosa externa.

traumatic illness :
Tiene una enfermedad traumática que es una enfermedad relativa a un trauma.

tremor :
Tiene un temblor.

tremor, intention :
Tiene un temblor intencional, o sea un temblor que aparece al intentar efectuar un movimiento.

trench fever :
Tiene fiebre de las trincheras, que es una enfermedad transmitida por piojos, caracterizada por fiebre recurrente.

tuberculosis :
Tiene tuberculosis, tisis, o sea una enfermedad causada por el bacilo de la tuberculosis.

tumefaction :
Tiene una tumefacción o hinchazón.

tumor :
Tiene un tumor o una neoplasia.

tumor growth :
Tiene un crecimiento de un tumor o neoplasia.

tympanites :
Tiene timpanismo provocado por la acumulación de gas y distensión de los intestinos.

typhoid :
Tiene tifoidea.

typhoid fever :
Tiene fiebre tifoidea, o sea una enfermedad infecciosa de los intestinos causada por una bacteria que se llama *Salmonella typhi*, la cual se manifiesta con fiebre, postración, diarrea, dolor de cabeza, la presencia de gas en los intestinos, manchas rosas en la piel, malestar y una carencia de energía.

typhus :
Tiene tifus, que es una enfermedad infecciosa causada por una rickettsia y caracterizada por fiebre, delirio y dolor de cabeza.

typical problem :
Tiene un problema típico.

U

ulcer :
Tiene una úlcera, o sea una llaga con desintegración (necrosis) de los tejidos.

ulcer, corneal :
Tiene una úlcera en la córnea.

ulcer, decubitus :
Tiene una úlcera de decúbito o úlcera de cama, que es la formación de una úlcera y necrosis en la piel.

ulcer, duodenal :
Tiene una úlcera duodenal, que es una úlcera en la primera parte del intestino delgado.

ulcer, gastric :
Tiene una úlcera gástrica, que es una úlcera en el estómago.

ulceration :
Tiene una ulceración, o sea formación de una úlcera.

ulcerogenic problem :
Tiene un problema ulcerogénico, o sea un problema que produce úlceras.

ulcus cruris :
Tiene una úlcera crural, o sea una úlcera en la entrepierna.

undernourished :
Está malnutrido(a).

undernourishment :
Tiene subalimentación o desnutrición.

undulant fever :
Tiene fiebre ondulante, fiebre de Malta, brucelosis, o fiebre del mediterráneo, que es una infección por una bacteria que se contrae por contacto con vacas.

undulation :
Tiene una ondulación, que es cuando un proceso tiene fluctuaciones, creciendo y bajando.

unstable :
Está inestable.

uremia :
Tiene uremia, o sea la acumulación de urea en la sangre.

uremic problem :
Tiene un problema urémico, o sea un problema con la acumulación de urea en la sangre.

urethritis :
Tiene uretritis, que es una inflamación de la uretra.

urinary tract infection :
Tiene una infección de la orina, que es una infección del tracto urinario.

uterine polyp :
Tiene un pólipo del útero, o sea una protuberancia que se desarrolla en el revestimiento interior del útero.

uterine prolapse :
Tiene un prolapso del útero, que es una caída del útero o caída de la matriz.

uveitis :
Tiene una uveítis, que es una inflamación de la túnica vascular del ojo.

V

vaccinia :
Tiene vaccinia o viruela, que es una infección viral de las vacas.

vaginitis :
Tiene vaginitis, o sea una inflamación de la vagina, en particular causada por una infección bacteriana o por hongos.

vagolytic problem :
Tiene un problema vagolítico, que es un problema que disminuye los efectos del nervio vago.

varicella :
Tiene varicela, que es una infección viral que causa una enfermedad eruptiva de la piel con vesículas, que se convierten en pústulas.

varices :
Tiene várices, que son venas, arterias, o vasos linfáticos aumentados de tamaño y con forma irregular y tortuosa.

varicocele :
Tiene un varicocele, que es el aumento de las venas del cordón espermático que se manifiesta como una masa blanda en el escroto, de naturaleza benigna.

varicose vein :
Tiene una várice, una vena varicosa, o sea una vena aumentada de tamaño y tortuosa.

variola :
Tiene variola, o sea una infección viral de las vacas.

vasculitis :
Tiene una vasculitis, que es una inflamación de los vasos sanguíneos.

vegetative state :
Tiene un estado vegetativo, o sea un estado en el cual solamente se encuentran funciones corporales involuntarias.

venereal disease :
Tiene una enfermedad venérea, o sea una enfermedad transmitida por el acto sexual.

venom in the body :
Tiene veneno en el cuerpo.

venous occlusion :
Tiene una oclusión de una vena, que es un cierre de una vena.

vesicle :
Tiene una vesícula, ampolla, o sea una bolsita llena de líquido que se forma en la piel.

vesicular lesion :
Tiene una lesión vesicular, o sea una lesión en la forma de una vesícula o una ampolla.

victim :
Es una víctima.

violent vomiting :
Tiene vomitona, vómitos violentos, o vomitos con gran fuerza.

viral problem :
Tiene un problema viral, o sea un problema causado por un virus.

virilization :
Tiene virilización o masculinización.

virus :
Tiene un virus.

vomiting :
Está vómitando.

vomiting, act of :
Tiene vómitos o el acto de vomitar.

vomiting, violent :
Tiene vomitona, vómitos violentos, o vómitos con gran fuerza.

vulvovaginitis :
Tiene vulvovaginitis, o sea una inflamación de los genitales externos femeninos y de la vagina, generalmente causada por una infección bacteriana o por hongos.

W

wart :
Tiene una verruga o un mezquino.

warts, genital :
Tiene verrugas en los genitales.

wasp sting :
Tiene una picadura de avispa.

wasting :
Tiene marasmo, que es emaciación excesiva o malnutrición excesiva.

wen :
Tiene un lobanillo o un quiste sebáceo, que es una bolsita de sebo en la piel.

wheal :
Tiene una roncha o un cardenal.

whitlow :
Tiene un absceso de la falange distal del dedo, del ápice o la punta del dedo.

whooping cough (pertussis) :
Tiene tosferina, pertussis, o sea una infección causada por una bacteria muy peligrosa que provoca accesos intensos de tos.

worm (tapeworm) :
Tiene una lombriz intestinal.

worm, intestinal :
Tiene una lombriz intestinal.

wound :
Tiene una herida.

wrinkles :
Tiene arrugas.

X

xanthoma :
Tiene un xantoma, que es un granuloma hecho de grasa.

xanthopsia :
Tiene xantopsia, que es la visión amarillenta.

xenophobia :
Tiene xenofobia, que es miedo irracional a conocer a personas o cosas foráneas, terror a los extranjeros.

xenophobic :
Es xenófobo(a), o sea una persona que tiene miedo irracional a conocer a personas o cosas foráneas, terror a los extranjeros.

xcrophthalmia :
Tiene xeroftalmía, o sea una sequedad en la conjuntiva causada por la carencia de vitamina A o por una enfermedad local en el ojo.

xerostomia :
Tiene xerostomía, que es excesiva sequedad en la boca causada por la disminución de la secreción de saliva.

Y

yeast infection :
Tiene una infección por hongos.

yellow fever :
Tiene fiebre amarilla, o sea una enfermedad viral causada por la picadura de un mosquito y que produce ictericia, albuminuria y fiebre.

Z

Zollinger-Ellison syndrome :
Tiene el síndrome de Zollinger-Ellison, que es una enfermedad que se manifiesta con hiperacidez del estómago lo que causa ulceraciones en el estómago e intestino delgado.

Procedures

Authorization
Autorización

Do you give your authorization to perform . . .
¿Da su autorización para que le hagan . . .?

> **Example:**
>
> **Do you give your authorization to perform an abdominal ultrasound?**
> ¿Da su autorización para que le hagan un ultrasonido abdominal?

I give my authorization to perform . . .
Doy mi autorización para que me hagan . . .

> **Example:**
>
> **I give my authorization to perform an abdominal ultrasound.**
> Doy mi autorización para que me hagan un ultrasonido abdominal.

I give my authorization to receive medical treatment and consulting services.
Doy mi autorización para recibir tratamiento y consultas médicas.

Patient Signature
Firma del paciente

Witness Signature
Firma del testigo

Notary
Notario (m)
Notaria (f)

Notarize
Autenticar mediante acta notarial

Procedural Phrases
Frases relacionadas con procedimiento

Explanation:

You need / He needs / She needs . . .
Ud. / Él / Ella necesita . . .

Example:

abdominal ultrasound

You need / He needs / She needs abdominal ultrasound, which is an image of the abdominal organs produced by the rebound of high-frequency sound waves.
Ud. / Él / Ella necesita un ultrasonido abdominal, que es una imagen de los órganos abdominales producida por el rebote de ondas de sonido de alta frecuencia.

A

abdominal surgery
Necesita cirugía abdominal, que es una cirugía de los órganos abdominales.

abdominal ultrasound
Necesita ultrasonido abdominal, que es una imagen de los órganos abdominales producida por el rebote de ondas de sonido de alta frecuencia.

abortion
Necesita un aborto, que es la interrupción del embarazo.

amputation
Necesita una amputación, que es una desmembración de una parte del cuerpo.

analysis
Necesita un análisis, que es un método de examen.

angiography
Necesita una angiografía, que es una radiografía de algunos vasos sanguíneos.

arterial doppler
Necesita un ultrasonido arterial, que es una imagen de las arterias producida por el rebote de ondas de sonido de alta frecuencia.

arteriography
Necesita una arteriografía, que es una radiografía de algunas arterias.

artificial respiration
Necesita respiración artificial, que es respiración mantenido por alguien o una máquina.

assay
Necesita un procedimiento de detección o una prueba.

autopsy
Necesita una autopsia, que es un examen del cuerpo muerto.

B

biopsy
Necesita una biopsia, que es la extirpación de un fragmento de tejido.

C

castration
Necesita una castración, que es la extirpación de los órganos sexuales.

catheterization
Necesita un cateterismo, que es la introducción de una sonda en una cavidad hueca o un vaso sanguíneo.

cauterization
Necesita una cauterización, que es quemar un tejido con un aparato llamado cauterio.

cesarean operation
Necesita una operación cesárea.

childbirth
Va a tener un parto.

cholangiography
Necesita una colangiografía, que es una radiografía de contraste de los conductos biliares.

cholecystectomy
Necesita una colecistectomía , que es la extirpación de la vesícula biliar.

circumcision
Necesita una circuncisión, que es la extirpación del prepucio del pene.

colonoscopy
Necesita una colonoscopía, que es una observación del interior del intestino grueso con un aparato especial.

computerized tomography (CT scan)
Necesita tomografía computarizada, que es un examen de secciones del cuerpo o de un órgano usando una computadora.

contrast dye
Necesita un tinte de contraste, que es una substancia que ayuda a que algunas partes del cuerpo se vean mejor en la imagen.

cosmetic surgery
Necesita cirugía cosmética, que es una cirugía para mejorar la apariencia.

curettage
Necesita un curetaje o legrado, que es un raspado del tejido, en particular del tejido interno del útero.

cystoscopy
Necesita una cistoscopía, que es una observación del interior de la vejiga con un aparato especial.

D

defibrillation
Necesita desfibrilación, que es el restablecimiento del ritmo normal del corazón.

densitometry
Necesita una densitometría, que es una prueba de los huesos para determinar su solidez.

dental surgery
Necesita cirugía dental.

detoxification
Necesita una desintoxicación, que es la reducción de los efectos nocivos de un veneno en el cuerpo.

diagnostic imaging
Necesita diagnóstico por imagines, que se refiere a las
tecnologías que usan los médicos para observar el interior del
cuerpo y buscar indicios acerca de un cuadro clínico, como los
rayos X, las tomografías computarizadas, los estudios de
medicina nuclear, las imágenes por resonancia magnética, y el
ultrasonido.

dialysis
Necesita diálisis, un procedimiento usado para limpiar el cuerpo
de substancias nocivas que no pueden eliminar los riñones.

dilatation
Necesita una dilatación, que es un ensanchamiento.

doppler
Necesita una forma de ultrasonido, que es una imagen producida
por el rebote de ondas de sonido de alta frecuencia cuando
chocan contra los órganos y los fluidos presentes en el cuerpo.

doppler, arterial
Necesita un ultrasonido arterial, que es una imagen de las arterias
producida por el rebote de ondas de sonido de alta frecuencia.

doppler, venous
Necesita un ultrasonido venoso, que es una imagen de las venas
producida por el rebote de ondas de sonido de alta frecuencia.

douching
Necesita la aplicación de duchas.

E

echography
Necesita una ecografía, que es una imagen del sonido.

elective surgery
Necesita una cirugía electiva o cirugía que no es de urgencia.

electrocardiography
Necesita una electrocardiograma, que es un registro de la actividad eléctrica del corazón.

electroencephalography
Necesita un electroencefalografía, que es un registro de la actividad eléctrica del cerebro.

endoscopy
Necesita una endoscopía, que es una inspección de una cavidad del cuerpo con un aparato especial.

episiotomy
Necesita una episiotomía, que es un corte vaginal para facilitar el parto.

evacuation of an abscess
Necesita la evacuación de un absceso, que es vaciar o drenar un absceso.

exam
Necesita un examen, que es una prueba o un análisis.

exam, physical
Necesita un examen físico.

examination
Necesita un examen, que es una prueba o un análisis.

extraction
Necesita una extracción, que es una extirpación quirúrgica.

F

first aid
Necesita primeros auxilios.

fixation
Necesita una fijación, que es una inmovilización.

fluoroscopy
Necesita fluoroscopía, que es un tipo de radiografía.

G

gonioscopy
Necesita una gonioscopía, que es un examen del ángulo de la cámara anterior del ojo.

gram stain
Se requiere una tinción de Gram, que es una tinción para ver bacterias con un microscopio.

H

hemodialysis
Necesita una hemodiálisis, que es una técnica para eliminar sustancias nocivas de la sangre que no puede eliminar el riñón por estar enfermo o por otra razón.

hemoperfusion
Necesita hemoperfusión, que es una técnica para eliminar sustancias nocivas de la sangre.

hemostasis
Se requiere hemostasia, que es la detención de una hemorragia.

hospitalization
Necesita hospitalización, que es un ingreso a un centro médico.

hysterectomy
Necesita una histerectomía, que es la extirpación quirúrgica del útero.

I

immobilization
Necesita inmovilización, que es colocar en reposo alguna parte del cuerpo, ej. un brazo golpeado, un hueso fracturado.

implantation
Necesita la implantación, que es la nidación del óvulo fecundado.
Or
Necesita una implantación, que es la inserción de un tejido o cualquier material en un área del cuerpo.

impregnation
Necesita impregnación, que es la fecundación del óvulo.

induction
Necesita inducción, que es una provocación de un proceso, en particular del parto.

instillation
Necesita la administración de un líquido.

insufflation
Necesita insuflación, que es llenar con aire.

intervention
Necesita una intervención, que es una operación, o un procedimiento, o la administración de una medicina.

intubation of the trachea
Necesita intubación, que es la introducción de un tubo en la
tráquea.

iridectomy
Necesita una iridectomía, que es la extirpación del iris.

J

(none)
(ninguna)

K

(none)
(ninguna)

L

laser treatment
Necesita tratamiento con láser, que es un tratamiento con una luz
especial.

localization
Necesitamos localizar o determinar el sitio o lugar.

lumbar puncture
Necesita una punción lumbar, que es una punción o perforación
en la región de la espalda baja para analizar el liquido que rodea
la médula espinal y el cerebro

M

magnetic resonance imaging (MRI Scan)
Necesita una imagen por resonancia magnética, que es un estudio
con imágenes por resonancia magnética en que se usan un gran

353

imán y ondas de radio para observar órganos y estructuras que se encuentran dentro del cuerpo.

mammogram
Necesita un mamograma, que es un tipo especial de radiografía de las mamas.

mammography
Necesita una mamografía, que es un tipo especial de radiografía de las mamas.

micrography
Necesita una micrografía, que es una fotografía hecha a través del microscopio.

microsurgery
Necesita microcirugía, que es una cirugía delicada realizada a través de un microscopio.

mobilization
Necesita movilización, que es un proceso de volver móvil (mover) una parte del cuerpo.

monitoring
Necesita monitorización (monitoreo) que es un control o supervisión con ayuda de un monitor.

N

normalization
Necesita normalización, que es un proceso de volver o de restablecer el estándar normal.

nuclear scan
Necesita una escanografía nuclear o gammagrafía, que utiliza sustancias radioactivas para observar las estructuras y funciones dentro de su cuerpo

O

oophorectomy
Necesita una ooforectomía, que es la extirpación de uno o ambos ovarios.

operation
Necesita una operación.

operation, surgical
Necesita un procedimiento quirúrgico.

ophthalmoscopy
Necesita una oftalmoscopía, que es un examen de los ojos con un aparato llamado oftalmoscopio.

orthopedic surgery
Necesita cirugía ortopédica, que es una cirugía de los huesos y las articulaciones.

osteotomy
Necesita una osteotomía, que es un corte quirúrgico en una parte de un hueso.

P

palpation
Necesita una palpación, que es un examen con la mano de un área del cuerpo.

paracentesis
Necesita una paracentesis, que es una punción en el abdomen para extraer (retirar) líquido o sangre.

pelvic surgery
Necesita una cirugía pélvica, que es una cirugía de los órganos pélvicos.

pelvic ultrasound
Necesita un ultrasonido pélvico, que es una imagen de los organos pélvicos producida por el rebote de ondas de sonido de alta frecuencia.

phlebography
Necesita una flebografía, que es una radiografía de una o más venas.

plastic surgery
Necesita cirugía plástica, que es una cirugía muy fina con el objetivo de mejorar la apariencia.

procedure
Necesita un procedimiento.

procedure, surgical
Necesita un procedimiento quirúrgico.

psychoanalysis
Necesita psicoanálisis, que es un tipo de análisis hecho por un psiquiatra.

psychological testing
Necesita pruebas psicológicas, que son examenes realizados por un psiquiatra o un psicólogo.

puncture, lumbar
Necesita una punción lumbar, que es una punción o perforación en la región de la espalda baja para analizar el liquido que rodea la médula espinal y el cerebro

Q

(none)
(ninguna)

R

radiography
Necesita una radiografía, que es una imagen de rayos "X".

radiotherapy
Necesita radioterapia, que es un tratamiento mediante radiaciones.

resection
Necesita una resección, que es la extirpación quirúrgica parcial o total de un órgano o tejido.

resuscitation
Necesita resucitación, que es el restablecimiento de la vida de un sujeto aparentemente muerto o quien no tiene signos de vida.

retrograde urography
Necesita una urografía retrógrada, que es una radiografía del aparato urinario usando medio de contraste realizada en sentido retrógrado, de las vejiga hacia los riñones.

root canal
Necesita tratamiento de canales o endodoncia, que es un tratamiento de la raíz del diente.

S

spinal tap
Necesita una punción lumbar, que es una punción o perforación en la región de la espalda baja para analizar el liquido que rodea la médula espinal y el cerebro

stabilization
Necesita estabilización, que es la creación de un estado estable.

sterilization
Necesita una esterilización, que es un procedimiento que hace incapaz a un individuo para concebir familia.

stitches
Necesita puntadas.

surgery
Necesita una cirugía.

surgery, abdominal
Necesita una cirugía abdominal, que es una cirugía de los órganos abdominales.

surgery, dental
Necesita una cirugía dental.

surgery, elective
Necesita una cirugía electiva o cirugía que no es de urgencia.

surgery, micro-
Necesita microcirugía, que es una cirugía delicada, realizada a través de un microscopio.

surgery, orthopedic
Necesita cirugía ortopédica, que es una cirugía de los huesos y las articulaciones.

surgery, pelvic
Necesita una cirugía pélvica, que es una cirugía de los órganos pélvicos.

surgery, plastic
Necesita una cirugía plástica, que es una cirugía muy fina con el objetivo de mejorar la apariencia.

surgical procedure
Necesita un procedimiento quirúrgico.

T

tap, spinal
Necesita una punción lumbar, que es una punción o perforación en la región de la espalda baja para analizar el liquido que rodea la médula espinal y el cerebro

test
Necesita una prueba, que es un método de examen o de análisis.

tomography
Necesita una tomografía, que es un examen de secciones del cuerpo o de un órgano, en particular usando una computadora.

tomography, computerized axial
Necesita una tomografía axial computarizada, que es un examen de secciones del cuerpo o de un órgano usando una computadora

transplantation
Necesita un trasplante, que es la implantación de un órgano en buen estado, proveniente de otro individuo, para reemplazar un órgano que no está funcionando.

treatment, laser
Necesita un tratamiento con láser, que es un tratamiento con una luz especial.

tubal ligation
Necesita una ligadura de trompas, que es una ligadura de las trompas de Falopio de una mujer para que ya no pueda tener familia.

U

ultrasound
Necesita un ultrasonido, que es una imagen producida por el rebote de ondas de sonido de alta frecuencia al chocar contra órganos y fluidos presentes en el cuerpo.

ultrasound, abdominal
Necesita un ultrasonido abdominal, que es una imagen de los órganos abdominales producida por el rebote de ondas de sonido de alta frecuencia.

ultrasound, pelvic
Necesita un ultrasonido pélvico, que es una imagen de los organos pélvicos producida por el rebote de ondas de sonido de alta frecuencia.

urography
Necesita una urografía, que es una radiografía del aparato urinario usando medio de contraste.

urography, retrograde
Necesita una urografía retrógrada, que es una radiografía del aparato urinario usando medio de contraste realizada en sentido retrógrado, de las vejiga hacia los riñones.

V

vasectomy
Necesita una vasectomía, que es una ligadura de los tubos del hombre para que ya no pueda tener familia.

Intravenous Line
Línea intravenosa

I must start an intravenous catheter.
Debo de introducir un catéter intravenoso.

Permit me to have your right arm.
Permítame su brazo derecho.

Extend your arm.
Extienda su brazo.

Keep it straight, and please don't bend it.
Manténgalo derecho, y por favor, no lo doble.

I must put the tourniquet on your arm.
Debo de poner el torniquete sobre su brazo.

Close your hand.
Cierre su mano.

The needle of the catheter will hurt a little bit.
La aguja del catéter va a dolerle un poco.

Don't be afraid, the procedure is quick.
No tenga miedo, el procedimiento es rápido.

Are you ready?
¿Está listo(a)?

Here it comes.
Ahora viene.

Open your hand, please.
Abra su mano, por favor.

I must fasten the catheter.
Debo de fijar el catéter.

You are connected to the intravenous line.
Está conectado a este suero.
Don't forget, please.
No olvide, por favor.

If you wish to go for a walk, please call me.
Si quiere pasearse, llámeme, por favor.

Urine Sample
Muestra de orina

Female

We need a urine sample.
Necesitamos una muestra de orina.

Take the disposable towels to the bathroom.
Tome las toallas desechables al baño.

Wash your hands in the sink.
Lávese las manos en el lavabo.

Take a disposable towel and separate your vaginal lips.
Tome una toalla desechable y separe los labios vaginales.

Then, you need to wash each vaginal lip from front to back and inside of them also.
Luego, necesita limpiarse cada labio vaginal de frente hacia atrás y adentro de los labios también.

You must urinate a small quantity in the toilet
Comience a orinar una cantidad pequeña en el inodoro.

Next, you need to urinate in the container.
Después, necesita orinar en el frasco.

Finally, finish urinating in the tioilet.
Por fin, necesita terminar de orinar en el inodoro.

Put the top on the container.
Ponga la tapadera en el frasco.

Leave the container on the counter.
Deje el frasco en la ventanilla.

Wash your hands again afterwards.
Lávese las manos otra vez después.

Male

We need a urine sample.
Necesitamos una muestra de orina.

Take the disposable towels to the bathroom.
Tome las toallas desechables al baño.

Wash your hands in the sink.
Lávese las manos en el lavabo.

Take a disposable towel.
Tome una toalla desechable.

Then, you need to wash the tip of your penis.
Luego, necesita limpiarse la punta de su pene.

You must urinate a small quantity in the toilet
Comience a orinar una cantidad pequeña en el inodoro.

Next, you need to urinate in the container.
Después, necesita orinar en el frasco.

Finally, finish urinating in the tioilet.
Por fin, necesita terminar de orinar en el inodoro.

Put the top on the container.
Ponga la tapadera en el frasco.

Leave the container on the counter.
Deje el frasco en la ventanilla.

Wash your hands again afterwards.
Lávese las manos otra vez después.

Treatment / Explanations

Anxiety Disorders
Trastornos de Ansiedad

Generalized Anxiety Disorder
Trastorno de Ansiedad Generalizada

How to Get Help for Anxiety Disorders
Cómo recibir ayuda en los casos de trastornos de ansiedad

Everybody knows what anxiety feels like:
Todas las personas saben lo que es sentir ansiedad:

> **the butterflies in your stomach before your first date, the tension you feel when your boss is mad, the way your heart beats when you're in danger.**
> los hormigueos en el estómago antes de la primera cita, la tensión que usted siente cuando su jefe está enojado, la forma en que su corazón late si usted está en peligro.

Anxiety incites you to act.
La ansiedad lo incita a actuar.

It alerts you to face threatening situations.
Lo anima a enfrentarse a una situación amenazadora.

It makes you study harder for your exams and it maintains your alertness during competitions.
Lo hace estudiar más para ese examen y lo mantiene alerta cuando está dando un discurso.

In general, it helps you face situations.
En general, lo ayuda a enfrentarse a las situaciones.

But if you suffer an anxiety disorder, this emotion, normally useful, becomes a burden.
Pero si usted sufre de trastorno de ansiedad, esta emoción normalmente útil puede dar un resultado precisamente contrario:

They're diseases frequently associated with biology, your experiences in life, and through heredity.
Son enfermedades frecuentemente relacionadas con la estructura biológica y las experiencias en la vida de un individuo y con frecuencia son hereditarias.

There are various types of anxiety disorders each with its own characteristics.
Existen varios tipos de trastornos de ansiedad, cada uno con sus características propias.

An anxiety disorder can make you feel anxious almost all of the time with no apparent reason.
Un trastorno de ansiedad puede hacer que se sienta ansioso casi todo el tiempo sin ninguna causa aparente.

These sensations can be so uncomfortable that, to avoid them, you must put off some of your daily activities.
Las sensaciones de ansiedad pueden ser tan incómodas que, para evitarlas, usted hasta suspenda algunas de sus actividades diarias.

You may suffer anxiety attacks that leave you terrified and immobile.
O usted puede sufrir ataques ocasionales de ansiedad tan intensos que lo aterrorizan e inmovilizan.

Everyday, scientists are gaining more respect for the nature of anxiety disorders, their causes and how to alleviate them.
Los científicos están aprendiendo, cada vez, más y más respecto a la naturaleza de los trastornos de ansiedad, sus causas y cómo mitigarlos.

Many people don't understand these disorders and believe that people should be able to cure themselves simply through willpower.
Muchas personas confunden estos trastornos y piensan que los individuos deberían sobreponerse a los síntomas usando tan sólo la fuerza de voluntad.

The desire for the symptoms to disappear won't do anything, but there are treatment options that can help.
El deseo que los síntomas desaparezcan no da resultado, pero hay tratamientos que pueden ayudarlo.

Panic Disorder
Trastorno de Pánico

Panic attack symptoms:
Síntomas de un ataque de pánico

Palipitations
Palpitaciones

Chest Pain
Dolores en el pecho

Dizzy spells
Mareos o vértigos

Nausea or stomach pains
Náusea o problemas estomacales

Feelings of suffocation or chills
Sofocos o escalofríos

Feelings of asphixiation or lack of air
Falta de aire o una sensación de asfixia

Tingling or numbness
Hormigueo o entumecimiento

Trembling or shuddering
Estremecimiento o temblores

Sensations of unreality
Sensación de irrealidad

Terror
Terror

Feelings of losing control or going crazy
Sensación de falta de control o estarse volviendo loco

Fear of dying
Temor a morir

Perspiration
Transpiración

People with panic disorder have feelings of terror that strike suddenly and repeatedly with no warning.
Quienes padecen de trastornos de pánico experimentan sensaciones de terror que les llegan repentina y repetidamente sin previo aviso.

They can't predict when an attack will occur, and many develop intense anxiety between episodes, worrying when and where the next one will strike.
No pueden anticipar cuando les va a ocurrir un ataque y muchas personas pueden manifestar ansiedad intensa entre cada uno al preocuparse de cuando y donde les llegará el siguiente.

Therein, a lingering preoccupation forms with when another attack will appear.
Entre tanto, existe una continua preocupación de que en cualquier momento se va a presentar otro ataque.

If you are having a panic attack, most likely your heart will pound and you may feel sweaty, weak, faint, or dizzy.
Cuando llega un ataque de pánico, lo más probable es que usted sufra palpitaciones y se sienta sudoroso, débil o mareado.

Your hands may tingle or feel numb, and you might feel flushed or chilled.
Puede sentir cosquilleo en las manos o sentirlas entumecidas y posiblemente se sienta sofocado o con escalofríos.

You may have nausea, chest pain or smothering sensations, a sense of unreality, or fear of impending doom or loss of control.
Puede experimentar dolor en el pecho o sensaciones de ahogo, de irrealidad o tener miedo de que suceda una calamidad o de perder el control.

You may genuinely believe you're having a heart attack or losing your mind, or on the verge of death.
Usted puede, en realidad, creer que está sufriendo un ataque al corazón o de apoplegía, que está perdiendo la razón o que está al borde de la muerte.

Panic attacks can occur at any time, even during sleep.
Los ataques pueden ocurrir a cualquier hora aún durante la noche al estar dormido, aunque no esté soñando.

An attack generally lasts two minutes but peaks within 10 minutes,
Mientras casi todos los ataques duran aproximadamente dos minutos, en ocasiones pueden durar hasta 10 minutos.

In rare case, symptoms may last much longer, up to one hour.
En casos raros, los síntomas pueden durar una hora o más.

Panic disorder affects about 2.4 million adult Americans and is twice as common in women as in men.
El trastorno de pánico ataca cuando menos al 1.6 por ciento de la población y es doblemente más común en las mujeres que en los hombres.

It most often begins during late adolescence or early adulthood.
Puede presentarse a cualquier edad, en los niños o en los ancianos, pero casi siempre comienza en los adultos jóvenes.

374

Not everyone who experiences panic attacks will develop panic disorder-for example, many people have one attack but never have another.
No todos los que sufren ataques de pánico terminan teniendo trastornos de pánico; por ejemplo, muchas personas sufren un ataque y nunca vuelven a tener otro.

For those who do have panic disorder, though, it's important to seek treatment.
Sin embargo, para quienes padecen de trastornos de pánico es importante obtener tratamiento adecuado.

Untreated, the disorder can become very disabling.
Un trastorno así, si no se atiende, puede resultar en invalidez.

Panic disorder is often accompanied by other serious conditions such as depression, drug abuse, or alcoholism and may lead to a pattern of avoidance of places or situations where panic attacks have occurred.
El trastorno de pánico frecuentemente va acompañado de otros problemas tales como depresión o alcoholismo y puede engendrar fobias, relacionadas con lugares o situaciones donde los ataques de pánico han ocurrido.

For example, if a panic attack strikes while you're riding in an elevator, you may develop a fear of elevators.
Por ejemplo, si usted experimenta un ataque de pánico mientras usa un elevador, es posible que llegue a sentir miedo de subir a los elevadores y posiblemente empiece a evitar usarlos.

375

Some people's lives become so restricted that they avoid normal, everyday activities such as grocery shopping or driving, or in some cases they become housebound.
Las vidas de algunas personas han llegado a hacerse muy restringidas porque evitan actividades diarias normales como ir al mercado, manejar un vehículo o, en algunos casos hasta salir de su casa.

Or, they may be able to confront a feared situation only if accompanied by a spouse or other trusted person.
O, pueden llegar a confrontar una situación que les causa miedo siempre y cuando vayan acompañadas de su cónyuge o de otra persona que les merezca confianza.

Basically, these people avoid any situation in which they would feel helpless if a panic attack were to occur.
Básicamente, evitan cualquier situación que temen pueda hacerlas sentirse indefensas si ocurre un ataque de pánico.

When people's lives become so restricted, as happens in about one-third of people with panic disorder, the condition is called agoraphobia.
Cuando, como resultado de este mal, las vidas de las personas llegan a ser tan restringidas como sucede en casi una tercera parte de las personas que padecen de trastornos de pánico, se le llama agorafobia.

Risk of developing panic disorder appears to be inherited.
La tendencia hacia trastornos de pánico y agorafobia tiende a ser hereditario.

Early treatment of panic disorder can often prevent agoraphobia.
Sin embargo un tratamiento oportuno al trastorno de pánico puede frecuentemente detener el progreso hacia la agorafobia.

Studies have shown that with the right treatment, including targeted psychotherapy calledcognitive-behavioral therapy, medications, or a combination of both, helps about 70 to 90 percent of people with panic disorder.
Se han hecho estudios que demuestran que un tratamiento adecuado, un tipo de psicoterapia llamada terapia de comportamiento cognoscitivo, medicamentos o posiblemente una combinación de ambos, ayuda del 70 al 90 por ciento de las personas con trastornos de pánico.

Noticable improvements may be seen within 6 to 8 weeks after starting treatment.
Se puede apreciar una significante mejoría entre 6 a 8 semanas después de iniciarse el tratamiento.

Cognitive-behavioral therapy shows the patient new ways in looking at panic situations and teaches him various methods in reducing their anxiety, i.e. practicing breathing exercises or focusing their attention in new ways.
Los medios usados en la terapia de comportamiento cognoscitivo enseñan al paciente a ver las situaciones de pánico de manera diferente y enseñan varios modos de reducir la ansiedad, por ejemplo haciendo ejercicios de respiración o acudiendo a técnicas que dan nuevo enfoque a la atención.

Another technique used in cognitive-behavioral therapy frequently mitigates the phobias that result from panic disorder and involves a treatment relative to repeated exposure therapy.
Otra técnica que se usa en la terapia de comportamiento cognoscitivo, conocida como terapia de exposición frecuentemente puede mitigar las fobias resultantes de un trastorno de pánico.

In repeated exposure therapy the patient is exposed little by little to the feared situation until the patient becomes desensitized.
En la terapia de exposición, se expone poco a poco a las personas a la situación temida hasta que llegan a hacerse insensibles a ella.

Some people find prescribed medications greatly ease the symptoms of panic disorder.
Algunas personas encuentran el mayor alivio a los síntomas del trastorno de pánico cuando toman ciertos medicamentos recetados por el médico.

These medications, like cognitive-behavioral therapy, help prevent panic attacks or at least reduce the severity of them.
Esos medicamentos, al igual que la terapia de comportamiento cognoscitivo, pueden ayudar a prevenir ataques de pánico o a reducir su frecuencia y severidad.

Two types of medications that have proven successful in treatment are anti-depressives and benzodiazepines.
Los dos tipos de medicamentos que se ha comprobado son seguros y efectivos en el tratamiento del trastorno de pánico son los antidepresivos y las benzodiazepinas.

Obsessive-Compulsive Disorder

Trastorno obsesivo-compulsivo

Obsessive-compulsive disorder, or OCD, involves anxious thoughts or rituals you feel you can't control.
El trastorno obsesivo-compulsivo (TOC) es un trastorno caracterizado por presentar pensamientos o rituales de ansiedad que usted siente que no puede controlar.

If you have OCD, you may be plagued by persistent, unwelcome thoughts or images, or by the urgent need to engage in certain rituals.
Si usted padece de TOC, como se le conoce, puede estar plagado de pensamientos o imágenes persistentes indeseables o por la necesidad urgente de celebrar ciertos ritos.

You may be obsessed with germs or dirt, so you wash your hands over and over.
Usted puede estar obsesionado con los gérmenes o la mugre y en ese caso se lava las manos una y otra vez.

You may be filled with doubt and feel the need to check things repeatedly.
Puede estar lleno de dudas y sentir la necesidad de reconfirmar las cosas repetidamente.

You may have frequent thoughts of violence, and fear that you will harm people close to you.
Puede estar preocupado por pensamientos de violencia y teme hacer daño a las personas que están cerca de usted.

You may spend long periods touching things or counting; you may be pre-occupied by order or symmetry; you may have persistent thoughts of performing sexual acts that are repugnant to you; or you may be troubled by thoughts that are against your religious beliefs.
Puede pasar largos períodos de tiempo tocando las cosas o contando; puede estar preocupado por el orden y la simetría; puede tener pensamientos persistentes de llevar a cabo actos sexuales que le son repugnantes; o puede afligirle tener pensamientos que van contra su religión.

The disturbing thoughts or images are called obsessions, and the rituals that are performed to try to prevent or get rid of them are called compulsions.
Los pensamientos o las imágenes preocupantes se llaman obsesiones y los rituales que se celebran para tratar de prevenirlas o disiparlas se llaman impulsos.

There is no pleasure in carrying out the rituals you are drawn to, only temporary relief from the anxiety that grows when you don't perform them.
No es placentero celebrar estos ritos que se siente obligado a hacer; únicamente siente descanso temporal de la incomodidad causada por la obsesión.

A lot of healthy people can identify with some of the symptoms of OCD, such as checking the stove several times before leaving the house.
Muchas personas saludables pueden aceptar tener algunos de estos síntomas de TOC, tales como revisar la estufa varias veces antes de salir de la casa.

But for people with OCD, such activities consume at least an hour a day, are very distressing, and interfere with daily life.
Pero se diagnostica el trastorno únicamente cuando dichas actividades consumen cuando menos una hora al día, son muy angustiosas o interfieren con la vida diaria.

380

Most adults with this condition recognize that what they're doing is senseless, but they can't stop it.
Muchos adultos con este problema de salud reconocen que lo que están haciendo no tiene sentido pero no pueden evitarlo.

Some people, though, particularly children with OCD, may not realize that their behavior is out of the ordinary.
Sin embargo, muchas personas, especialmente niños con TOC, pueden no comprender que su comportamiento está fuera de lo normal.

It strikes men and women in approximately equal numbers and afflicts about 1 in 50 people.
El TOC afecta a hombres y a mujeres aproximadamente en igual número y aflige a más o menos 1 de cada 50 personas.

It can appear during childhood, in adolescence, adulthood, but on the average it is detected when patients are young adults.
Puede aparecer en la niñez, en la adolescencia o en la edad madura pero como promedio se detecta en los jóvenes o en los adultos jóvenes.

One-third of adults with OCD report having experienced their first symptoms as children.
Un tercio de los adultos con TOC experimentaron sus primeros síntomas en la niñez.

The course of the disease is variable: symptoms may come and go, they may ease over time, or they can grow progressively worse.
El curso que sigue la enfermedad es variable: los síntomas pueden ir y venir, mitigarse por un tiempo o empeorar progresivamente.

381

Research evidence suggests that OCD might run in families.
La evidencia de que se dispone sugiere que el TLC puede venir
de familia.

Depression or other anxiety disorders may accompany OCD.
La depresión u otros trastornos de ansiedad pueden acompañar al
TOC.

And some people with OCD also have eating disorders.
Además, algunas personas con TOC sufren de trastornos
alimenticios.

**In addition, people with OCD may avoid situations in which
they might have to confront their obsessions.**
También pueden evitar las situaciones en las cuales tengan que
enfrentarse a sus obsesiones.

**Or they may try unsuccessfully to use alcohol or drugs to
calm themselves.**
O pueden tratar, sin éxito, de usar alcohol o drogas para calmarse.

**If OCD grows severe enough, it can keep someone from
holding down a job or from carrying out normal
responsibilities at home but normally this doesn't happen.**
Si el TOC se agrava seriamente puede interponerse entre una
persona y su empleo o evitar que esa persona asuma
responsabilidades normales en su casa, pero por lo general no
llega a esos extremos.

**The result of research has made it possible for people with
OCD to obtain beneficial medications and behavioral
treatments.**
La investigación de los científicos ha dado como resultado
obtener medicamentos y tratamientos de comportamiento que
pueden beneficiar a las personas con TOC.

A combination of the two treatments almost always helps the majority of patients.
Una combinación de los dos tratamientos casi siempre ayuda a la mayoría de los pacientes.

Some individuals respond well to therapy while others need different forms of treatment.
Algunos individuos responden mejor a una terapia y otros requieren una distinta.

Two medications which have been proven to be effective in treating OCD are clomipramina and fluoxetin.
Dos medicamentos que han probado ser efectivos en el tratamiento del TOC son la clomipramina y el fluoxetin.

Nevertheless, various others appear promising and may be available in the near future.
Sin embargo, varios más parecen ser prometedores y podrán obtenerse en un futuro cercano.

One behavioral treatment called exposure and response prevention has also shown to be very effective in treating OCD.
La terapia de comportamiento, específicamente una llamada prevención por exposición y respuesta también ha demostrado ser buena en el tratamiento del TOC.

The therapy consists of exposing the patient to the obsession and helping the patient overcome, or halt, the act of ritual, for example, having a patient touch something dirty without allowing them to wash their hands.
Consiste en exponer a la persona a lo que causa el problema y luego ayudar a el o la paciente a hacer a un lado el ritual acostumbrado; por ejemplo, hacer que el o la paciente toque algo sucio y después no se lave las manos.

383

This type of therapy frequently has shown success with patients who have completed a behavioral treatment program although patients with both depression and OCD have demonstrated less success.
Esta terapia frecuentemente tiene éxito en pacientes que completan un programa de terapia de comportamiento, aunque los resultados han sido menos favorables en algunas personas con TOC y con depresión.

The disturbing thoughts or images are called obsessions, and the rituals performed to try to prevent or get rid of them are called compulsions.
Los pensamientos o las imágenes preocupantes se llaman obsesiones y los rituales que se celebran para tratar de prevenirlas o disiparlas se llaman impulsos.

There is no pleasure in carrying out the rituals you are drawn to, only temporary relief from the anxiety that grows when you don't perform them.
No es placentero celebrar estos ritos que se siente obligado a hacer; únicamente siente descanso temporal de la incomodidad causada por la obsesión.

Post-Traumatic Stress Disorder

Trastorno postraumático por tensión

Post-traumatic stress disorder (PTSD) is a debilitating condition that can develop following a terrifying event.
El trastorno postraumático por tensión (TPT) es una condición debilitante que sigue a un evento de terror.

Often, people with PTSD have persistent frightening thoughts and memories of their ordeal and feel emotionally numb, especially with people they were once close to.
Frecuentemente, las personas que sufren de TPT tienen persistentemente memorias y pensamientos espantosos de su experiencia y se sienten emocionalmente paralizadas, especialmente hacia personas que antes estuvieron cerca de ella.

PTSD was first brought to public attention by war veterans, but it can result from any number of traumatic incidents.
El TPT, conocido antes como sobresalto por proyectil o fatiga de batalla, fue traída a la atención pública por los veteranos de guerra pero puede ser el resultado de varios otros incidentes traumáticos.

These include violent attacks such as mugging, rape or torture; being kidnapped or held captive; child abuse; serious accidents such as car or train wrecks; and natural disasters such as floods or earthquakes.
Incluyen rapto, graves accidentes como choques de automóviles o de trenes, desastres naturales como inundaciones o temblores, ataques violentos tales como asaltos, violaciones o tortura, o ser plagiado.

The event that triggers PTSD may be something that threatened the person's life or the life of someone close to him or her.
El evento que desata este trastorno puede ser algo que amenace la vida de esa persona o la vida de alguien cercano a ella.

Or it could be something witnessed, such as massive death and destruction after a building is bombed or a plane crashes.
O bien, puede ser algo que vio, como por ejemplo la destrucción en masa después de la caída de un aeroplano.

Whatever the source of the problem, some people with PTSD repeatedly relive the trauma in the form of nightmares and disturbing recollections during the day.
Cualquiera que sea la razón del problema, algunas personas con TPT repetidamente vuelven a vivir el trauma en forma de pesadillas y recuerdos inquietantes durante el día.

They may also experience other sleep problems, feel detached or numb, or be easily startled.
Pueden también experimentar problemas de sueño, depresión, sensación de indiferencia o de entumecimiento o se sobresaltan fácilmente.

They may lose interest in things they used to enjoy and have trouble feeling affectionate.
Pueden perder el interés en cosas que antes les causaban alegría y les cuesta trabajo sentir afecto.

They may feel irritable, more aggressive than before, or even violent.
Es posible que se sientan irritables, más agresivas que antes o hasta violentas.

Things that remind them of the trauma may be very distressing, which could lead them to avoid certain places or situations that bring back those memories.
El ver cosas que les recuerdan el incidente puede ser molesto, lo que podría hacerles evitar ciertos lugares o situaciones que les traigan a la mente esas memorias.

Anniversaries of the traumatic event are often very difficult.
Los aniversarios de lo que sucedió frecuentemente son muy difíciles.

Ordinary events can serve as reminders of the trauma and trigger flashbacks or intrusive images.
Sucesos ordinarios pueden servir de recordatorios del trauma y ocasionar recuerdos inquietantes o imágenes intrusas.

It can occur at any age, including childhood.
El TPT puede presentarse en cualquier edad, incluyendo la niñez.

The disorder is often accompanied by depression, substance abuse, or one or more other anxiety disorders.
El trastorno puede venir acompañado de depresión, de abuso de substancias químicas o de ansiedad.

Symptoms can be slight or grave; people can be easily irritated or have violent fits of rage.
Los síntomas pueden ser ligeros o graves; las personas pueden irritarse fácilmente o tener violentos arranques de cólera o de mal humor.

In severe cases, the person may have trouble working or socializing.
En casos severos, los afectados pueden tener dificultad para trabajar o para socializar.

In general, the symptoms seem to be worse if the event that triggered them was deliberately initiated by a person-such as a rape or kidnapping.
En general, los síntomas pueden ser peores si el evento que los ocasiona fue obra de una persona, como en el caso de violación, a comparación de uno natural como es una inundación.

Ordinary events can serve as reminders of the trauma and trigger flashbacks or intrusive images.
Los eventos ordinarios pueden traer el trauma a la mente e iniciar recuerdos retrospectivos o imágenes intrusas.

A flashback can cause a person to lose contact with reality, sometimes for seconds, hours, or, in rare cases, days.
Un recuerdo retrospectivo puede hacer que la persona pierda contacto con la realidad y vuelva a vivir el evento durante un período de unos segundos o por horas o, muy raramente, por días.

A person having a flashback, which can come in the form of images, sounds, smells, or feelings, may lose touch with reality and believe that the traumatic event is happening all over again.
Una persona que tiene recuerdos retrospectivos que pueden presentarse en forma de imagenes, sonidos, olores o sensaciones, generalmente cree que el evento traumático está volviendo a repetirse.

Not every traumatized person gets full-blown PTSD, or experiences PTSD at all.
No todas las personas traumatizadas sufren un verdadero caso de TLT o experimentan TLT en lo absoluto.

PTSD is diagnosed only if the symptoms last more than a month.
Se diagnostica TLT únicamente si los síntomas duran más de un mes.

In those who do develop PTSD, symptoms usually begin within 3 months of the trauma, and the course of the illness varies.
En aquellas personas que tienen TLT, los síntomas generalmente comienzan tres meses después del trauma y el curso de la enfermedad varía.

Some people recover within 6 months, others have symptoms that last much longer.
Hay quienes se recuperan dentro de los siguientes 6 meses; a otros, los síntomas les duran mucho más tiempo.

In some cases, the condition may be chronic.
En algunos casos, la condición puede ser crónica.

Occasionally, the illness doesn't show up until years after the traumatic event.
Ocasionalmente, la enfermedad no se detecta sino hasta varios años después del evento traumático.

Antidepressants can be prescribed to lessen anxiety and depression as well as diminish nightmares; psychotherapy, including cognitive-behavioral therapy is an integral part of the overall treatment.
Los medicamentos antidepresivos y los que se recetan para aminorar la ansiedad, pueden disminuir los síntomas de la depresión y los problemas de sueño; y la psicoterapia, incluyendo la terapia de comportamiento cognoscitivo, es una parte integral del tratamiento.

Occasionally, exposure of the scene of the remembered trauma, i.e. rape, can help.
En ocasiones el exponerse a lo que el trauma recuerda, como parte de la terapia, por ejemplo, regresar a la escena de una violación, puede ayudar.

In addition, the support of family and friends can make the recuperation go smoothly.
Además, el apoyo de los familiares y amistades puede agilizar la recuperación.

Social Phobia (Social Anxiety Disorder)
Fobia Social

Social phobia involves an intense fear of being in humiliating situations, especially of being humiliated by their own actions.
La fobia social es un miedo intenso de llegar a sentirse humillado en situaciones sociales, especialmente de actuar de tal modo que se coloque uno en una situación vergonzosa frente a las demás personas.

There is some evidence that genetic factors are involved and often co-occurs with other anxiety disorders or depression.
Frecuentemente es hereditaria y puede estar acompañada de depresión o de alcoholismo.

The disorder usually begins in childhood or early adolescence.
La fobia social frecuentemente comienza alrededor del principio de la adolescencia o aún antes.

If you suffer from social phobia you may have the idea that other people are competent in public, but that you are not.
Si usted sufre de fobia social tiene la idea de que las otras personas son muy competentes en público y que usted no lo es.

Even the smallest errors you make may seem exaggerated than they really are.
Pequeños errores que usted cometa pueden parecerle mucho más exagerados de lo que en realidad son.

You may blush and think that everyone is watching you.
Puede parecerle muy vergonzoso ruborizarse y siente que todas las personas lo están mirando.

There may be fear in being with people other than your relatives.
Puede tener miedo de estar con personas que no sean las más allegadas a usted.

Or the fear can be more specific, such as being anxious about a speech you have to give, speak with your boss or another authority figure, or just accepting an invitation.
O su miedo puede ser más específico, como el sentir ansiedad si tiene que dar un discurso, hablar con un jefe o alguna otra persona con autoridad, o bien aceptar una invitación.

The most common social phobia is speaking in public.
La fobia social más común es el miedo de hablar en público.

There may be fear of simply being in social situations like at a party.
En ocasiones, la fobia social involucra un miedo general a situaciones sociales tales como fiestas.

Other fears occur less often, such as using a public bathroom, eating out, speaking on the telephone, or writing in front of other people, like writing a check.
Menos frecuente es el miedo de usar un baño público, comer fuera de casa, hablar por teléfono o escribir en presencia de otras personas, como por ejemplo, escribir un cheque.

This disorder is frequently confused with shyness, but they're not the same.
Aunque este trastorno frecuentemente se confunde con timidez, no son lo mismo.

People whom are shy may feel uncomfortable around other people, but they don't experience the extreme anxiety associated with social phobia when meeting people nor do they avoid circumstances of being put in a place of cohabitation.
Las personas tímidas pueden sentirse muy incómodas cuando están con otras personas, pero no experimentan la extrema ansiedad al anticipar una situación social y no necesariamente evitan circunstancias que las haga sentirse cohibidas.

Vice versa, people with social phobia aren't necessarily shy.
En cambio, las personas con una fobia social no necesariamente son tímidas.

They can feel completely comfortable with people most of the time, but in special situations, like walking with people on both sides of them or giving a speech, they can feel intense anxiety.
Pueden sentirse totalmente cómodas con otras personas la mayor parte del tiempo, pero en situaciones especiales, como caminar en un pasillo con personas a los lados o dando un discurso, pueden sentir intensa ansiedad.

Social phobia disrupts normal life, interfering with careers or social relations.
La fobia social trastorna la vida normal, interfiriendo con una carrera o con una relación social.

For example, a worker may have to decline a promotion because they might not be able to make public presentations.
Por ejemplo: un trabajador puede dejar de aceptar un ascenso en su trabajo por no poder hacer presentaciones en público.

The fear of a social event can start weeks before the event even occurs leaving the person exhausted.
El miedo a un evento social puede comenzar semanas antes y los síntomas pueden ser muy agotadores.

People with social phobia are aware that their feelings are irrational.
Las personas con fobia social comprenden que sus sensaciones son irracionales.

Nonetheless, they experience great apprehension confronting fearful situations and do everything in their power to avoid them.
Sin embargo, experimentan una gran aprensión antes de enfrentarse a la situación que temen y harán todo lo posible para evitarla.

Even if they manage to confront what they fear, they usually feel very anxious beforehand and are intensely uncomfortable throughout.
Aún cuando puedan enfrentarse a lo que temen, generalmente sienten gran ansiedad desde antes y están muy incómodas todo el tiempo.

Afterward, the unpleasant feelings may linger, as they worry about how they may have been judged or what others may have thought.
Posteriormente, las sensaciones desagradables pueden continuar con la preocupación de haber sido juzgados o con lo que los demás hayan pensado.

Approximately %80 of people with social phobia find help through cognitive-behavioral therapy, medications, or a combination of both.
Aproximadamente el 80 por ciento de las personas que sufren de fobia social encuentran alivio a sus síntomas cuando se les da tratamiento de terapia de comportamiento cognoscitivo, de medicamentos, o una combinación de ambos.

Therapy involves learning how to see social situations differently; exposing themselves to seemingly threatening situations in ways that make it easier to face; and learning new techniques to help reduce anxiety and increase social skills, while learning how to stay relaxed.

La terapia puede involucrar aprender a ver los eventos sociales en forma diferente; exponerse a una situación social aparentemente amenazadora de tal manera que les sea más fácil enfrentarse a ella; además, aprender técnicas para reducir la ansiedad, adquirir habilidades sociales y practicar técnicas de relajamiento.

Medications proven to help are a class of antidepressants called MAO inhibitors.

Entre los medicamentos que han probado ser efectivos están los antidepresivos llamados inhibidores MAO.

People who suffer from a type of social phobia called performance anxiety have received help through medications called beta-blockers.

Las personas que padecen de una forma específica de fobia social llamada fobia de actuación han recibido ayuda de unos medicamentos llamados bloques-beta.

For example, musicians and other people with performance anxiety can take beta-blockers the day they have to perform.

Por ejemplo, se puede recetar bloques-beta a músicos y otras personas con este tipo de ansiedad para que los tomen en día en que van a actuar.

Phobias

Fobias

Phobias occur in distinct forms.
Las fobias suceden en distintas formas.

A specific phobia signifies a fear of a certain object or situation.
Una fobia específica significa un miedo a algún objeto o situación determinada.

Social phobia is the fear of being in an embarrassing social situation.
Una fobia social es el miedo a colocarse en una situación sumamente vergonzosa en un medio social.

Lastly, agoraphobia, which frequently is accompanied by panic disorder, is fear of being trapped in a situation that might provoke a panic attack.
Por último, la agorafobia, que frecuentemente acompaña al trastorno de pánico es el miedo que siente la persona de encontrarse en cualquier situación que pueda provocar un ataque de pánico o de la cual le sea difícil escapar si éste llegara a ocurrir.

Specific Phobias

Fobias específicas

Many people experience specific phobia, an intense and irrational fear of things or situations that pose little or no actual danger; some of the more common specific phobias are centered around closed-in places, heights, escalators, tunnels, highway driving, water, flying, dogs, and injuries involving blood.

Muchas personas experimentan fobias específicas, miedos intensos e irracionales a ciertas cosas o situaciones; algunos de los más comunes son: perros, espacios cerrados, alturas, escaleras eléctricas, túneles, manejar en carreteras, agua, volar y heridas que produzcan sangre.

Such phobias aren't just extreme fear; they are irrational fear of a particular thing.

Las fobias no son únicamente miedo extremo, son miedo irracional.

You may be able to ski the world's tallest mountains with ease but be unable to go above the 5th floor of an office building.

Usted puede esquiar en las montañas más altas con toda facilidad pero siente pánico de subir al 10° piso de un edificio de oficinas.

While adults with phobias realize that these fears are irrational, they often find that facing, or even thinking about facing, the feared object or situation brings on a panic attack or severe anxiety.

Los adultos con fobias comprenden que sus miedos son irracionales pero frecuentemente enfrentarse a los objetos o a las situaciones que las ocasionan o siquiera pensar en enfrentarlos, ocasiona un ataque de pánico o ansiedad severa.

Specific phobias affect more than one in ten people.
Las fobias específicas atacan a más de una de cada diez personas.

The causes of specific phobias are not well understood though there is some evidence that these phobias may run in families and are twice as common in women as in men.
Nadie sabe exactamente qué las ocasiona aunque parece que son hereditarias y que son más comunes en las mujeres.

Specific phobias usually first appear during childhood or adolescence and tend to persist into adulthood.
Generalmente las fobias aparecen primero en la adolescencia o en la edad adulta.

Phobias appear suddenly, becoming more persistent and disabling than they were when they first appeared; only %20 of phobias disappear on their own.
Comienzan repentinamente y tienden a ser más persistentes que las que se inician en la niñez; de las fobias de los adultos únicamente más o menos el 20 por ciento desaparecen solas.

Generally when children have a phobia, like a fear of animals, it tends to disappear with time, but sometimes can persist into adulthood.
Cuando los niños tienen fobias específicas, por ejemplo, miedo a los animales, esos miedos por lo general desaparecen con el tiempo aunque pueden extenderse a la edad adulta.

Nobody knows why in some phobias persist while in others the fears disappear.
Nadie sabe por qué persisten en algunas personas y desaparecen en otras.

If the object of the fear is easy to avoid, people with specific phobias may not feel the need to seek treatment.
Las personas con fobias no sienten la necesidad de recibir tratamiento, si les es fácil evitar lo que les causa miedo.

Sometimes, though, they may make important career or personal decisions to avoid a phobic situation, and if this avoidance is carried to extreme lengths, it can be disabling.
Sin embargo, en ocasiones tendrán que tomar decisiones importantes en su carrera o en lo personal para evitar una situación que les produzca fobia.

When phobias interfere with your personal life, treatment can help.
Cuando las fobias interfieren con la vida de una persona, el tratamiento puede servir de ayuda.

An effective treatment generally includes exposure therapy where the patient is exposed to his phobia until he no longer fears it.
Un tratamiento efectivo generalmente involucra cierto tipo de terapia de conocimiento cognoscitivo llamada insensibilización o terapia de exposición, en la cual los pacientes se exponen gradualmente a lo que los asusta hasta que el miedo comienza a desaparecer.

Three-fourths of patients benefit greatly from this treatment.
Tres cuartas partes de pacientes se benefician grandemente con este tratamiento.

Breathing exercises and relaxation techniques seem to greatly reduce symptoms of anxiety.
Los ejercicios de relajamiento y respiración también contribuyen a reducir los síntomas de ansiedad.

Presently, there are no medications to treat specific phobias, but some medications do seem to at least reduce the symptoms of anxiety before facing a phobic situation.
No existe hasta ahora un tratamiento comprobado a base de medicamentos, para fobias específicas, pero en ocasiones ciertas medicinas pueden recetarse para ayudar a reducir los síntomas de ansiedad antes de que la persona se enfrente a una situación de fobia.

Generalized Anxiety Disorder
Trastorno de Ansiedad Generalizada

Generalized anxiety disorder (GAD) is much more than the normal anxiety people experience day to day.
El Trastorno de Ansiedad Generalizada (TAG) es mucho más de lo que una persona normal con ansiedad experimenta en su vida diaria.

It's chronic and fills one's day with exaggerated worry and tension, even though there is little or nothing to provoke it.
Son preocupación y tensión crónicas aún cuando nada parece provocarlas.

Having this disorder means always anticipating disaster, often worrying excessively about health, money, family, or work.
El padecer de este trastorno significa anticipar siempre un desastre, frecuentemente preocupándose excesivamente por la salud, el dinero, la familia o el trabajo.

Sometimes, though, the source of the worry is hard to pinpoint.
Sin embargo, a veces, la raíz de la preocupación es difícil de localizar.

Simply the thought of getting through the day provokes anxiety.
El simple hecho de pensar en pasar el día provoca ansiedad.

People with GAD can't seem to shake their concerns, even though they usually realize that their anxiety is more intense than the situation warrants.
Las personas que padecen de TAG no parecen poder deshacerse de sus inquietudes aún cuando generalmente comprenden que su ansiedad es mas intensa de lo que la situación justifica.

Individuals with GAD seem unable to relax.
Quienes padecen de TAG también parecen no poder relajarse.

Often, they have trouble falling or staying asleep.
Frecuentemente tienen trabajo en conciliar el sueño o en permanecer dormidos.

Their worries are accompanied by physical symptoms, especially fatigue, headaches, muscle tension, muscle aches, difficulty swallowing, trembling, twitching, irritability, sweating, and hot flashes.
Sus preocupaciones van acompañadas de síntomas físicos, especialmente temblores, contracciones nerviosas, tensión muscular, dolores de cabeza, irritabilidad, transpiración o accesos de calor.

People with GAD may feel lightheaded or out of breath.
Pueden sentirse mareadas o que les falta el aire.

They also may feel nauseated or have to go to the bathroom frequently.
Pueden sentir náusea o que tienen que ir al baño frecuentemente.

They can feel like there's a knot in their throat.
O pueden sentir como si tuvieran un nudo en la garganta.

Many people with GAD get startled easier than other people.
Muchos individuos con TAG se sobresaltan con mayor facilidad que otras personas.

Feeling tired a lot, it takes work for people with GAD to concentrate and sometimes depression occurs alongside the disorder.
Tienden a sentirse cansados, les cuesta trabajo concentrarse y a veces también sufren de depresión.

When impairment associated with GAD is mild, people with the disorder may be able to function in social settings or on the job.
Por lo general, el daño asociado con TAG es ligero y las personas con ese trastorno no se sienten restringidas dentro del medio social o en el trabajo.

Unlike people with several other anxiety disorders, people with GAD don't characteristically avoid certain situations as a result of their disorder.
A diferencia de muchos otros trastornos de ansiedad, las personas con TAG no necesariamente evitan ciertas situaciones como resultado de su trastorno.

If severe, however, GAD can be very debilitating, making it difficult to carry out even the most ordinary daily activities.
Sin embargo, si éste es severo, el TAG puede ser muy debilitante, resultando en dificultad para llevar a cabo hasta las actividades diarias más simples.

The disorder comes on gradually and can begin across the life cycle, though the risk is highest between childhood and middle age.
El TAG se presenta gradualmente y afecta con mayor frecuencia a personas en su niñez o adolescencia, pero también puede comenzar en la edad adulta.

About twice as many women as men are affected, and there is evidence that genes play a modest role in GAD.
Es más común en las mujeres que en los hombres, y con frecuencia ocurre en los familiares de las personas afectadas.

It is diagnosed when someone spends at least 6 months worrying excessively about a number of everyday problems.
Se diagnostica cuando alguien pasa cuando menos 6 meses preocupándose excesivamente por varios problemas diarios.

GAD sufferers frequently anticipate disasters and worry excessively about their health, money, their family, or their work.
Padecer de TAG siempre quiere decir anticipar desastres, frecuentemente preocuparse demasiado por la salud, el dinero, la familia o el trabajo.

These worries are almost always accompanied by physical symptoms like muscular tension, tremors, and nausea.
Las preocupaciones frecuentemente se presentan acompañadas de síntomas físicos tales como temblores, tensión muscular y náusea.

Generally, the symptoms of GAD diminish with age.
En general, los síntomas de TAG tienden a disminuir con la edad.

The best treatment may include taking a drug known as buspirone.
Un tratamiento acertado puede incluir un medicamento llamado buspirone.

Studies are being done to confirm the effectiveness of such medications like antidepressants and benzodiazepines.
Se éstan llevando a cabo investigaciones para confirmar la efectividad de otros medicamentos como benzodiazepinas y antidepresivos.

Other useful treatments include cognitive-behavioral therapy, relaxation techniques and feedback to control muscular tension.

También son útiles la técnica de terapia de comportamiento cognoscitivo, las técnicas de relajamiento y de retroalimentación para controlar la tensión muscular.

Depression

Depresion

Depression often accompanies anxiety disorders and, when it does, it needs to be treated as well.
La depresión frecuentemente acompaña a los trastornos de ansiedad y, cuando esto sucede, también debe atenderse.

Symptoms of depression including feelings of sadness, hopelessness, changes in appetite or sleep, low energy, and difficulty concentrating can be treated effectively through antidepressants, and depending on the severity of the depression, through psychotherapy.
Los sentimientos de tristeza, apatía o desesperanza, cambios en el apetito o en el sueño así como la dificultad en concentrarse que frecuentemente caracterizan a la depresión pueden ser tratados con efectividad con medicamentos antidepresivos o, dependiendo de la severidad del mal, con psicoterapia.

Some people respond better through a combination of medication and psychotherapy.
Algunas personas responden mejor a una combinación de medicamentos y psicoterapia.

Treatment can help the majority of depressed people who seek it.
El tratamiento puede ayudar a la mayoría de las personas que sufren de depresión.

Treatment of Anxiety Disorders
Tratamiento para Trastornos de Ansiedad

Many people with anxiety disorders can receive help through treatment.
Muchas personas con trastornos de ansiedad pueden ayudarse con un tratamiento.

In general, two types of treatment are available for an anxiety disorder-medication and specific types of psychotherapy (sometimes called "talk therapy").
La terapia para trastornos de ansiedad frecuentemente incluye medicamentos o formas específicas de psicoterapia.

Medications, although not cure-alls, are very effective in alleviating symptoms of anxiety disorders.
Los medicamentos, aunque no son curaciones, pueden ser muy efectivos para mitigar los síntomas de ansiedad.

Presently, thanks to research done by scientists from NIMH and other research institutions, there are more medications available than before for the treatment of anxiety disorders.
En la actualidad, gracias a la investigación llevada a cabo por científicos en el NIMH y otras instituciones de investigación, existen más medicamentos disponibles que antes para el tratamiento de trastornos de ansiedad.

If one treatment doesn't work, the odds are good that another one will.
De tal manera que, si un medicamento no da el resultado buscado, generalmente hay otros que se pueden probar.

And new treatments are continually being developed through research.
Además, se están descubriendo nuevos medicamentos para el tratamiento de los síntomas de ansiedad.

In almost all cases where medication is prescribed, the doctor will generally begin his or her patient on a low dosage and gradually increase it until both the doctor and the patient arrive at an adequate dose.
En casi todos los medicamentos que se recetan para el tratamiento de ansiedad, el médico generalmente inicia al paciente con una dosis baja y gradualmente se la aumenta hasta llegar a la dosis adecuada.

Every medication has side effects, but they either disappear or patients grow accostumed to them with time.
Cada medicamento tiene efectos secundarios pero éstos por lo general se llegan a tolerar o disminuyen con el tiempo.

If side effects do become a problem, the doctor should advise the patient to stop taking their medication for a week or longer, depending on the medication given, before trying a new drug.
Si los efectos secundarios llegan a ser un problema, el doctorpuede aconsejar al paciente que deje de tomar el medicamento y que espere una semana, o mástiempo en el caso de ciertas drogas, antes de probar uno nuevo.

When the treatment ends, the doctor will gradually decrease the dosage to elimination.
Cuando el tratamiento está por terminarse, el doctor puede disminuir la dosis gradualmente.

Research has shown that a form of psychotherapy that is effective for several anxiety disorders, particularly panic disorder and social phobia, is cognitive-behavioral therapy (CBT).
Las investigaciones también han demostrado que la terapia de comportamiento y la terapia de comportamiento cognoscitivo pueden ser efectivas para el tratamiento de varios trastornos de ansiedad.

The cognitive component helps people change thinking patterns that keep them from overcoming their fears.
La terapia de comportamiento se concentra en cambiar acciones específicas y usa varias técnicas para disminuir o detener un comportamiento indeseable.

Another behavioral technique is to teach the patient deep breathing as an aid to relaxation and anxiety management.
Por ejemplo, una técnica entrena a los pacientes en respiración diafragmtica, un ejercicio especial de respiraci¢n que consiste en respiraciones lentas, profundas, para reducir la ansiedad.

This is necessary because people with anxiety disorder frequently hyperventilate, taking in quick, short breaths of air causing rapid beating of the heart, dizziness, and other symptoms.
Esto es necesario porque las personas que tienen ansiedad frecuentemente sufren de hiperventilación, respirando rápidamente cortas cantidades de aire que pueden provocar latidos rápidos del corazón, mareos y otros síntomas.

A key element of this component is exposure, in which people confront the things they fear.
Otra técnica: terapia de exposición expone gradualmente a los pacientes a aquello que los asusta y les ayuda a vencer sus miedos.

The behavioral component of CBT seeks to change people's reactions to anxiety-provoking situations and sensations, which provoke panic attacks and other symptoms of anxiety.
Al igual que la terapia de comportamiento, la terapia de comportamiento cognoscitivo enseña a los pacientes a reaccionar en forma diferente en las situaciones y sensaciones corporales que desatan los ataques de pánico y otros síntomas de ansiedad.

Patients also learn to understand how their thinking contributes to their symptoms and how to change their thinking so as to diminish their symptoms.
Sin embargo, los pacientes también aprenden a comprender la forma en que su manera de pensar contribuye a sus síntomas y cómo cambiar sus pensamientos para disminuir la posibilidad de que los síntomas ocurran.

This understanding of though processes combined with exposure and behavioral therapy helps the patient confront situations that inspire fear.
Este entendimiento de los patrones de pensamiento se combina con la técnica de exposición y con otras terapias de comportamiento para ayudar a las personas a enfrentarse a las situaciones que les causan miedo.

Someone who feels dizzy during a panic attack and thinks he is going to die can be helped with the following treatment technique: the patient to spin around in one spot until he or she feels dizzy.
Alguien que se siente mareado durante un ataque de pánico y teme que se va a morir puede recibir ayuda con la siguiente técnica que se usa en la terapia de comportamiento cognoscitivo: el paciente que dé vueltas en un mismo lugar hasta que se marée.

When the patient becomes alarmed and begins to think "I'm going to die," he will learn to replace that thought with another more appropriate: "It's only a little dizzy spell, I can control it."

Cuando el paciente se alarma y comienza a pensar: "me voy a morir", él aprende a reemplazar ese pensamiento con otro más apropiado como "no es més que un pequeño mareo; yo puedo controlarlo".

How to Get Help for Anxiety Disorders

Cómo recibir ayuda en los casos de trastornos de ansiedad

If you, or someone you know, has symptoms of anxiety, a visit to the family physician is usually the best place to start.

Si usted o alguna persona a quien usted conoce tiene síntomas de ansiedad, lo mejor que puede hacer inicialmente es ver al médico familiar.

A physician can help determine whether the symptoms are due to an anxiety disorder, some other medical condition, or both.

Un médico puede ayudarlo a determinar si los síntomas son debidos a un trastorno de ansiedad, a alguna otra condición médica o a ambos.

Frequently, the next step in getting treatment for an anxiety disorder is referral to a mental health professional.

Más frecuentemente, el siguiente paso para recibir tratamiento en un trastorno de ansiedad es ser recomendado a un profesional de salud mental.

Among the professionals who can help are psychiatrists, psychologists, social workers, and counselors.

Entre los profesionales que pueden ayudar están los psiquiatras, los psicólogos, los trabajadores sociales y los consejeros.

410

However, it's best to look for a professional who has specialized training in cognitive-behavioral therapy and/or behavioral therapy, as appropriate, and who is open to the use of medications, should they be needed.

Sin embargo, es mejor buscar a un profesional que tenga entrenamiento especializado en terapia de comportamiento cognoscitivo o en terapia de comportamiento y que esté dispuesto a usar medicamentos en caso de que sean necesarios.

As stated earlier, psychologists, social workers, and counselors sometimes work closely with a psychiatrist or other physician, who will prescribe medications when they are required.

A veces los psicólogos, los trabajadores sociales y los consejeros trabajan unidos con un psiquiatra u otro médico, quien receta los medicamentos cuando éstos se requieren.

For some people, group therapy is a helpful part of treatment.

Para algunas personas la terapia de grupo o la de grupos de auto-ayuda son una parte útil del tratamiento.

For many, a combination of both treatments is the best.

A muchas personas les es más útil una combinación de estas terapias.

When you look for a professional health care worker, it's important to ask about the types of therapy generally used or available medications.

Cuando usted busca a un profesional de cuidado de la salud es importante que pregunte qué tipos de terapia usa generalmente o si tiene medicamentos disponibles.

It's important that you feel comfortable with the therapy.
Es importante que usted se sienta cómodo con la terapia.

If this is not the case, seek help elsewhere.
De no ser éste el caso, busque ayuda en otro lado.

If you are taking medications, however, it's important not to stop taking them abruptly; certain drugs have to be tapered off under the supervision of your physician.
Sin embargo, si usted ha estado tomando medicamentos, es importante no cortar abruptamente el uso de algunos de ellos, sino irlos rebajando bajo la supervisión de su médico.

Be sure by asking your physician about the best way to stop taking the medications.
Asegúrese de preguntar a su médico cómo dejar de tomar un medicamento.

Remember, though, that when you find a health care professional that you're satisfied with, the two of you are working together as a team.
Recuerde, sin embargo, que cuando usted encuentra a un profesional del cuidado de la salud con el cual se siente satisfecho, ustedes dos están trabajando en equipo.

Together you will be able to develop a plan to treat your anxiety disorder that may involve medications, cognitive-behavioral or other talk therapy, or both, as appropriate.
Entre los dos podrán desarrollar un plan para su tratamiento del trastorno de ansiedad que pueda involucrar medicamentos, terapia de comportamiento, o terapia de comportamiento cognoscitivo, que consideren apropiado.

Remember, though, that results from treatment don't necessarily happen immediately.
Sin embargo, los tratamientos para trastornos de ansiedad no necesariamente dan resultado inmediatamente.

Your doctor may prescribe you to a plan for a few weeks to determine whether or not it is working.
Su médico o terapista puede pedirle que siga un plan específico de tratamiento por varias semanas para determinar si le está dando resultado.

Research involves studying biological bases of anxiety disorders in humans and the phenomenon in animals.
Investigaciones involucran estudios de trastornos de ansiedad en los humanos así como investigaciones de la base biológica sobre ansiedad y sus fenómenos, en los animales.

Coexisting Conditions
Condiciones Coexistentes

It is common for an anxiety disorder to be accompanied by another anxiety disorder or another illness, like depression, an eating disorder, alcoholism, or drug abuse.
Muchas personas padecen de un sólo tipo de trastorno de ansiedad y nada más, pero no es raro que un trastorno de ansiedad venga acompañado de otra enfermedad como por ejemplo depresión, problemas alimenticios, alcoholismo, abuso de substancias químicas u otro trastorno de ansiedad.

Often people who have panic disorder or social phobia, for example, also experience the intense sadness and hopelessness associated with depression, or are addicted to alcohol.
Frecuentemente quienes padecen de un trastorno de pánico o fobia social, por ejemplo, también experimentan la intensa tristeza y desaliento asociado con la depresión, o se hacen adictos al alcohol.

Any of these problems will need to be treated as well, ideally at the same time as the anxiety disorder.
En esos casos, estos problemas también necesitarán atenderse.

Cancer and Pain
El cáncer y dolor

Having cancer does not always mean having pain.
Tener cáncer no siempre significa tener dolor.

Whether a patient has pain may depend on the type of cancer, the extent of the disease, and the patient's tolerance for pain.
El que un paciente tenga dolor puede depender del tipo de cáncer, de la extensión de la enfermedad y de la tolerancia del paciente al dolor.

Most pain occurs when the cancer grows and presses against bones, organs, and nerves.
La mayoría de veces, el dolor ocurre cuando el cáncer crece y presiona contra los huesos, órganos y nervios.

Pain may also be a side effect of treatment.
El dolor puede ser también un efecto secundario del tratamiento.

However, pain can generally be relieved or reduced with prescription medicines or over-the-counter drugs recommended by the doctor.
Sin embargo, el dolor puede aliviarse o aminorarse generalmente con medicamentos de prescripción o con fármacos recomendados por el médico pero que no necesitan receta.

Other ways to reduce pain, such as relaxation exercises, may also be useful.
Otras formas de reducir el dolor, como son los ejercicios de relajación, pueden también ser útiles.

Pain should not be accepted as a normal part of having cancer.
No se debe aceptar el dolor como algo normal por tener cáncer.

It is important for patients to talk about pain so steps can be taken to help relieve it.
Es importante que los pacientes hablen del dolor para que se tomen las medidas necesarias para ayudar a aliviarlo.

The fear of addiction or "losing control" should not stop patients from taking pain medication.
El miedo de hacerse adicto o de perder el control no debe impedir que los pacientes tomen medicamentos para el dolor.

Patients who take cancer pain medicines, as prescribed by their doctor, rarely become addicted to them.
Los pacientes que toman medicamentos para el dolor causado por el cáncer, según lo ordene el médico, rara vez se hacen adictos a ellos.

In addition, changing the dose or type of medication can usually help if the patient has troublesome side effects.
Además, el cambio de dosis o del tipo de medicamento puede ayudar generalmente si el paciente tiene efectos secundarios problemáticos.

Depression
Depresión

In any given 1-year period, 9.5 percent of the population, or about 18.8 million American adults, suffer from a depressive illness.
Cada año, el 9.5% de la población estadounidense (aproximadamente 18.8 millones de adultos) padece de enfermedades depresivas.

The economic cost for this disorder is high, but the cost in human suffering cannot be estimated.
El costo en términos económico es alto, pero el costo en términos de sufrimiento es incalculable.

Depressive illnesses often interfere with normal functioning and cause pain and suffering not only to those who have a disorder, but also to those who care about them.
Los trastornos depresivos interfieren con el funcionamiento cotidiano del paciente. Ellos causan dolor y sufrimiento no sólo a quienes de ellos padecen, sino también a sus seres queridos.

Serious depression can destroy family life as well as the life of the ill person.
La depresión severa puede destruir tanto la vida de la persona enferma como la de su familia.

But much of this suffering is unnecessary.
Sin embargo, en gran parte, este sufrimiento se puede evitar.

Most people with a depressive illness do not seek treatment, although the great majority-even those whose depression is extremely severe-can be helped.
La mayoría de las personas deprimidas no buscan tratamiento, aún cuando la gran mayoría (incluso quienes sufren de depresión severa) podría recibir ayuda.

Thanks to years of fruitful research, there are now medications and psychosocial therapies such as cognitive/behavioral, "talk," or interpersonal that ease the pain of depression.
Gracias a años de investigación, hoy se sabe que ciertos medicamentos y psicoterapias son eficaces para la depresión.

Unfortunately, many people do not recognize that depression is a treatable illness.
Desgraciadamente, muchas personas no saben que la depresión es una enfermedad tratable.

If you feel that you or someone you care about is one of the many undiagnosed depressed people in this country, the information presented here may help you take the steps that may save your own or someone else's life.
Si usted, o un ser querido, sufre de depresión y no recibe tratamiento, esta información puede ayudarle a salvar su vida o la de un ser querido.

A Depressive Disorder
Un transtorno depresivo

A depressive disorder is an illness that involves the body, mood, and thoughts.
El trastorno depresivo es una enfermedad que afecta el organismo (cerebro), el ánimo, y la manera de pensar.

It affects the way a person eats and sleeps, the way one feels about oneself, and the way one thinks about things.
Afecta la forma en que una persona come y duerme, afecta cómo uno se valora a sí mismo (autoestima) y la forma en que uno piensa.

A depressive disorder is not the same as a passing blue mood.
Un trastorno depresivo no es lo mismo que un estado pasajero de tristeza.

It is not a sign of personal weakness.
No indica debilidad personal.

It is not a condition that can be willed or wished away.
No es una condición de la cual uno puede liberarse a voluntad.

People with a depressive illness cannot merely "pull themselves together" and get better.
Las personas que padecen de un trastorno depresivo no pueden decir simplemente "ya basta, me voy a poner bien."

Without treatment, symptoms can last for weeks, months, or years.
Sin tratamiento, los síntomas pueden durar semanas, meses e incluso años.

Appropriate treatment, however, can help most people who suffer from depression.
Sin embargo, la mayoría de las personas que padecen de depresión puede mejorar con un tratamiento adecuado.

Types of Depression
Tipos de depression

Depressive disorders come in different forms, just as is the case with other illnesses such as heart disease.
Al igual que en otras enfermedades, por ejemplo las enfermedades del corazón, existen varios tipos de trastornos depresivos.

The three types are: severe depression, dysthymia, and bipolar disorder.
Los tres tipos son: depresión severa, la distimia y el trastorno bipolar.

However, within these types there are variations in the number of symptoms, their severity, and persistence.
En cada uno de estos tres tipos de depresión, el número, la gravedad y la persistencia de los síntomas varían.

Major depression is manifested by a combination of symptomsthat interfere with the ability to work, study, sleep, eat, and enjoy once pleasurable activities.
La depresión severa se manifiesta por una combinación de síntomas (vea la lista de síntomas) que interfieren con la capacidad para trabajar, estudiar, dormir, comer y disfrutar de actividades que antes eran placenteras.

Such a disabling episode of depression may occur only once but more commonly occurs several times in a lifetime.
Un episodio de depresión muy incapacitante puede ocurrir sólo una vez en la vida, pero por lo general ocurre varias veces en el curso de la vida.

A less severe type of depression, dysthymia, involves long-term, chronic symptoms that do not disable, but keep one from functioning well or from feeling good.
La distimia, un tipo de depresión menos grave, incluye síntomas crónicos (a largo plazo) que no incapacitan tanto, pero sin embargo interfieren con el funcionamiento y el bienestar de la persona.

Many people with dysthymia also experience major depressive episodes at some time in their lives.
Muchas personas con distimia también pueden padecer de episodios depresivos severos en algún momento de su vida.

Bipolar Disorder

Another type of depression is bipolar disorder, also called manic-depressive illness.
Otro tipo de depresión es el trastorno bipolar, llamado también enfermedad maníaco-depresiva.

Not nearly as prevalent as other forms of depressive disorders,
Éste no es tan frecuente como los otros trastornos depresivos,

Bipolar disorder is characterized by cycling mood changes: severe highs (mania) and lows (depression).
El trastorno bipolar se caracteriza por cambios cíclicos en el estado de ánimo: fases de ánimo elevado o eufórico (manía) y fases de ánimo bajo (depresión).

Sometimes the mood switches are dramatic and rapid, but most often they are gradual.
Los cambios de estado de ánimo pueden ser dramáticos y rápidos, pero más a menudo son graduals.

420

When in the depressed cycle, an individual can have any or all of the symptoms of a depressive disorder.
Cuando una persona está en la fase depresiva del ciclo, puede padecer de uno, de varios o de todos los síntomas del trastorno depresivo.

When in the manic cycle, the individual may be overactive, overtalkative, and have a great deal of energy.
Cuando está en la fase maníaca, la persona puede estar hiperactiva, hablar excesivamente y tener una gran cantidad de energía.

Mania often affects thinking, judgment, and social behavior in ways that cause serious problems and embarrassment.
La manía a menudo afecta la manera de pensar, el juicio y la manera de comportarse con relación a los otros. También, puede llevar á que el paciente se meta en graves problemas y situaciones embarazosas.

For example, the individual in a manic phase may feel elated, full of grand schemes that might range from unwise business decisions to romantic sprees.
Por ejemplo, en la fase maníaca la persona puede sentirse feliz o eufórica, tener proyectos grandiosos, tomar decisiones de negocios descabelladas, e involucrarse en aventuras o fantasías románticas.

Mania, left untreated, may worsen to a psychotic state.
Si la manía se deja sin tratar puede empeorar y convertirse en un estado sicótico (el paciente pierde temporalmente la razón).

Symptoms of Depression and Mania
Síntomas de depresión y mania

Not everyone who is depressed or manic experiences every symptom.

No todas las personas que están en fases depresivas o maníacas padecen de todos los síntomas.

Some people experience a few symptoms, some many.
Algunas padecen de unos pocos síntomas, otras tienen muchos.

Severity of symptoms varies with individuals and also varies over time.
La gravedad de los síntomas varía según la persona y también puede variar con el tiempo.

Depression
Depresión

Persistent sad, anxious, or "empty" mood
Estado de ánimo triste, ansioso o "vacío" en forma persistente.

Feelings of hopelessness, pessimism
Sentimientos de desesperanza y pesimismo.

Feelings of guilt, worthlessness, helplessness Sentimientos de culpa, inutilidad y desamparo.

Loss of interest or pleasure in hobbies and activities that were once enjoyed, including sex.
Pérdida de interés o placer en pasatiempos y actividades que antes se disfrutaban, incluyendo la actividad sexual.

Decreased energy, fatigue, being "slowed down"
Disminución de energía, fatiga, agotamiento, sensación de estar "en cámara lenta."

Difficulty concentrating, remembering, making decisions
Dificultad para concentrarse, recordar y tomar decisiones.

Insomnia, early-morning awakening, or oversleeping
Insomnio, despertarse más temprano o dormir más de la cuenta.

Appetite and/or weight loss or overeating and weight gain
Pérdida de peso, apetito o ambos, o por el contrario comer más de la cuenta y aumento de peso.

Thoughts of death or suicide; suicide attempts
Pensamientos de muerte o suicidio; intentos de suicidio.

Restlessness, irritability
Inquietud, irritabilidad.

Persistent physical symptoms that do not respond to treatment, such as headaches, digestive disorders, and chronic pain Síntomas físicos persistentes que no responden al tratamiento médico, como dolores de cabeza, trastornos digestivos y otros dolores crónicos.

Mania
Manía.

Abnormal or excessive elation
Euforia anormal o excesiva.

Unusual irritability
Irritabilidad inusual.

Decreased need for sleep
Disminución de la necesidad de dormir.

Grandiose notions
Ideas de grandeza.

Increased talking
Conversación excesiva.

Racing thoughts
Pensamientos acelerados.

Increased sexual desire
Aumento del deseo sexual.

Markedly increased energy
Energía excesivamente incrementada.

Poor judgment
Falta de juicio.

Inappropriate social behavior
Comportarse en forma inapropiada en situaciones sociales.

Causes of Depression
Causas de la depresión.

Some types of depression run in families, suggesting that a biological vulnerability can be inherited.
Algunos tipos de depresión tienden a afectar miembros de la misma familia, lo cual sugeriría que se puede heredar una predisposición biológica.

This seems to be the case with bipolar disorder.
Esto parece darse en el caso del trastorno bipolar.

Studies of families in which members of each generation develop bipolar disorder found that those with the illness have a somewhat different genetic makeup than those who do not get ill.
Los estudios de familias con miembros que padecen del trastorno bipolar en cada generación, han encontrado que aquellos que se enferman tienen una constitución genética algo diferente de quienes no se enferman.

However, the reverse is not true: Not everybody with the genetic makeup that causes vulnerability to bipolar disorder will have the illness.
Sin embargo, no todos los que tienen la predisposición genética para el trastorno bipolar lo padecen.

Apparently additional factors, possibly stresses at home, work, or school, are involved in its onset.
Al parecer, hay otros factores adicionales que contribuyen a que se desencadene la enfermedad: posiblemente tensiones en la vida, problemas de familia, trabajo o estudio.

In some families, major depression also seems to occur generation after generation.
En algunas familias la depresión severa se presenta generación tras generación.

However, it can also occur in people who have no family history of depression.
Sin embargo, la depresión severa también puede afectar a personas que no tienen una historia familiar de depresión.

Whether inherited or not, major depressive disorder is often associated with changes in brain structures or brain function.
Sea hereditario o no, el trastorno depresivo severo está a menudo asociado con cambios en las estructuras o funciones cerebrales.

People who have low self-esteem, who consistently view themselves and the world with pessimism.
Las personas con poca autoestima se perciben a sí mismas y perciben al mundo en forma pesimista.

People who have low self-esteem who are readily overwhelmed by stress, are prone to depression.
Las personas con poca autoestima y que se abruman fácilmente por el estrés están predispuestas a la depresión.

Whether this represents a psychological predisposition or an early form of the illness is not clear.
No se sabe con certeza si esto representa una predisposición psicológica o una etapa temprana de la enfermedad.

In recent years, researchers have shown that physical changes in the body can be accompanied by mental changes as well.
En los últimos años, la investigación científica ha demostrado que algunas enfermedades físicas pueden acarrear problemas mentales.

Medical illnesses, such as stroke, a heart attack, cancer, Parkinson's disease, and hormonal disorders can cause depressive illness, making the sick person apathetic and unwilling to care for his or her physical needs, thus prolonging the recovery period.
Enfermedades tales como los accidentes cerebro-vasculares, los ataques del corazón, el cáncer, la enfermedad de Parkinson y los trastornos hormonales, pueden llevar a una enfermedad depresiva, haciendo una persona enferma y deprimida se siente apática y sin deseos de atender a sus propias necesidades físicas, lo cual prolonga el periodo de recuperación.

.

Also, a serious loss, difficult relationship, financial problem, or any stressful (unwelcome or even desired) change in life patterns can trigger a depressive episode.
La pérdida de un ser querido, los problemas en una relación personal, los problemas económicos, o cualquier situación estresante en la vida (situaciones deseadas o no deseadas) también pueden precipitar un episodio depresivo.

Very often, a combination of genetic, psychological, and environmental factors is involved in the onset of a depressive disorder.
Las causas de los trastornos depresivos generalmente incluyen una combinación de factores genéticos, psicológicos y ambientales.

Later episodes of illness typically are precipitated by only mild stresses, or none at all.
Después del episodio inicial, otros episodios depresivos casi siempre son desencadenados por un estrés leve, e incluso pueden ocurrir sin que haya una situación de estrés.

Depression in Women
La depresión en la mujer.

Women experience depression about twice as often as men.
La depresión se da en la mujer con una frecuencia casi el doble de la del hombre.

1 Many hormonal factors may contribute to the increased rate of depression in women, 1 Factores hormonales podrían contribuir a la tasa más alta de depresión en la mujer,

particularly such factors as menstrual cycle changes, pregnancy, miscarriage, postpartum period, pre-menopause, and menopause.
en particular, los cambios del ciclo menstrual, el embarazo, el aborto, el periodo de posparto, la premenopausia y la menopausia.

Many women also face additional stresses such as responsibilities both at work and home, single parenthood, and caring for children and for aging parents.

Muchas mujeres tienen más estrés por las responsabilidades del cuidado de niños, el mantenimiento del hogar y un empleo. Algunas mujeres tienen una mayor carga de responsabilidad por ser madres solteras o por asumir el cuidado de padres ancianos.

A recent study showed that in the case of severe premenstrual syndrome (PMS), women with a preexisting vulnerability to PMS experienced relief from mood and physical symptoms when their sex hormones were suppressed.

Un estudio reciente demostró que las mujeres predispuestas a padecer del síndrome premenstrual (SPM) severo se alivian de sus síntomas físicos y anímicos (por ejemplo depresión) cuando se les suprimen sus hormonas sexuales con una medicación.

Shortly after the hormones were re-introduced, they again developed symptoms of PMS.

Si se deja de dar dicha medicación, las hormonas se reactivan y al poco tiempo los síntomas vuelven.

Women without a history of PMS reported no effects of the hormonal manipulation.

Por otro lado, a las mujeres sin SPM, la supresión temporal de las hormonas no les produce ningún efecto.

Many women are also particularly vulnerable after the birth of a baby.

Muchas mujeres tienen un riesgo alto de deprimirse después del nacimiento de un bebé.

The hormonal and physical changes, as well as the added responsibility of a new life, can be factors that lead to postpartum depression in some women.
En algunas mujeres los cambios hormonales y físicos, así como la responsabilidad de una nueva vida, pueden llevar a una depresión de posparto.

While transient "blues" are common in new mothers, a full-blown depressive episode is not a normal occurrence and requires active intervention.
Aunque las madres nuevas comúnmente tienen periodos pasajeros de tristeza, un episodio depresivo severo no es normal y requiere tratamiento.

Treatment by a sympathetic physician and the family's emotional support for the new mother are prime considerations in aiding her to recover her physical and mental well-being and her ability to care for and enjoy the infant.
El tratamiento por un médico sensible, y el apoyo emocional de la familia son de importancia vital para que la nueva madre recupere su bienestar físico y mental.
Y la capacidad para cuidar y disfrutar el niño.

Depression in Men
Depresión en el hombre.

Although men are less likely to suffer from depression than women, three to four million men in the United States are affected by the illness.
Aunque el hombre tiene menos probabilidad de sufrir depresiones que la mujer, de tres a cuatro millones de hombres en los Estados Unidos son afectados.

Men are less likely to admit to depression.
El hombre tiende as ser más reacio para admitir que tienen depresión.

And doctors are less likely to suspect it.
Por lo tanto, el diagnóstico de depresión puede ser más difícil de hacer.

The rate of suicide in men is four times that of women.
La tasa de suicidio en el hombre es cuatro veces más alta que en la mujer.

Men are diagnosed less frequently than women.
El hombre es diagnosticado menos que la mujer.

Nevertheless, more women attempt it.
Sin embargo, los intentos de suicidio son más comunes en la mujer que en el hombre.

In fact, after age 70, the rate of men's suicide rises, reaching a peak after age 85.
A partir de los 70 años de edad, la tasa de suicidio en el hombre aumenta, alcanzando el nivel máximo después de los 85 años.

Depression can also affect the physical health in men differently from women.
La depresión también puede afectar la salud física del hombre, aunque en una forma diferente a la de la mujer.

A new study shows that, although depression is associated with an increased risk of coronary heart disease in both men and women, only men suffer a high death rate.
Un estudio reciente indicó que la depresión se asocia con un riesgo elevado de enfermedad coronaria (infartos de corazón) en ambos sexos, sólo el hombre tiene una tasa alta de muerte.

Men's depression is often masked by alcohol or drugs, or by the socially acceptable habit of working excessively long hours.
El alcohol y las drogas enmascaran la depresión en el hombre, o por el hábito socialmente aceptable de trabajar en exceso.

430

Depression typically shows up in men not as feeling hopeless and helpless, but as being irritable, angry, and discouraged.
En el hombre, no es raro que la depresión se manifieste con irritabilidad, ira y desaliento, en lugar de sentimientos de desesperanza o desamparo.

Hence, depression may be difficult to recognize as such in men.
Por lo tanto, puede ser difícil de reconocer.

Even if a man realizes that he is depressed, he may be less willing than a woman to seek help.
Incluso cuando el hombre se da cuenta de que está deprimido, comparado con la mujer, tiende menos a buscar ayuda.

Encouragement and support from concerned family members can make a difference.
El apoyo familiar generalmente es una ayuda importante.

In the workplace, employee assistance professionals or worksite mental health programs can be of assistance in helping men.
Algunas compañías ofrecen programas de salud mental para sus empleados, y estos pueden ser de gran ayuda para el hombre.

It is important that men understand and accept depression as a real illness that needs treatment.
Es importante que el hombre deprimido entienda y acepte la idea que la depresión es una enfermedad real que requiere tratamiento.

Depression in the Elderly
La depresión en la vejez.

Some people have the mistaken idea that it is normal for the elderly to feel depressed.
Es erróneo creer que es normal que los ancianos se depriman.

On the contrary, most older people feel satisfied with their lives.
Por el contrario, la mayoría de las personas de edad se sienten satisfechas con sus vidas.

Sometimes, though, when depression develops, it may be dismissed as a normal part of aging.
Cuando un anciano se deprime, a veces su depresión se considera erróneamente un aspecto normal de la vejez.

Depression in the elderly, undiagnosed and untreated, causes needless suffering for the family and for the individual who could otherwise live a fruitful life.
La depresión en los ancianos, si no se diagnostica ni se trata, causa un sufrimiento innecesario para el anciano y para su familia; pero con un tratamiento adecuado, el anciano tendría una vida placentera.

When he or she does go to the doctor, the symptoms described are usually physical.
Cuando la persona de edad va al médico, puede solo describir síntomas físicos.

This is the case becuase the older person is often reluctant to discuss feelings of hopelessness, sadness,
Esto pasa por que el anciano puede ser reacio a hablar de su desesperanza y tristeza.

The older person may not wish to discuss theloss of interest in normally pleasurable activities, or extremely prolonged grief after a loss.
La persona mayor puede no querer hablar de su falta de interés en las actividades normalmente placenteras, o de su pena después de la muerte de un ser querido, incluso cuando el duelo se prolonga por mucho tiempo.

432

Recognizing how depressive symptoms in older people are often missed,
Los profesionales van reconociendo que los síntomas depresivos en los ancianos se pueden pasar por alto fácilmente.

many health care professionals are learning to identify and treat the underlying depression.
las depresiones subyacentes en los ancianos son cada vez más identificadas y tratadas por los profesionales de salud mental.

They recognize that some symptoms may be side effects of medication the older person is taking for a physical problem, or they may be caused by a co-occurring illness.
También los profesionales detectan mejor los síntomas depresivos que se deben a efectos secundarios de medicamentos que el anciano está tomando, o debidos a una enfermedad física concomitante.

If a diagnosis of depression is made, treatment with medication and/or psychotherapy will help the depressed person return to a happier, more fulfilling life.
Si se hace el diagnóstico de depresión, el tratamiento con medicamentos o psicoterapia ayuda a que la persona deprimida recupere su capacidad para tener una vida feliz y satisfactoria.

Recent research suggests that brief psychotherapy (talk therapies that help a person in day-to-day relationships or in learning to counter the distorted negative thinking that commonly accompanies depression) is effective in reducing symptoms in short-term depression in older persons who are medically ill.
La investigación científica reciente indica que la psicoterapia breve (terapia a través de pláticas que ayudan a la persona en sus relaciones cotidianas, y ayudan a aprender a combatir los pensamientos distorsionados negativamente que generalmente acompañan a la depresión), es efectiva para reducir a corto plazo los síntomas de la depresión en personas mayores.

Psychotherapy is also useful in older patients who cannot or will not take medication.
La psicoterapia también es útil cuando los pacientes ancianos no pueden o no quieren tomar medicamentos.

Efficacy studies show that late-life depression can be treated with psychotherapy.
Estudios de la eficacia de la psicoterapia demuestran que la depresión en la vejez puede tratarse eficazmente con psicoterapia.

Improved recognition and treatment of depression in late life will make those years more enjoyable and fulfilling for the depressed elderly person, the family, and caretakers.
El mejor reconocimiento y tratamiento de la depresión en la vejez hará que este periodo de la vida sea más placentero para el anciano deprimido, para su familia y para quienes le cuidan.

Depression in Children
La depresión en la niñez.

Only in the past two decades has depression in children been taken very seriously.
La depresión en la niñez se empezó a reconocer solo hace dos décadas.

The depressed child may pretend to be sick, refuse to go to school, cling to a parent, or worry that the parent may die.
El niño deprimido puede simular estar enfermo, rehusar a ir a la escuela, no querer separase de los padres o tener miedo a que uno de los padres se muera.

Older children may sulk, get into trouble at school, be negative, grouchy, and feel misunderstood.
El niño más grande puede ponerse de mal humor, meterse en problemas en el colegio, comportarse como un niño travieso o indisciplinado, estar malhumorado o sentirse incomprendido.

Because normal behaviors vary from one childhood stage to another, it can be difficult to tell whether a child is just going through a temporary "phase" or is suffering from depression.
Dado que los comportamientos normales varían de una etapa de la niñez a la otra, es a veces difícil establecer si un niño está simplemente pasando por una fase de su desarrollo o si está verdaderamente padeciendo de depresión.

Sometimes the parents become worried about how the child's behavior has changed, or a teacher mentions that "your child doesn't seem to be himself.".
A veces el niño tiene un cambio de comportamiento marcado que preocupa a los padres, o el maestro menciona que el "niño no parece ser él mismo".

In such a case, if a visit to the child's pediatrician rules out physical symptoms, the doctor will probably suggest that the child be evaluated, preferably by a psychiatrist who specializes in the treatment of children.
En tal caso, después de descartar problemas físicos, el pediatra puede sugerir que el niño sea evaluado, preferiblemente por un psiquiatra especializado en niños.

If treatment is needed, the doctor may suggest that another therapist, usually a social worker or a psychologist, provide therapy while the psychiatrist will oversee medication if it is needed.
De ser necesario un tratamiento, el médico puede sugerir psicoterapia, generalmente hecha por otro profesional, como un trabajador social o un psicólogo, mientras él receta medicamentos si son necesarios.

Parents should not be afraid to ask questions:
Los padres no deben tener miedo de hacer preguntas:

What are the therapist's qualifications?
¿Está capacitado el profesional que va a llevar a cabo la psicoterapia?

What kind of therapy will the child have?
¿Qué tipo de psicoterapia recibirá el niño?

Will the family as a whole participate in therapy?
¿La familia deberá participar en la terapia?

Will my child's therapy include an antidepressant?
¿Será el niño tratado con antidepresivos?

If so, what might the side effects be?
De ser así, ¿cuáles podrían ser los efectos secundarios?

Among the medications being studied are antidepressants, some of which have been found to be effective in treating children with depression, if properly monitored by the child's physician.
Entre los medicamentos en estudio, se cuentan algunos antidepresivos que han demostrado ser efectivos en el tratamiento de niños con depresión, cuando el médico los receta y supervisa correctamente.

Diagnostic Evaluation and Treatment
Evaluación diagnóstica y tratamiento.

The first step to getting appropriate treatment for depression is a physical examination by a physician.
El primer paso para recibir un tratamiento adecuado para la depresión consiste en un examen médico.

Certain medications as well as some medical conditions such as a viral infection can cause the same symptoms as depression.
Ciertos medicamentos, así como algunas enfermedades, por ejemplo infecciones vitales, pueden producir los mismos síntomas que la depresión.

And the physician should rule out these possibilities through examination, interview, and lab tests.
Y el médico debe descartar esas posibilidades por medio de un examen físico, entrevista del paciente y análisis de laboratorio.

If a physical cause for the depression is ruled out, a psychological evaluation should be done, by the physician or by referral to a psychiatrist or psychologist.
Si causas físicas son descartadas, el médico debe realizar una evaluación psicológica o dirigir a el paciente a un psiquiatra o psicólogo.

A good diagnostic evaluation will include a complete history of symptoms, i.e., whether the patient had them before and, when they started, how long they have lasted, how severe they are, if so, whether the symptoms were treated and what treatment was given.
Una buena evaluación diagnóstica debe incluir una historia médica completa,.
cuando comenzaron los síntomas, cuanto han durado, qué tan serios son, si el paciente los ha tenido antes, el médico debe averiguar si los síntomas fueron tratados y qué tratamiento se dio.

The doctor should ask about alcohol and drug use, and if the patient has thoughts about death or suicide.
El médico también debe preguntar acerca del uso de alcohol y drogas, y si el paciente tiene pensamientos de muerte o suicidio.

437

Further, a history should include questions about whether other family members have had a depressive illness and, if treated, what treatments they may have received and which were effective.
Además, la entrevista debe incluir preguntas sobre otros miembros de la familia y si algún pariente ha tenido depresión y si fue tratado, qué tratamientos recibió y qué tratamientos fueron efectivos.

Last, a diagnostic evaluation should include a mental status examination to determine if speech or thought patterns or memory have been affected, as sometimes happens in the case of a depressive or manic-depressive illness.
Por último, una evaluación diagnóstica debe incluir un examen del estado mental para determinar si los patrones de habla, pensamiento o memoria se han afectado, como pasa algunas veces en el caso de enfermedad depresiva o maníaco-depresiva.

Treatment choice will depend on the outcome of the evaluation.
La selección del tratamiento dependerá del resultado de la evaluación.

There are a variety of antidepressant medications and psychotherapies that can be used to treat depressive disorders.
Existe una gran variedad de medicamentos antidepresivos y psicoterapias que se pueden utilizar para tratar los trastornos depresivos.

Some people with milder forms may do well with psychotherapy alone.
La psicoterapia sola es efectiva en algunas personas con formas más leves de depresión.

People with moderate to severe depression most often benefit from antidepressants.
Las personas con depresión moderada o severa más a menudo mejoran con antidepresivos.

Most do best with combined treatment: medication to gain relatively quick symptom relief and psychotherapy to learn more effective ways to deal with life's problems, including depression.
La mayoría obtienen un resultado óptimo con un tratamiento combinado de medicamentos para obtener un alivio relativamente rápido de los síntomas y psicoterapia para aprender a enfrentar mejor los problemas de la vida, incluyendo la depresión.

Depending on the patient's diagnosis and severity of symptoms, the therapist may prescribe medication and/or one of the several forms of psychotherapy that have proven effective for depression.
El psiquiatra puede recetar medicamentos y una de las diversas formas de psicoterapia que han mostrado ser efectivas para la depresión, o ambos, dependiendo del diagnóstico del paciente y de la seriedad de los síntomas.

Electroconvulsive therapy (ECT) is useful, particularly for individuals whose depression is severe or life threatening or who cannot take antidepressant medication.
La terapia electro-convulsiva (TEC o "Electro-shock") es útil, especialmente para los pacientes cuya depresión es severa o pone su vida en peligro y para los pacientes que no pueden tomar antidepresivos.

ECT often is effective in cases where antidepressant medications do not provide sufficient relief of symptoms.
La TEC es a menudo efectiva en casos en que los medicamentos antidepresivos no proporcionan un alivio suficiente.

439

In recent years, ECT has been much improved.
En los últimos años la TEC se ha perfeccionado mucho.

A muscle relaxant is given before treatment, which is done under brief anesthesia.
Antes de administrar el tratamiento, que se hace bajo anestesia de duración breve, se administra un relajante muscular.

Electrodes are placed at precise locations on the head to deliver electrical impulses.
Se colocan electrodos en sitios precisos de la cabeza, para enviar impulsos eléctricos.

The stimulation causes a brief (about 30 seconds) seizure within the brain.
La estimulación ocasiona una convulsión breve (aproximadamente 30 segundos) dentro del cerebro.

The person receiving ECT does not consciously experience the electrical stimulus.
La persona que recibe TEC no percibe conscientemente el estímulo eléctrico.

For full therapeutic benefit, at least several sessions of ECT, typically given at the rate of three per week, are required.
Para obtener el máximo beneficio terapéutico se requieren varias sesiones de TEC, usualmente programadas con un promedio de tres por semana.

Medications
Medicamentos

There are several types of antidepressant medications used to treat depressive disorders.
Hay varios tipos de medicamentos antidepresivos utilizados para tratar trastornos depresivos.

These include newer medications-chiefly the selective serotonin reuptake inhibitors (SSRIs)-the tricyclics, and the monoamine oxidase inhibitors (MAOIs).
Estos incluyen los "inhibidores selectivos de la recaptación de serotonina"(ISRS) que son medicamentos nuevos, los tricíclicos y los "inhibidores de la monoaminoxidasa" (IMAO).

The SSRIs-and other newer medications that affect neurotransmitters such as dopamine or norepinephrine-generally have fewer side effects than tricyclics.
Los ISRS y otros medicamentos aún más nuevos que afectan los neurotransmisores como la dopamina o la noradrenalina, generalmente tienen menos efectos secundarios que los tricíclicos.

Sometimes the doctor will try a variety of antidepressants before finding the most effective medication or combination of medications.
Algunas veces el médico prueba una variedad de antidepresivos antes de encontrarse el medicamento o combinación de medicamentos más efectiva.

Sometimes the dosage must be increased to be effective.
Generalmente la dosis se debe ir aumentando hasta que la medicación es efectiva.

Generally, the effects of antidepressant medications are not seen immediately.
Por lo general, el efecto terapéutico completo de los medicamentos antidepresivos no se observa inmediatamente.

Although some improvements may be seen in the first few weeks, antidepressant medications must be taken regularly for 3 to 4 weeks (in some cases, as many as 8 weeks) before the full therapeutic effect occurs.
Sin embargo a veces se empiezan a ver mejorías en las primeras semanas, hay que tomarlo en dosis adecuadas por 3 ó 4 semanas, y en algunos casos lleva hasta 8 semanas, para que se produzca el efecto completo.

Patients often are tempted to stop medication too soon.
Es posible que el paciente se sienta tentado a dejar de tomar el medicamento prematuramente.

They may feel better and think they no longer need the medication.
Él puede sentirse mejor y pensar que ya no lo necesita.

Or they may think the medication isn't helping at all.
O puede pensar que el medicamento no le está ayudando en absoluto.

It is important to keep taking medication until it has a chance to work.
Es importante seguir tomando el medicamento hasta que éste tenga oportunidad de actuar en el organismo.

However, side effects may appear before antidepressant activity does.
Sin embargo, algunos efectos secundarios pueden aparecer incluso antes de que se produzca el efecto antidepresivo.

Once the individual is feeling better, it is important to continue the medication for at least 4 to 9 months to prevent a recurrence of the depression.
Una vez que el paciente se sienta mejor, es importante continuar el medicamento por 4 a 9 meses para prevenir una recaída de la depresión.

Some medications must be stopped gradually to give the body time to adjust, and to prevent witdrawal symptoms, which can occur if the medications are discontinued abruptly.
Algunos medicamentos deben dejar de tomarse gradualmente (es decir reduciendo la dosis poco a poco) para dar tiempo a que el organismo se adapte y para prevenir síntomas de abstinencia, los que se producen cuando algunos medicamentos se descontinúan abruptamente.

For individuals with bipolar disorder or chronic major depression, medication may have to be maintained indefinitely.
En los casos de trastorno bipolar y depresión severa crónica o recurrente, es posible que el paciente tenga que tomar el medicamento por un tiempo indefinido.

Antidepressant drugs are not habit-forming.
Al contrario de lo que algunas personas creen, los medicamentos antidepresivos no crean hábito.

However, as is the case with any type of medication prescribed for more than a few days, antidepressants have to be carefully monitored to see if the correct dosage is being given.
Sin embargo, como sucede con cualquier tipo de medicamento recetado por periodos prolongados, los antidepresivos deben ser supervisados cuidadosamente por el médico para determinar si se están dando en una dosis correcta.

For the small number of people for whom MAO inhibitors are the best treatment, it is necessary to avoid certain foods that contain high levels of tyramine, such as many cheeses, wines, and pickles, as well as medications such as decongestants.
Cuando el paciente toma un IMAO, estos alimentos deben ser estrictamente evitados, al igual que algunos medicamentos como los descongestionantes que se toman para los resfríos y algunas alergias.

The interaction of tyramine with MAOIs can bring on a hypertensive crisis, a sharp increase in blood pressure that can lead to a stroke.
La interacción de la tiramina con los IMAO puede ocasionar una crisis hipertensiva (subida brusca y extrema de la presión arterial) que puede llevar a la ruptura de una arteria en el cerebro, es decir un accidente cerebro-vascular.

The doctor should furnish a complete list of prohibited foods that the patient should carry at all times.
El médico debe proporcionar al paciente una lista completa de los alimentos prohibidos.

The patient should carry his list with him at all times.
El paciente debe llevar la lista consigo en todo momento.

Other forms of antidepressants require no food restrictions.
Las otras clases de antidepresivos (tricíclicos, ISRS y otros antidepresivos nuevos) no requieren restricciones alimenticias.

Medications of any kind - prescribed, over-the counter, or borrowed - should never be mixed without consulting the doctor.
Nunca se deben combinar medicamentos de ningún tip-- recetados, sin receta o prestados--sin consultar al médico.

Other health professionals who may prescribe a drug-such as a dentist or other medical specialist-should be told of the medications the patient is taking.
Cualquier otro profesional de la salud que pueda recetarle un medicamento (por ejemplo el dentista u otro especialista) tiene que saber qué medicamentos está tomando el paciente.

Some drugs, although safe when taken alone can, if taken with others, cause severe and dangerous side effects.
Aunque algunos medicamentos son inocuos cuando se toman solos, si se toman en combinación con otros pueden ocasionar efectos secundarios peligrosos.

Some drugs, like alcohol or street drugs, may reduce the effectiveness of antidepressants and should be avoided.
Algunas substancias, como el alcohol y las drogas de adicción, pueden reducir la efectividad de los antidepresivos y por lo tanto se deben evitar.

This includes wine, beer, and hard liquor.
Deben evitarse el vino, la cerveza y las bebidas alcohólicas destiladas, por ejemplo tequila, gin, ron, vodka, güisqui y licores.

Some people who have not had a problem with alcohol use may be permitted by their doctor to use a modest amount of alcohol while taking one of the newer antidepressants.
A algunas personas que están tomando uno de los antidepresivos nuevos, el médico puede permitirles el uso de una cantidad moderada de alcohol, si la persona no ha tenido un problema de alcoholismo.

Antianxiety drugs or sedatives are not antidepressants.
Los sedantes o medicamentos ansiolíticos, que se dan para la ansiedad, no son antidepresivos.

They are sometimes prescribed along with antidepressants; however, they are not effective when taken alone for a depressive disorder.
A veces son recetados junto con los antidepresivos, sin embargo, por si solos no son efectivos para tratar la depresión.

Stimulants, such as amphetamines, are not effective antidepressants, but they are used occasionally under close supervision in medically ill depressed patients.
Los estimulantes, como las anfetaminas, no son efectivos para tratar la depresión, pero ocasionalmente se utilizan bajo estricta supervisión médica en personas que padecen al mismo tiempo de una enfermedad física y de depresión.

Questions about any antidepressant prescribed, or problems that may be related to the medication, should be discussed with the doctor.
Las preguntas sobre los antidepresivos recetados y problemas que puedan estar relacionados con el medicamento, deben tratarse con el médico.

Lithium has for many years been the treatment of choice for bipolar disorder, as it can be effective in smoothing out the mood swings common to this disorder.
El litio ha sido por muchos años el tratamiento de elección para el trastorno bipolar por su efectividad para prevenir los extremos del estado de ánimo comunes en este trastorno.

Its use must be carefully monitored, as the range between an effective dose and a toxic one is small.
Su uso debe ser supervisado cuidadosamente por el médico, ya que hay poca diferencia entre las dosis efectivas y las tóxicas.

If a person has preexisting thyroid, kidney, or heart disorders or epilepsy, lithium may not be recommended.
Si una persona tiene un trastorno preexistente de tiroides, renal, cardíaco o epilepsia, el litio puede no ser recomendable.

Fortunately, other medications have been found to be of benefit in controlling mood swings.
Afortunadamente, otros medicamentos han demostrado ser útiles para controlar cambios de ánimo extremos.

Among these are two mood-stabilizing anticonvulsants, carbamazepine (Tegretol®) and valproate (Depakote®).
Entre estos se encuentran dos anticonvulsivos: la carbamazepina (Tegretol®) y el ácido valproico (Depakote®).

Both of these medications have gained wide acceptance in clinical practice, and valproate has been approved by the Food and Drug Administration for first-line treatment of acute mania.
Ambos medicamentos han tienen una aceptación amplia en la práctica clínica, y el ácido valproico ha sido aprobado por la Administración de Alimentos y Drogas de los EE.UU. (Food and Drug Administration, FDA) como un tratamiento de primera línea para la manía aguda.

Other anticonvulsants that are being used now include lamotrigine (Lamictal®) and gabapentin (Neurontin®):
Otros anticonvulsivos que se empezaron a utilizar más recientemente son la lamotrigina (Lamictal®) y la gabapentina (Neurontin®).

Their role in the treatment hierarchy of bipolar disorder remains under study.
Se está estudiando qué tan eficaces son éstos para el tratamiento del trastorno bipolar.

Most people who have bipolar disorder take more than one medication, including, along with lithium and/or an anticonvulsant, a medication for accompanying agitation, anxiety, depression, or insomnia.
La mayoría de las personas con trastorno bipolar toman más de un medicamento., junto con el litio y un anticonvulsivo, el paciente puede necesitar un medicamento para otros síntomas que se asocian frecuentemente con la bipolaridad: agitación, ansiedad, depresión e insomnio.

Finding the best possible combination of these medications is of utmost importance to the patient.
Es de vital importancia encontrar la mejor combinación posible de estos medicamentos para cada paciente.

It requires close monitoring by the physician.
Para esto se requiere que el médico supervise el tratamiento cuidadosamente.

Side Effects
Efectos secundarios

Antidepressants may cause mild and, usually, temporary side effects (sometimes referred to as adverse effects) in some people.
En algunas personas, los antidepresivos pueden causar efectos secundarios que generalmente son leves y temporales (conocidos a veces como efectos adversos).

Typically these are annoying, but not serious.
Por lo general son molestos, pero no graves.

However, any unusual reactions or side effects or those that interfere with functioning should be reported to the doctor immediately.
Sin embargo si se presenta una reacción o efecto secundario que es inusual o que interfiere con el funcionamiento normal, el médico debe ser notificado de inmediato.

The most common side effects of tricyclic antidepressants, and ways to deal with them, are: Estos son los efectos secundarios más comunes de los antidepresivos y las formas de manejarlos:

Dry mouth it is helpful to drink sips of water; chew sugarless gum; clean teeth daily.
Boca seca: es útil tomar sorbos de agua, masticar goma de mascar, cepillar los dientes diariamente.

Constipation bran cereals, prunes, fruit, and vegetables should be in the diet.
Estreñimiento: la dieta debe incluir cereales con contenido alto de fibra, ciruelas, frutas y vegetales.

Bladder problems emptying the bladder may be trouble-some, and the urine stream may not be as strong as usual; the doctor should be notified if there is marked difficulty or pain.
Dificultad al orinar: vaciar la vejiga puede ser dificultoso y el chorro de orina puede no ser tan fuerte como de costumbre; debe notificarse al médico si hay dificultad seria o dolor.

Sexual problems sexual functioning may change; if worrisome, it should be discussed with the doctor.
Problemas sexuales: el funcionamiento sexual puede alterarse; si se vuelve preocupante, debe conversarse con el médico.

Blurred vision this will pass soon and will not usually necessitate new glasses.
Visión borrosa: testo generalmente pasa pronto y no se requieren lentes nuevos.

Dizziness rising from the bed or chair slowly is helpful.
Mareos: conviene levantarse lentamente de la cama o de la silla.

Drowsiness as a daytime problem this usually passes soon.
Somnolencia o modorra diurna: esto generalmente pasa pronto.

A person feeling drowsy or sedated should not drive or operate heavy equipment.
Una persona que se sienta somnolienta o sedada no debe conducir ni operar máquinas o vehículos.

The more sedating antidepressants are generally taken at bedtime to help sleep and minimize daytime drowsiness.
Los antidepresivos más sedantes se toman generalmente al acostarse, para ayudar a dormir y minimizar la somnolencia diurna.

The newer antidepressants have different types of side effects: Los antidepresivos más nuevos tienen diferentes tipos de efectos secundarios:

Headache: this will usually go away.
Dolor de cabeza: generalmente se pasa.

Nausea: this is also temporary, but even when it occurs, it is transient after each dose.
Náusea: también es pasajera, incluso cuando la sensación de náusea ocurre después de cada dosis, es solo por un rato.

Nervousness and insomnia (trouble falling asleep or waking often during the night): these may occur during the first few weeks; dosage reductions or time will usually resolve them.
Nerviosismo e insomnio (dificultad para dormirse o despertar a menudo durante la noche): estos pueden ocurrir durante las primeras semanas; usualmente se resuelven con el tiempo o tomando una dosis más pequeña.

Agitation (feeling jittery) if this happens for the first time after the drug is taken and is more than transient, the doctor should be notified.
Agitación (sentirse inquieto, tembloroso o nervioso): si esto pasa por primera vez después de tomar el medicamento y es persistente, el médico debe ser notificado.

Sexual problems the doctor should be consulted if the problem is persistent or worrisome.
Problemas sexuales: el médico debería ser consultado si el problema es persistente o preocupante.

Herbal Therapy
Terapia naturista.

In the past few years, much interest has risen in the use of herbs in the treatment of both depression and anxiety.
En los últimos años, el uso de hierbas para el tratamiento tanto de la depresión como de la ansiedad ha generado un gran interés.

St. John's wort (Hypericum perforatum), an herb used extensively in the treatment of mild to moderate depression in Europe, has recently aroused interest in the United States.
La yerba de San Juan o Corazoncillo (St. John's wort o Hypericum perforatum), que es una hierba muy utilizada en Europa para el tratamiento de la depresión moderada, ha captado recientemente la atención de los estadounidenses.

St. John's wort, an attractive bushy, low-growing plant covered with yellow flowers in summer, has been used for centuries in many folk and herbal remedies.
La yerba de San Juan, una planta muy bonita y de crecimiento lento que se cubre de flores amarillas en el verano, ha sido usada durante siglos en muchos remedios naturales y populares.

It stated that St. John's wort appears to affect an important metabolic pathway that is used by many drugs prescribed to treat conditions, such as AIDS, heart disease, depression, seizures, certain cancers, and rejection of transplants.
En este se afirma que la yerba de San Juan parece utilizar una de los procesos metabólicos usados por muchos otros medicamentos, por ejemplo varios de los medicamentos que se recetan para tratar problemas tales como las enfermedades de la SIDA, el corazón, la depresión, las convulsiones, ciertos cánceres y para prevenir los rechazos de transplantes.

Therefore, health care providers should alert their patients about these potential drug interactions.
Por lo tanto, los médicos deben alertar a sus pacientes acerca de estas posibles interacciones farmacológicas.

Any herbal supplement should be taken only after consultation with the doctor or other health care provider.
Cualquier suplemento naturista se debe tomar únicamente después de consultar con el médico u otro profesional de salud capacitado.

Psychotherapies
Psicoterapias

Many forms of psychotherapy, including some short-term (10-20 week) therapies, can help depressed individuals.
Muchas formas de psicoterapia, incluso algunas terapias a corto plazo (10-20 semanas), pueden ser útiles para los pacientes deprimidos.

452

"Talking" therapies help patients gain insight into and resolve their problems through verbal exchange with the therapist, sometimes combined with "homework" assignments between sessions.
Las terapias "de conversación" ayudan a los pacientes a analizar sus problemas y a resolverlos, a través de un intercambio verbal con el terapeuta, algunas veces estas pláticas se combinan con "tareas para hacer en casa" entre una sesión y otra.

"Behavioral" therapists help patients learn how to obtain more satisfaction and rewards through theirown actions.
Los profesionales de la psicoterapia que utilizan una terapia "de comportamiento" procuran ayudar a que el paciente encuentre la forma de obtener más satisfacción a través de sus propias acciones.

Also, they guide the patient as to how to unlearn the behavioral patterns that contribute to or result from their depression.
También guían al paciente para que abandone patrones de conducta que contribuyen a su depresión o que son consecuencia de su depresión.

Two of the short-term psychotherapies that research has shown helpful for some forms of depression: interpersonal and cognitive/behavioral therapies.
Estudios de investigación han comprobado que dos psicoterapias a corto plazo son útiles para algunas formas de depresión: la terapia interpersonal y de la cognitiva-conductual.

Interpersonal therapists focus on the patient's disturbed personal relationships that both cause and exacerbate (or increase) the depression.
Los terapeutas interpersonales se concentran en los problemas en las relaciones con los otros que causan y agravan la depresión.

453

Cognitive/behavioral therapists help patients change the negative styles of thinking and behaving often associated with depression.
Los terapeutas cognitivo-conductuales ayudan a los pacientes a cambiar los estilos negativos de pensamiento y comportamiento que se asocian con la depresión.

Psychodynamic therapies, which are sometimes used to treat depressed persons, focus on resolving the patient's conflicted feelings.
Las terapias dinámicas o "de insight", que se usan en ocasiones para tratar personas deprimidas, apuntan a ayudar al paciente a resolver sus conflictos.

These therapies are often reserved until the depressive symptoms are significantly improved.
Estas terapias a menudo se reservan para casos en que los síntomas depresivos han mejorado bastante.

In general, severe depressive illnesses, particularly those that are recurrent, will require medication (or ECT under special conditions) along with, or preceding, psychotherapy for the best outcome.
Para obtener mejores resultados, los cuadros depresivos severos (en especial los que son recurrentes) por lo general requieren medicamentos (o ECT bajo condiciones especiales), junto con, o antes de, una psicoterapia.

How to Help Yourself
Cómo uno puede ayudarse a si mismo.

Depressive disorders make one feel exhausted, worthless, helpless, and hopeless.
Los trastornos depresivos hacen que uno se sienta exhausto, inútil, desesperanzado y desamparado.

Such negative thoughts and feelings make some people feel like giving up.
Esas maneras negativas de pensar y sentirse hacen que las personas quieran darse por vencidas.

It is important to realize that these negative views are part of the depression and typically do not accurately reflect the actual circumstances.
Es importante ser consciente de que las maneras negativas de ver las cosas son parte de la depresión y estas son distorsiones que, por lo general, no se basan en circunstancias reales.

Negative thinking fades as treatment begins to take effect.
Los pensamientos negativos desaparecen cuando el tratamiento empieza a hacer efecto.

In the meantime:
Mientras tanto:

Set realistic goals in light of the depression and assume a reasonable amount of responsibility.
Fíjese metas realistas, tomando en cuenta la depresión, y no trate de asumir una cantidad excesiva de responsabilidades.

Break large tasks into small ones, set some priorities, and do what you can as you can.
Divida las metas en partes pequeñas, establezca prioridades y haga lo que pueda cuando pueda.

Try to be with other people and to confide in someone; it is usually better than being alone and secretive.
Trate de estar acompañado y de confiar en alguna persona; siempre es mejor que estar solo y no hablar con nadie.

Participate in activities that may make you feel better.
Tome parte en actividades que le ayuden a sentirse mejor.

455

Mild exercise, going to a movie, a ballgame, or participating in religious, social, or other activities may help.
Haga ejercicio liviano, vaya al cine, vaya a un juego deportivo, o participe en actividades recreativas, religiosas, sociales o de otro tipo.
Todo eso puede ayudar.

Expect your mood to improve gradually, not immediately.
No espere que su estado de ánimo mejore de inmediato, sino gradualmente.

Feeling better takes time.
Sentirse mejor toma tiempo.

It is advisable to postpone important decisions until the depression has lifted.
Es aconsejable que posponga las decisiones importantes hasta que la depresión mejore.

Before deciding to make a significant transition-change jobs, get married or divorced-discuss it with others who know you well and have a more objective view of your situation.
Antes de hacer cambios importantes, como cambiar de trabajo, casarse o divorciarse, consulte con personas que lo conozcan bien y tengan una visión más objetiva de su situación.

People rarely "snap out of" a depression. But they can feel a little better day-by-day.
La gente rara vez sale de una depresión de un día para el otro. Pero se puede sentir un poco mejor cada día.

Remember, positive thinking will replace the negative thinking, which is part of the depression and which will disappear as your depression responds to treatment.
Recuerde, patrones positivos de pensamiento eventualmente van a reemplazar los pensamientos negativos que son parte de la depresión, y que van a desaparecer tan pronto su depresión responda al tratamiento.

Let your family and friends help you.
Deje que sus familiares y amigos le ayuden.

How Family and Friends Can Help the Depressed Person
Cómo pueden los familiares y amigos ayudar a la persona deprimida.

The most important thing anyone can do for the depressed person is to help him or her get an appropriate diagnosis and treatment.
Lo más importante que alguien puede hacer por la persona deprimida es ayudarle a que reciba el diagnóstico y tratamiento adecuados.

This may involve encouraging the individual to stay with treatment until symptoms begin to abate (several weeks), or to seek different treatment if no improvement occurs.
Esto tal vez implique que tenga que aconsejar al paciente para que no deje el tratamiento antes de que los síntomas puedan empezar a aliviarse (varias semanas), o para obtener un tratamiento diferente, si no se observa ninguna mejoría con el primer tratamiento.

On occasion, it may require making an appointment and accompanying the depressed person to the doctor.
En ocasiones puede requerir que el familiar o amigo haga una cita y acompañe a la persona deprimida al médico.

It may also mean monitoring whether the depressed person is taking medication.
A veces es necesario asegurarse que la persona deprimida esté tomando el medicamento.

The depressed person should be encouraged to obey the doctor's orders about the use of alcoholic products while on medication.
A la persona deprimida se le debe recordar que obedezca las órdenes médicas con respecto a beber bebidas alcohólicas mientras está medicado.

The second most important thing is to offer emotional support.
Otra cosa muy importante es dar apoyo emocional.

This involves understanding, patience, affection, and encouragement.
Esto implica comprensión, paciencia, afecto y estímulo.

Engage the depressed person in conversation and listen carefully.
Busque la forma de conversar con la persona deprimida y escucharla con atención.

Do not disparage feelings expressed, but point out realities and offer hope.
No minimice los sentimientos que el paciente expresa pero señale la realidad y ofrezca esperanza.

Do not ignore remarks about suicide.
No ignore comentarios o alusiones al suicidio.

Report them to the depressed person's therapist.
Invite the depressed person for walks, outings, to the movies, and other activities.
Informe al terapeuta si la persona deprimida hace comentarios sobre la muerte o el suicidio.
Invite a la persona deprimida a caminar, pasear, ir al cine y a otras actividades.

Be gently insistent if your invitation is refused.
Persista con delicadeza si su invitación es rechazada.

Encourage participation in some activities that once gave pleasure, such as hobbies, sports, religious or cultural activities, but do not push the depressed person to undertake too much too soon.
Fomente la participación del paciente en actividades que antes le daban placer, como pasatiempos, deportes, actividades religiosas o culturales, pero no fuerce a la persona deprimida a hacer demasiadas cosas demasiado pronto.

The depressed person needs diversion and company, but too many demands can increase feelings of failure.
La persona deprimida necesita diversión y compañía, pero demasiadas exigencias pueden aumentar su sentimientos de fracaso.

Do not accuse the depressed person of faking illness or of laziness, or expect him or her "to snap out of it.".
No acuse a la persona deprimida de simular enfermedad o ser perezoso, ni espere que salga de esa situación de un día para el otro.

Eventually, with treatment, most people do get better.
Con tratamiento, la mayoría de las personas mejora.

Keep that in mind, and keep reassuring the depressed person that, with time and help, he or she will feel better.
Tenga eso presente y continúe repitiéndole a la persona deprimida que con tiempo y ayuda va a sentirse mejor.

Erectile Dysfunction
La disfunción eréctil

How does an erection occur?
¿Cómo ocurre una erección?

What causes ED?
¿Qué causa la DE?

How is ED diagnosed?
¿Cómo se diagnostica la DE?

How is ED treated?
¿Cómo se trata la DE?

Hope Through Research
Esperanzas por medio de la investigación

Points to Remember
Puntos a recordar

Erectile dysfunction, sometimes called "impotence," is the repeated inability to get or keep an erection firm enough for sexual intercourse.
La disfunción eréctil, a veces llamada "impotencia," es la incapacidad repetida de lograr o mantener una erección lo suficientemente firme como para tener una relación sexual.

The word "impotence" may also be used to describe other problems that interfere with sexual intercourse and reproduction, such as lack of sexual desire and problems with ejaculation or orgasm.
La palabra "impotencia" también puede usarse para describir otros problemas que interfieren con la relación sexual y la reproducción, tales como la falta de deseo sexual y los problemas con la eyaculación o el orgasmo.

Using the term erectile dysfunction makes it clear that those other problems are not involved.
El uso de las palabras disfunción eréctil deja en claro que esos otros problemas no están implicados.

Erectile dysfunction, or ED, can be a total inability to achieve erection, an inconsistent ability to do so, or a tendency to sustain only brief erections.
La disfunción eréctil, o DE, puede ser una incapacidad total para lograr una erección, una capacidad inconsistente para hacerlo, o una tendencia a tener solamente erecciones breves.

These variations make defining ED and estimating its incidence difficult.
Estas variaciones hacen difícil definir el DE y calcular su incidencia.

Estimates range from 15 million to 30 million, depending on the definition used.
Los cálculos varían desde 15 a 30 millones, dependiendo de la definición usada.

According to the National Ambulatory Medical Care Survey (NAMCS), for every 1,000 men in the United States, 7.7 physician office visits were made to the ED in 1985.
De acuerdo a la encuesta de Atención Médica Ambulatoria Nacional, por cada 1,000 hombres en los Estados Unidos, se hicieron 7.7 visitas al consultorio médico por DE en 1985.

By 1999, that rate had nearly tripled to 22.3.
En 1999, la frecuencia casi se había triplicado a 22.3.

The increase happened gradually, presumably as treatments such as vacuum devices and injectable drugs became more widely available and discussing erectile function became accepted.
El aumento se produjo gradualmente, presuntamente a medida que se pusieron a disposición más ampliamente los tratamientos tales como dispositivos de vacío y medicamentos inyectables y comenzó a aceptarse la discusión de la disfunción eréctil.

Perhaps the most publicized advance was the introduction of the oral drug sildenafil citrate (Viagra) in March 1998.
Es posible que el avance más publicitado fuera la introducción del medicamento oral citrato de sildenafil (Viagra) en marzo de 1998.

NAMCS data on new drugs show an estimated 2.6 million mentions of Viagra at physician office visits in 1999, and one-third of those m entions occurred during visits for a diagnosis other than ED.
Los datos de NAMCS sobre medicamentos nuevos muestran un cálculo de 2.6 millones de menciones de Viagra en visitas al consultorio medico en 1999, y un tercio de esas menciones tuvieron lugar durante visitas para un diagnóstico no relacionado con DE.

In older men, ED usually has a physical cause, such as disease, injury, or side effects of drugs.
En los hombres mayores, la DE generalmente tiene una causa física, como una enfermedad, lesión, o efectos secundarios de medicamentos.

463

Any disorder that causes injury to the nerves or impairs blood flow in the penis has the potential to cause ED.
Cualquier trastorno que cause una lesión en los nervios o que deteriore el flujo de sangre al pene puede causar DE.

Incidence increases with age: About 5 percent of 40-year-old men and between 15 and 25 percent of 65-year-old men experience ED.
La incidencia aumenta con la edad: alrededor del 5 por ciento de los hombres de 40 años de edad y entre el 15 y el 25 por ciento de los hombres de 65 años de edad experimentan DE.

But it is not an inevitable part of aging.
Pero no es una parte inevitable del envejecimiento.

ED is treatable at any age, and awareness of this fact has been growing.
La DE es tratable a cualquier edad, y el conocimiento de este hecho ha ido creciendo.

More men have been seeking help and returning to normal sexual activity because of improved, successful treatments for ED.
Más hombres han buscado ayuda y regresado a la actividad sexual normal debido a tratamientos mejorados y exitosos de la DE.

Urologists, who specialize in problems of the urinary tract, have traditionally treated ED; however, urologists accounted for only 25 percent of Viagra mentions in 1999.
Tradicionalmente los urólogos, quienes se especializan en problemas de las vías urinarias, han tratado la DE; sin embargo, los urólogos sólo son responsables del 25 por ciento de las menciones de Viagra en 1999.

How does an erection occur?
¿Cómo ocurre una erección?

The penis contains two chambers called the corpora cavernosa, which run the length of the organ.
El pene contiene dos cámaras llamadas cuerpos cavernosos, los cuales ocupan el largo del órgano.

A spongy tissue fills the chambers.
Un tejido esponjoso llena las cámaras.

The corpora cavernosa are surrounded by a membrane, called the tunica albuginea.
Los cuerpos cavernosos están rodeados por una membrana, llamada túnica albugínea.

The spongy tissue contains smooth muscles, fibrous tissues, spaces, veins, and arteries.
El tejido esponjoso contiene músculos lisos, tejidos fibrosos, espacios, venas y arterias.

The urethra, which is the channel for urine and ejaculate, runs along the underside of the corpora cavernosa.
La uretra, que es el canal para orinar y eyacular, ocupa el largo por debajo de los cuerpos cavernosos.

Erection begins with sensory or mental stimulation, or both.
La erección comienza con la estimulación mental y de los sentidos, o ambas.

Impulses from the brain and local nerves cause the muscles of the corpora cavernosa to relax, allowing blood to flow in and fill the spaces.
Los impulsos del cerebro y los nervios locales hacen que los músculos de los cuerpos cavernosos se relajen, permitiendo que fluya la sangre y llene los espacios.

The blood creates pressure in the corpora cavernosa, making the penis expand.
La sangre crea presión en los cuerpos cavernosos, haciendo que el pene se expanda.

The tunica albuginea helps trap the blood in the corpora cavernosa, thereby sustaining erection.
La túnica albugínea ayuda a atrapar la sangre en los cuerpos cavernosos, con ello sosteniendo la erección.

When muscles in the penis contract to stop the inflow of blood and open outflow channels, erection is reversed.
Cuando los músculos del pene se contraen para parar el flujo de entrada de la sangre y abrir el flujo de salida de los canales, la erección se revierte.

What causes ED?
¿Qué causa la DE?

Since an erection requires a precise sequence of events, ED can occur when any of the events is disrupted.
Debido a que una erección requiere una secuencia precisa de eventos, DE puede suceder cuando cualquiera de los eventos se interrumpe.

The sequence includes nerve impulses in the brain, spinal column, and area around the penis, and response in muscles, fibrous tissues, veins, and arteries in and near the corpora cavernosa.
La secuencia incluye impulsos de los nervios en el cerebro, la columna vertebral, y el área alrededor del pene, y respuestas de los músculos, tejidos fibrosos, venas, y arterias en y cerca de los cuerpos cavernosos.

Damage to nerves, arteries, smooth muscles, and fibrous tissues, often as a result of disease, is the most common cause of ED.
La causa más común de DE es el daño a los nervios, arterias, músculos lisos y tejidos fibrosos, a menudo como resultado de una enfermedad.

Diseases--such as diabetes, kidney disease, chronic alcoholism, multiple sclerosis, atherosclerosis, vascular disease, and neurologic disease--account for about 70 percent of ED cases
Enfermedades tales como la diabetes, enfermedades del riñón, alcoholismo crónico, esclerosis múltiple, ateroesclerosis, enfermedad vascular y enfermedad neurológica--son responsables de alrededor del 70 por ciento de los casos de DE.

Between 35 and 50 percent of men with diabetes experience ED.
Entre el 35 y el 50 por ciento de los hombres con diabetes sufren de DE.

Also, surgery (especially radical prostate surgery for cancer) can injure nerves and arteries near the penis, causing ED.
También, la cirugía (especialmente la cirugía radical de próstata debido a cáncer) puede lesionar nervios y arterias cerca del pene, causando DE.

Injury to the penis, spinal cord, prostate, bladder, and pelvis can lead to ED by harming nerves, smooth muscles, arteries, and fibrous tissues of the corpora cavernosa.
Una lesión en el pene, la columna vertebral, la próstata, la vejiga y la pelvis puede llevar a DE produciendo lesión en los nervios, músculos lisos, arterias y tejidos fibrosos de los cuerpos cavernosos.

In addition, many common medicines--blood pressure drugs, antihistamines, antidepressants, tranquilizers, appetite suppressants, and cimetidine (an ulcer drug)--can produce ED as a side effect.
Además, muchos medicamentos comunes--medicamentos para la presión arterial, antihistamínicos, antidepresivos, tranquilizantes, supresores del apetito, y cimetidina (un medicamento para la úlcera)--pueden causar DE como efecto secundario.

Experts believe that psychological factors such as stress, anxiety, guilt, depression, low self-esteem, and fear of sexual failure cause 10 to 20 percent of ED cases.
Los expertos piensan que factores psicológicos como estrés, ansiedad, culpa, depresión, baja autoestima y miedo de falla en el sexo causan 10 a 20 por ciento de los casos de DE.

Men with a physical cause for ED frequently experience the same sort of psychological reactions (stress, anxiety, guilt, depression).
Los hombres con una causa física de DE a menudo experimentan el mismo tipo de reacciones psicológicas (estrés, ansiedad, culpa, depresión).

Other possible causes are smoking, which affects blood flow in veins and arteries, and hormonal abnormalities, such as not enough testosterone.
Otras causas posibles son fumar, que afecta el flujo sanguíneo en las venas y arterias, y anormalidades en las hormonas, como cantidad insuficiente de testosterona.

How is ED diagnosed?
¿Cómo se diagnostica la DE?

Patient History
Antecedentes del paciente

Medical and sexual histories help define the degree and nature of ED.
Los antecedentes médicos y sexuales ayudan a definir el grado y la naturaleza de la DE.

A medical history can disclose diseases that lead to ED, while a simple recounting of sexual activity might distinguish between problems with sexual desire, erection, ejaculation, or orgasm.
Un historial médico puede revelar enfermedades que lleven a la DE, mientras que un relato simple de la actividad sexual puede distinguir entre problemas con deseo sexual, erección, eyaculación u orgasmo.

Using certain prescription or illegal drugs can suggest a chemical cause, since drug effects account for 25 percent of ED cases
El uso de ciertas drogas ilegales o medicamentos recetados puede sugerir una causa química, ya que los efectos por medicamentos son responsables del 25 por ciento de los casos de DE

Cutting back on or substituting certain medications can often alleviate the problem.
Utilizar menos o sustituir ciertos medicamentos a menudo puede aliviar el problema.

Physical Examination
Examen físico

A physical examination can give clues to systemic problems.
Un examen físico puede dar pistas sobre problemas sistémicos.

469

For example, if the penis is not sensitive to touching, a problem in the nervous system may be the cause.
Por ejemplo, si el pene no es sensible al tacto, la causa puede ser un problema en el sistema nervioso.

Abnormal secondary sex characteristics, such as hair pattern, can point to hormonal problems, which would mean that the endocrine system is involved.
Características de sexo secundario anormales, tales como la distribución del pelo, pueden señalar problemas hormonales, lo que significaría que el sistema endocrino está implicado.

The examiner might discover a circulatory problem by observing decreased pulses in the wrist or ankles.
El examinador podría descubrir un problema circulatorio si observara pulsos disminuidos en la muñeca o los tobillos.

And unusual characteristics of the penis itself could suggest the source of the problem--for example, a penis that bends or curves when erect could be the result of Peyronie's disease.
Y características inusuales del pene mismo podrían sugerir el origen del problema--por ejemplo, un pene que se dobla o curva cuando está erecto podría ser el resultado de la enfermedad de Peyronie.

Laboratory Tests
Pruebas de laboratorio

Several laboratory tests can help diagnose ED
Diversas pruebas de laboratorio pueden ayudar a diagnosticar la DE.

Tests for systemic diseases include blood counts, urinalysis, lipid profile, and measurements of creatinine and liver enzymes.
Las pruebas para enfermedades sistémicas incluyen recuentos de sangre, análisis de orina, perfil de lípidos y mediciones de creatinina y enzimas del hígado.

Measuring the amount of testosterone in the blood can yield information about problems with the endocrine system and is indicated especially in patients with decreased sexual desire.
La medición de la cantidad de testosterona en la sangre puede dar información acerca de problemas con el sistema endocrino y está especialmente indicada en pacientes con deseo sexual disminuido.

Other Tests
Otras pruebas

Monitoring erections that occur during sleep (nocturnal penile tumescence) can help rule out certain psychological causes of ED.
El monitoreo de las erecciones que ocurren durante el sueño (tumescencia peniana nocturna) puede ayudar a descartar ciertas causas psicológicas de la DE.

Healthy men have involuntary erections during sleep.
Los hombres sanos tienen erecciones involuntarias durante el sueño.

If nocturnal erections do not occur, then ED is likely to have a physical rather than psychological cause.
Si no hubiera erecciones nocturnas, entonces es posible que la DE tenga una causa física y no psicológica.

Tests of nocturnal erections are not completely reliable, however.
Sin embargo, las pruebas de las erecciones nocturnas no son completamente confiables.

Scientists have not standardized such tests and have not determined when they should be applied for best results.
Los científicos no han normalizado tales pruebas y no han determinado cuándo deben ser tomadas para obtener mejores resultados.

Psychosocial Examination
Examen psicosocial

A psychosocial examination, using an interview and a questionnaire, reveals psychological factors.
Un examen psicosocial, que utiliza una entrevista y un cuestionario, revela factores psicosociales.

A man's sexual partner may also be interviewed to determine expectations and perceptions during sexual intercourse.
También puede entrevistarse la pareja sexual de un hombre para determinar las expectativas y percepciones durante la relación sexual.

How is ED treated?
¿Cómo se trata la DE?

Most physicians suggest that treatments proceed from least to most invasive.
La mayoría de los médicos sugiere que los tratamientos se realicen de menos a más invasivo.

Cutting back on any drugs with harmful side effects is considered first.
Se considera primero reducir cualquier medicamento que tenga efectos secundarios perjudiciales.

For example, drugs for high blood pressure work in different ways.
Por ejemplo, los medicamentos para la presión arterial alta funcionan de diferentes maneras.

If you think a particular drug is causing problems with erection, tell your doctor and ask whether you can try a different class of blood pressure medicine.
Si usted piensa que un medicamento en particular le está causando problemas con la erección, avísele a su doctor y consulte si puede probar una clase diferente de medicamento para la presión arterial.

Psychotherapy and behavior modifications in selected patients are considered next if indicated, followed by oral or locally injected drugs, vacuum devices, and surgically implanted devices In rare cases, surgery involving veins or arteries may be considered.
Si están indicadas, se consideran a continuación las modificaciones de la conducta y la psicoterapia en pacientes selectos, seguidas por medicamentos por vía oral o inyectados localmente, dispositivos de vacío, y dispositivos implantados quirúrgicamente En casos raros, podría considerarse la cirugía en venas o arterias.

Psychotherapy
Psicoterapia

Experts often treat psychologically based ED using techniques that decrease the anxiety associated with intercourse.
A menudo los expertos tratan la DE con base psicológica usando técnicas que disminuyen la ansiedad asociada con la relación sexual.

The patient's partner can help with the techniques, which include gradual development of intimacy and stimulation.
La pareja del paciente puede ayudar con las técnicas, que incluyen el desarrollo gradual de la intimidad y la estimulación.

When treating ED from physical causes, such techniques also can help relieve anxiety.
En el tratamiento de la DE relacionada con causas físicas, estas técnicas también pueden ser útiles para aliviar la ansiedad.

Drug Therapy
Terapia con medicamentos

Drugs for treating ED can be taken orally, injected directly into the penis, or inserted into the urethra at the tip of the penis.
Los medicamentos para tratar la DE pueden tomarse por boca, pueden inyectarse directamente en el pene, o insertarse en la uretra por la punta del pene.

In March 1998, the Food and Drug Administration approved Viagra, the first pill to treat ED Taken an hour before sexual activity, Viagra works by enhancing the effects of nitric oxide, a chemical that relaxes smooth muscles in the penis during sexual stimulation and allows increased blood flow.
En marzo de 1998, la Administración de Alimentos y Medicamentos aprobó Viagra, la primera píldora para tratar DE Tomada una hora antes de la actividad sexual, Viagra funciona aumentando los efectos del óxido nítrico, un agente químico que relaja los músculos lisos del pene durante la estimulación sexual y permite un aumento del flujo sanguíneo.

While Viagra improves the response to sexual stimulation, it does not trigger an automatic erection as injections do.
A pesar de que Viagra mejora la respuesta a la estimulación sexual, no desencadena una erección automática como lo hacen las inyecciones.

The recommended dose is 50 mg, and the physician may adjust this dose to 100 mg or 25 mg, depending on the patient.
La dosis recomendada es de 50 mg, el médico puede ajustar esta dosis a 100 mg o 25 mg, dependiendo del paciente.

The drug should not be used more than once a day.
El medicamento no debe usarse más de una vez al día.

Men who take nitrate-based drugs such as nitroglycerin for heart problems should not use Viagra because the combination can cause a sudden drop in blood pressure.
Los hombres que tomen medicamentos a base de nitratos tales como la nitroglicerina para problemas del corazón no deben usar Viagra ya que la combinación puede causar una caída súbita de la presión arterial.

Additional oral medicines may soon be available to treat ED.
Es posible que pronto se disponga de medicamentos orales adicionales para tratar la DE.

Vardenafil and Cialis are being tested for safety and effectiveness.
Se están probando Vardenafil y Cialis por su seguridad y eficacia.

Both of these drugs work like Viagra by increasing blood flow to the penis.
Ambos medicamentos funcionan como el Viagra aumentando el flujo sanguíneo hacia el pene.

A third drug being tested, Uprima, works on the brain and nervous system to trigger an erection.
Un tercer medicamento a prueba, Uprima, funciona en el cerebro y el sistema nerviosos para desencadenar una erección.

Oral testosterone can reduce ED in some men with low levels of natural testosterone, but it is often ineffective and may cause liver damage.
La testosterona oral puede reducir la DE en algunos hombres con niveles bajos de testosterona natural, pero a menudo no es eficaz y puede causar daño en el hígado.

Patients also have claimed that other oral drugs--including yohimbine hydrochloride, dopamine and serotonin agonists, and trazodone--are effective, but the results of scientific studies to substantiate these claims have been inconsistent.
Los pacientes también han reclamado que otros medicamentos orales--que incluyen el clorhidrato de yohimbina, los agonistas de la dopamina y la serotonina, y trazodona--son eficaces, pero los resultados de estudios científicos que substancien estos reclamos han sido inconsistentes.

Improvements observed following use of these drugs may be examples of the placebo effect, that is, a change that results simply from the patient's believing that an improvement will occur.
Las mejorías observadas después del uso de estos medicamentos pueden ser ejemplos del efecto placebo, esto es, un cambio que resulta simplemente porque el paciente crea que va a ocurrir una mejoría.

Many men achieve stronger erections by injecting drugs into the penis, causing it to become engorged with blood.
Muchos hombres logran tener erecciones más fuertes inyectándose medicamentos en el pene, haciendo que se hinche con sangre.

Drugs such as papaverine hydrochloride, phentolamine, and alprostadil (marketed as Caverject) widen blood vessels.
Medicamentos como el clorhidrato de papaverina, fentolamina y alprostadil (comercializado como Caverject) ensanchan los vasos sanguíneos.

476

These drugs may create unwanted side effects, however, including persistent erection (known as priapism) and scarring.
Sin embargo, estos medicamentos pueden crear efectos secundarios no deseados, que incluyen una erección persistente (conocida como priapismo) y cicatrices.

Nitroglycerin, a muscle relaxant, can sometimes enhance erection when rubbed on the penis.
La nitroglicerina, un relajante muscular, a veces puede aumentar una erección cuando se la frota sobre el pene.

A system for inserting a pellet of alprostadil into the urethra is marketed as Muse.
Un sistema para insertar un gránulo de alprostadil en la uretra se comercializa como Muse.

The system uses a prefilled applicator to deliver the pellet about an inch deep into the urethra.
El sistema usa un aplicador prellenado para depositar el gránulo alrededor de una pulgada dentro de la uretra.

An erection will begin within 8 to 10 minutes and may last 30 to 60 minutes.
Comenzará una erección en 8 a 10 minutos y puede durar de 30 a 60 minutos.

The most common side effects are aching in the penis, testicles, and area between the penis and rectum; warmth or burning sensation in the urethra; redness from increased blood flow to the penis; and minor urethral bleeding or spotting.
Los efectos secundarios más comunes son dolor en el pene, testículos y área entre el pene y el recto; sensación de calor o ardor en la uretra; enrojecimiento debido al aumento del flujo sanguíneo hacia el pene; y leve sangrado o manchas uretrales.

477

Research on drugs for treating ED is expanding rapidly.
La investigación de medicamentos para tratar la DE se está
expandiendo rápidamente.

Patients should ask their doctor about the latest advances.
Los pacientes deben consultar con su doctor acerca de los últimos
avances.

Vacuum Devices
Dispositivos de vacío

**Mechanical vacuum devices cause erection by creating a
partial vacuum, which draws blood into the penis, engorging
and expanding it.**
Los dispositivos de vacío mecánicos causan erección creando un
vacío parcial, que lleva sangre hacia el pene, hinchándolo y
expandiéndolo.

**The devices have three components: a plastic cylinder, into
which the penis is placed; a pump, which draws air out of the
cylinder; and an elastic band, which is placed around the
base of the penis to maintain the erection after the cylinder is
removed and during intercourse by preventing blood from
flowing back into the body.**
Los dispositivos tienen tres componentes: un cilindro plástico, en
el que se coloca el pene; una bomba, que extrae aire fuera del
cilindro y una banda elástica, que se coloca alrededor de la base
del pene para mantener la erección después de retirarse el cilindro
y durante la relación sexual evitando que la sangre fluya de
vuelta al cuerpo.

**One variation of the vacuum device involves a semirigid
rubber sheath that is placed on the penis and remains there
after erection is attained and during intercourse.**
Una variación del dispositivo de vacío involucra una vaina de
goma semirígida que se coloca en el pene y permanece allí
después que se logra la erección y durante la relación sexual.

Surgery
Cirugía

Surgery usually has one of three goals: to implant a device that can cause the penis to become erect to reconstruct arteries to increase flow of blood to the penis to block off veins that allow blood to leak from the penile tissues.
La cirugía generalmente tiene una de tres metas: implantar un dispositivo que puede causar que el pene se vuelva erecto reconstruir las arterias para aumentar el flujo de sangre al pene bloquear las venas que permiten que la sangre salga de los tejidos del pene.

Implanted devices, known as prostheses, can restore erection in many men with ED
Los dispositivos implantados, conocidos como prótesis, pueden devolver la erección a muchos hombres con DE.

Possible problems with implants include mechanical breakdown and infection, although mechanical problems have diminished in recent years because of technological advances.
Los problemas posibles con los implantes incluyen rotura mecánica e infección, aunque los problemas mecánicos han disminuido en años recientes debido a los avances tecnológicos.

Malleable implants usually consist of paired rods, which are inserted surgically into the corpora cavernosa.
Los implantes maleables generalmente consisten de un par de varillas, que se insertan quirúrgicamente en los cuerpos cavernosos.

The user manually adjusts the position of the penis and, therefore, the rods
El usuario ajusta manualmente la posición del pene y por ende, las varillas.

479

Adjustment does not affect the width or length of the penis.
El ajuste no afecta el ancho o largo del pene.

Inflatable implants consist of paired cylinders, which are surgically inserted inside the penis and can be expanded using pressurized fluid.
Los implantes inflables consisten de un par de cilindros, que se insertan quirúrgicamente dentro del pene y pueden expandirse usando líquido a presión.

Tubes connect the cylinders to a fluid reservoir and a pump, which are also surgically implanted.
Unos tubos conectan los cilindros a un depósito de líquido y a una bomba, también implantados quirúrgicamente.

The patient inflates the cylinders by pressing on the small pump, located under the skin in the scrotum.
El paciente infla los cilindros apretando una bomba pequeña, ubicada bajo la piel en el escroto.

Inflatable implants can expand the length and width of the penis somewhat.
Los implantes inflables pueden expandir algo el largo y el ancho del pene.

They also leave the penis in a more natural state when not inflated.
También dejan al pene en un estado más natural cuando no está inflado.

Surgery to repair arteries can reduce ED caused by obstructions that block the flow of blood.
La cirugía para reparar arterias puede reducir la DE causada por obstrucciones que bloquean el flujo sanguíneo.

The best candidates for such surgery are young men with discrete blockage of an artery because of an injury to the crotch or fracture of the pelvis.
Los mejores candidatos para dicha cirugía son hombres jóvenes con un bloqueo discreto de una arteria debido a una lesión en la entrepierna o la fractura de la pelvis.

The procedure is less successful in older men with widespread blockage.
El procedimiento es menos exitoso en hombres mayores con un bloqueo extendido.

Surgery to veins that allow blood to leave the penis usually involves an opposite procedure--intentional blockage.
La cirugía en las venas para permitir que la sangre deje el pene generalmente implica el procedimiento opuesto--bloqueo intencional.

Blocking off veins (ligation) can reduce the leakage of blood that diminishes the rigidity of the penis during erection.
El bloqueo de las venas (ligadura) puede reducir la pérdida de sangre que disminuye la rigidez del pene durante la erección.

However, experts have raised questions about the long-term effectiveness of this procedure, and it is rarely done.
Sin embargo, los expertos se han cuestionado acerca de la eficacia a largo plazo de este procedimiento, y rara vez se hace.

Hope Through Research
Esperanzas por medio de la investigación

Advances in suppositories, injectable medications, implants, and vacuum devices have expanded the options for men seeking treatment for ED.
Los avances en supositorios, medicamentos inyectables, implantes y dispositivos de vacío han expandido las opciones para los hombres que buscan tratamiento para la DE.

481

These advances have also helped increase the number of men seeking treatment.
Estos avances también han ayudado a aumentar el número de hombres que buscan tratamiento.

Gene therapy for ED is now being tested in several centers and may offer a long-lasting therapeutic approach for ED.
Se está probando la terapia con genes para DE en varios centros, la cual puede ofrecer un enfoque terapéutico duradero para la DE.

Points to Remember
Puntos a Recordar

Erectile dysfunction (ED) is the repeated inability to get or keep an erection firm enough for sexual intercourse.
La disfunción eréctil (DE) es la incapacidad repetida de lograr o mantener una erección lo suficientemente firme como para tener una relación sexual.

ED affects 15 to 30 million American men.
DE afecta de 15 a 30 millones de hombres norteamericanos.

ED usually has a physical cause.
DE tiene generalmente una causa física.

ED is treatable at all ages.
DE es tratable en todas las edades.

Treatments include psychotherapy, drug therapy, vacuum devices, and surgery.
El tratamiento incluye psicoterapia, terapia con medicamentos, dispositivos de vacío y cirugía.

Exercise
Ejercicio

Stay active and feel better!
¡Manténgase activo y siéntase bien!

Physical activity is good for your whole family.
La actividad física es buena para toda su familia.

Do any of these situations sound like your life?
¿Se parecen algunas de estas situaciones a su vida?

"I always feel so tired and worn out."
"Me siento siempre muy cansado y sin energía."

"My whole family is putting on weight I know we better do something soon."
"Toda mi familia está aumentando de peso Yo sé que debemos hacer algo pronto."

"Walking up two flights of stairs leaves me out of breath."
"Cuando subo las escaleras al segundo piso siento que no puedo respirar."

"When my husband and I were first married, we would take long walks every day and go dancing Now all we do is sit in front of the television."
"Cuando mi esposo y yo estábamos recién casados íbamos a caminar todos los días y salíamos a bailar Ahora todo lo que hacemos es sentarnos frente al televisor."

"I don't have an extra half hour every day to exercise...but I know it is good for my health."
"No tengo tiempo para hacer treinta minutos de ejercicio todos los días...pero sé que es bueno para mi salud."

Get active—feel better!
¡Manténgase activo—siéntase bien!

Make physical activity your solution to feeling tired, bored, and out of shape
Considere la actividad física como una solución para combatir el cansancio, el aburrimiento y el estar fuera de forma.

Forget the excuses! Find time!
¡Acabe con las excusas! ¡Haga el tiempo!

It is never too late to make a commitment to a healthy heart and healthy body.
Nunca es tarde para decidirse a tener un corazón y un cuerpo sano.

Add activity to your daily routine Include your family.
Agregue actividad física a su vida y a la de su familia.

Children and adults should do 30 minutes or more of moderate physical activity each day.
Tanto los niños como los adultos deben hacer cada día 30 minutos o más de actividad física moderada.

Start by adding movement to your daily routine.
Comience agregando movimiento a su rutina diaria.

Get off the bus one or two stops early and walk.
Bájese del autobús una o dos paradas antes y camine.

Park your car farther away and walk.
Estacione su auto lejos y camine hasta su destino.

Use the stairs instead of the elevator.
Suba las escaleras en vez de usar el ascensor.

Dance to your favorite music.
Baile al ritmo de su música favorita.

It is easy to build up to 30 minutes of physical activity each day.
Es fácil acumular 30 minutos de actividad física al día.

You do not have to do 30 minutes of activity without stopping.
No tiene que hacer los 30 minutos de una sola vez.

You can take a 10-minute walk during your lunch break
Puede caminar 10 minutos durante su hora de almuerzo.

You can take another 10-minute walk with your kids after work.
Puede caminar otros 10 minutos con sus hijos después del trabajo.

Then dance to the rhythm of your favorite music for 10 more minutes while dinner is cooking.
Puede bailar al ritmo de su música favorita por 10 minutos más mientras la cena se cocina.

Just so it adds up to 30 minutes each day.
Lo importante es que acumule los 30 minutos de actividad cada día.

Turn exercise time into a fun family activity.
Convierta el tiempo de ejercicio en una actividad divertida y familiar.

Jump rope, go skating, or walk with your family.
Salte cuerda, vaya a patinar o a caminar con su familia.

Invite a friend to do aerobics with you.
Invite a algún amigo a hacer ejercicios aeróbicos.

485

Start slowly and build up to a good pace.
Comience despacio y aumente la intensidad de su actividad.

Before you know it, you will have the energy to do an activity for a full 30 minutes.
Cuando menos lo piense usted va a tener la energía para hacer su actividad por 30 minutos seguidos.

List what activity you will try:
Anote qué actividad va a hacer usted:

Add these benefits of physical activity to your life.
Disfrute los beneficios que la actividad física le brinda a su vida.

strengthen your heart and lungs
fortalecer el corazón y los pulmones

lose weight and control your appetite
bajar de peso y controlar el apetito

lower your blood pressure
bajar la presión arterial

lower your blood cholesterol
bajar el nivel de colesterol

sleep better
dormir mejor

reduce your stress
disminuir el estrés

have more energy
tener más energía

Are you ready to begin?
¿Está listo para comenzar?

You can start exercising slowly if you do not have a health problem.
Puede comenzar poco a poco a hacer ejercicios si no tiene problemas de salud.

If you have a health problem, check with your doctor before starting an exercise program.
Si tiene algún problema de salud, consulte a su médico antes de comenzar a hacer ejercicios.

Make physical activity a part of your family life today!
¡Haga hoy la actividad física parte de su vida familiar!

An ounce of prevention is worth a pound of cure.
Más vale prevenir que lamentar.

Headaches: Analgesic Rebound
Cefalea Post Consumo de Analgésicos

Analgesic agents are prescription or over-the-counter medications used to control pain including migraine and other types of headaches.
Los analgésicos son medicamentos de venta con o sin receta utilizados para combatir el dolor.

When used on a daily or near daily basis, these analgesics can perpetuate the headache process.
Quienes padecen migrañas u otros tipos de cefalea los conocen bien; el problema es que al tomarlos diaria o casi diariamente, se corre el riesgo de perpetuar el ciclo de dolor.

They may decrease the intensity of the pain for a few hours; however they appear to feed into the pain system in such a way that chronic headaches may result.
Si bien es cierto que estos medicamentos permiten disminuir la intensidad del dolor durante varias horas, parecen alimentar el ciclo, conduciendo a veces a un cuadro de cefaleas crónicas.

If under these circumstances the patient does not completely stop using these analgesics, despite any other treatment undertaken, the chronic headache is likely to continue unabated.
Dada la situación, lo más probable es que el paciente no mejore en lo más mínimo con ningœn tratamiento que se le recete a menos que se suspendan por completo los analgésicos.

Usually when analgesics are discontinued the headache may get worse for several days and the sufferer may experience nausea or vomiting. Cuando se suspende el uso del analgésico, la cefalea suele empeorar unos días, durante los cuales el paciente puede presentar náuseas o vómitos.

However, after a period of three to five days, sometimes longer, these symptoms begin to improve.
Sin embargo, estos síntomas desaparecen luego de unos tres a cinco días, a veces más.

For those patients willing to persevere, the headaches will gradually improve as response to more appropriate medication occurs.
Siempre y cuando el paciente no ceda a la tentación de curas rápidas, los dolores irán cediendo gradualmente a medida que surta efecto un tratamiento más idóneo.

Most patients are able to stop he use of analgesics at home under physician supervision, but some find in difficult and may require hospitalization, as many suffers have been using analgesics several times a day for many year.
En su mayoría, los pacientes logran suspender su consumo de analgésicos en casa bajo supervisión médica; sin embargo a otros que quizás lleven muchos años tomando analgésicos varias veces al día, les resulta muy difícil, por lo que es necesario hospitalizarlos.

Head Injury
Trauma de la cabeza

Return if he / she has a change in behavior.
Regrese si él / ella tiene un cambio en su comportamiento.

Return if he / she appears different to you in any way.
Regrese si él / ella le parece diferente a usted en algún modo.

Return if he / she vomits.
Regrese si él / ella vomita.

Return if he / she has problems with walking, talking, or thinking.
Regrese si él / ella tiene problemas con andar, hablar, o pensar.

Return if he / she develops a headache.
Regrese si él / ella desarrolla un dolor de cabeza.

Return if you have other questions or concerns?
Regrese si tiene preguntas o preocupaciones de alguna manera.

Call if you have any questions.
Llámenos si tiene algunas preguntas.

Do you have other questions or concerns?
¿Tiene otras preguntas o preocupaciones?

Hospital / Office
Hospital / Oficina

Admission

Please come to the hospital.
Por favor, venga al hospital.

Please go to the hospital.
Por favor, vaya al hospital.

Please come to the hospital as soon as possible.
Por favor, venga al hospital lo más pronto posible.

Please go to the hospital as soon as possible.
Por favor, vaya al hospital lo más pronto posible.

Go to the emergency room, please.
Vaya a la sala de emergencia, por favor.

Go to the nurses station, please.
Vaya a la estación de las enfermeras, por favor.

Go to the office of admissions, please.
Vaya a la oficina de admisiones, por favor.

Go to the laboratory, please.
Vaya al laboratorio, por favor.

Go to the labor and delivery room, please.
Vaya a la sala de labor y partos, por favor.

Please wait here.
Espere aquí, por favor.

Can you wait here, please.
¿Puede esperar aquí, por favor?

Why did you / he / she come to the hospital / office today?
¿Por qué vino al hospital / a la oficina hoy?

Have you been here before today as a patient?
¿Ha estado aquí antes de hoy como un(a) paciente?

When was the last time?
¿Cuándo fue la última vez?

For what reason?
¿Por qué motivo?

Please write down your name and address on the form.
Apunte su nombre y dirección en el formulario, por favor.

Please complete the form.
Llene el formulario, por favor.

What is your name?
¿Cómo se llama?

What is the patient's name?
¿Cómo se llama el/la paciente?

What is your address?
¿Cuál es su dirección?

What is your telephone number?
¿Cuál es su número de teléfono?

What is your date of birth?
¿Cuál es su fecha de nacimiento?

What is the patient's date of birth?
¿Cuál es la fecha de nacimiento del / de la paciente?

What is your place of birth?
¿Cuál es su lugar de nacimiento?

What is the patient's place of birth?
¿Cuál es el lugar de nacimiento del / de la paciente?

Which friend or relative we can call if necessary?
¿Qué amigo o pariente podemos llamar si es necesario?

What is the name of your doctor?
¿Cómo se llama su doctor(a)?

Do you work?
¿Trabaja usted?

Does your spouse work?
¿Trabaja su esposo(a)?

Where do you / he / she work?
¿Dónde trabaja usted / él / ella?

What do you / he / she do there?
¿Qué hace usted / él / ella allí?

What kind of work do you /he / she do?
¿Qué tipo de trabajo hace usted / él / ella?

Do you have health insurance?
¿Tiene seguro médico?

Is your family covered by insurance?
¿Tiene seguro médico para su familia?

493

What is the name of your insurance company?
¿Cómo se llama la compañía de seguro?

What is the number of your insurance policy?
¿Cuál es el número de la póliza de seguro?

Do you have your health insurance card here?
¿Tiene la tarjeta de seguro aquí?

Do you wish to pay the bill with cash, check, or credit card?
¿Quisiera pagar la cuenta al contado, con cheque, o con tajeta de crédito?

Do you give your authorization to receive medical treatment and consulting services?
¿Da su autorización para recibir tratamiento médico y servicios de consulta?

I give my authorization to receive medical treatment and consulting services.
Doy mi autorización para recibir tratamiento médico y servicios de consulta.

Patient Signature
Firma del paciente

Witness Signature
Firma del testigo

Patient Comfort

Do you feel better today?
¿Se siente mejor hoy?

Did you sleep well?
¿Durmió bien?

Are you sleepy?
¿Tiene sueño?

Are you cold?
¿Tiene frío?

Are you too warm?
¿Tiene demasiado calor?

Tell me if you feel pain or if it hurts.
Dígame si siente dolor.

Show me where it hurts.
Indique donde le duele.

Do you need to get up?
¿Necesita levantarse?

Do you want to turn over?
¿Quiere voltearse?

Do you want to wash up?
¿Quiere lavarse?

Can you bathe yourself or take a shower?
¿Puede bañarse o tomar una ducha?

I'm going to give you a sponge bath.
Voy a hacerle un baño con esponja.
or
Voy a darle un baño con esponja.
or
Voy a bañarle con esponja.

I need to give you a douche.
Necesito hacerle un lavado vaginal.

Would you like a blanket?
¿Quisiera una cobija?

Do you want another pillow?
¿Quiere otra almohada?

I need to change the sheets.
Necesito cambiar las sábanas.

Would you like something to read?
¿Quisiera algo para leer?

Do you want to sit up?
¿Quiere sentarse?

Do you want to sit down?
¿Quiere sentarse?

Try to relax.
Trate de relajarse.

Are you comfortable?
¿Está Ud. cómodo(a)?

Do you need a pill to fall asleep?
¿Necesita una pastilla para dormir?

Press this button if you need anything.
Oprima este botón si necesita algo.

Press this button when you need help.
Oprima este botón cuando necesite ayuda.

Press this button to raise your head / legs.
Oprima este botón para levantar la cabeza / las piernas.

Press this button to lower your head / legs.
Oprima este botón para bajar la cabeza / las piernas.

Press this button to watch the television.
Oprima este botón para mirar la telvisión.

Dial nine first to make a call.
Marque el nueve primero para hacer una llamada.

Let's put on this gown.
Vamos a ponerse esta bata.

Do you have anything valuable?
¿Lleva algo con valor?

Bathroom Necessities

Do you want to go to the bathroom?
¿Quiere ir al baño?

Turn on this light if you need to go to the bathroom.
Prenda esta luz si necesita ir al baño.

Did you move your bowels?
¿Defecó?
or
¿Hizo popó?

Did you have diarrhea?
¿Tiene diarrea?

Do you need a bedpan?
¿Necesita una bacinica?

Do you need a urinal?
¿Necesita un orinal?

Do you need toilet paper?
¿Necesita papel de baño?

Do you need a laxative?
¿Necesita un laxante?

You need an enema.
Necesita un enema (lavado).

You need a catheter / tube to urinate.
Necesita un catéter / tubo para orinar.

I am going to pass the tube into your bladder.
Voy a pasar el tubo hasta la vejiga.

Patient's Medical Condition

Tell me if you feel pain or if it hurts.
Dígame si siente dolor.

Show me where it hurts.
Indique donde le duele.

Have you noticed any hemorrhaging?
¿Ha notado si tiene algún sangramiento?

I need to check if you are bleeding.
Necesito revisar si está sangrando.

What medications are you taking?
¿Qué medicamentos está tomando?

Your cholesterol level is high.
Su nivel de colesterol es alto.

Treatment Explanations

Medical

Do you want to see the doctor?
¿Quiere ver al doctor (a la doctora)?

The doctor says you need to stay in bed
El doctor dice que Ud necesita guardar cama.

You shouldn't get up or walk around.
No debe levantarse, ni caminar.

If you wish to go for a walk, please call me.
Si quiere pasearse, llámeme, por favor.

You need to drink a lot of fluids.
Necesita tomar muchos líquidos.

I'm going to give you an injection.
Voy a ponerle una inyección.

You have to take this medicine.
Tiene que tomar esta medicina.

The doctor prescribed medicine for the pain
El doctor recetó medicina para el dolor

The doctor will prescribe medicine for the pain
El doctor va a recetar medicina para el dolor.

The doctor prescribed antibiotics for the infection.
El doctor recetó antibióticos para la infección.

501

The doctor will prescribe antibiotics for the infection.
El doctor va a recetar antibióticos para la infección.

You can't eat or drink anything yet, because you could vomit.
No puede beber ni comer nada todavía porque puede vomitar.

You can take or have some crushed ice.
Puede tomar un poco de hielo triturado.

I need to start an IV solution.
Necesito ponerle un suero.

I have to check your IV.
Tengo que chequear su suero.

I need to change your bandages.
Necesito cambiar las vendas.

You're going to have to follow a special diet to lose weight.
Va a tener que seguir una dieta especial para bajar de peso.

Lie down on your left side.
Acuéstese de costado izquierdo.

Lie down on your right side.
Acuéstese de costado derecho.

I need to insert this tube through your nose on down to your stomach.
Necesito introducir este tubo por la nariz hasta el estómago.

This is so you won't vomit.
Esto es para evitar vómitos.

Just a few more minutes...
Sólo unos minutos más...

I have to catheterize you.
Tengo que introducirle un catéter.

You need an enema.
Necesita un enema (lavado).

Diet

You need to drink a lot of fluids.
Necesita tomar muchos líquidos.

You cannot not eat or drink.
No puede comer ni tomar nada.

You cannot not eat or drink after midnight.
No puede comer ni tomar nada después de la medianoche.

You will have to follow a strict diet.
Tendrá que seguir una dieta muy estricta.

I will give you a list of foods that you should eat.
Voy a darle una lista de la comida que debe comer.

I will give you a list of foods that you should not eat.
Voy a darle una lista de la comida que no debe comer.

Would you eat foods on this list?
¿Comería lo que está en la lista?

Would you follow a strict diet?
¿Seguiría una dieta estricta?

To not frustrate yourself, you would be able to select a variety of foods.
Para no frustrarse, podría seleccionar entre una variedad de comidas.

You should eat small portions.
Debe comer porciones pequeñas.

These foods contain few calories.
Estos alimentos tienen pocas calorías.

These foods contain many calories.
Estos alimentos tienen muchas calorías.

To have a balanced diet, you should eat food from each category.
Para tener una dieta equilibrada, debe comer algo de cada grupo de los diferentes tipos de comida.

People make better progress, when they count calories.
Personas hacen progreso más rápido cuando cuenten calorías.

Some people find it difficult to count calories.
Alguna gente descubren que es difícil que cuenten calorías.

Eat about one-half of the portions you eat now.
Come aproximadamente la mitad de lo que come ahora.

We will make an appointment for you to speak with the dietician.
Vamos a hacerle una cita para hablar con la nutricionista.

She will explain in detail the best foods to eat.
Ella va a explicarle a usted que tipos de comidas son mejores.

This diet will help you lose weight also.
La dieta va a ayudarle a perder el peso también.

Family Discussion

He / she is recuperating.
Él (ella) se está recuperando.

He / she is unconscious.
Ha perdido el conocimiento.

We are unable to do anything more.
No podemos hacer nada más.

The patient is better.
El (La) paciente está mejor.

The patient is worse.
El (La) paciente está peor.

The patient is out of danger.
El (La) paciente está fuera de peligro.

The patient is in a great deal of pain.
El (La) paciente tiene mucho dolor.

The patient is in a very little pain.
El (La) paciente tiene poco dolor.

The operation went very well.
La operación salió muy bien.

The patient was taken to the I.C.U.
Llevaron a la paciente a la sala de cuidados intensivos.

The patient was taken to the O.R.
Llevaron a la paciente al quirófano.

I'll keep you posted.
Voy a mantenerlo(la) al tanto.

Lymphedema
Linfedema

Psychosocial considerations
Consideraciones psicosociales

Because lymphedema is disfiguring and sometimes painful and disabling, it can create mental, physical, and sexual problems.
Como el linfedema causa desfiguración y a veces es doloroso e incapacitante, puede ocasionar problemas de naturaleza mental, física o sexual.

Several studies have noted that women who develop lymphedema after treatment for breast cancer have more mental, physical, and sexual difficulties than women who do not develop lymphedema.
Varios estudios hacen notar que las mujeres que desarrollan linfedema después del tratamiento del cáncer del seno tienen mayores dificultades mentales físicas y sexuales que las que nunca lo padecen.

The added stresses associated with lymphedema may interfere with treatment that is often painful, difficult, and time-consuming.
Las tensiones adicionales asociadas con el linfedema pueden interferir con su tratamiento, que a menudo es doloroso, difícil y toma mucho tiempo.

Coping with lymphedema in the arm after breast cancer treatment is especially difficult for patients who have little social support Some patients may react to the problem by withdrawing.
El lidiar con el linfedema en la parte superior del brazo después de un tratamiento para el cáncer del seno es particularmente difícil para aquellas pacientes que cuentan con poco apoyo social, y algunas reaccionan apartándose de los demás.

It is also difficult for patients with painful lymphedema.
También es muy difícil para los pacientes con linfedema
doloroso.

**Patients with lymphedema may be helped by group and
individual counseling that provides information about ways
to prevent lymphedema, the role of diet and exercise, advice
for picking comfortable and flattering clothes, and emotional
support.**
Los pacientes con linfedema podrían beneficiarse de orientación
individual o colectiva que brinde información sobre cómo evitar
el linfedema, el papel que juegan el régimen alimenticio y el
ejercicio, y consejos sobre como escoger ropa cómoda y que
quede bien, y apoyo emocional.

Medication Phrases
Explicaciones relacionadas con las medicinas

You / he / she need(s)
Necesita

A

ACTH
Necesita ACTH (hormona adrenocorticotropa), una hormona
muy importante de la glándula suprarrenal.

adrenalin
Necesita adrenalina una medicina para elevar la presión arterial y
aumentar la función del corazón.

adrencorticotropin hormone
Necesita ACTH (hormona adrenocorticotropa)), una hormona
muy importante de la glándula suprarrenal.

analeptic
Necesita
un analéptico, que es un medicamento de efecto estimulante en la
psique.

analgesic
Necesita un analgésico, que es un medicamento para aliviar el
dolor.

anesthesia
Necesita anestesia, que es un agente que produce insensibilidad o
estupor.

anesthesia, general
Necesita anestesia total.

509

anesthesia, local
Necesita anestesia local.

anesthetic
Necesita un anestético, que es una droga que produce anesthesia.

anticholinergic
Necesita un anticolinérgico, una sustancia que bloquea los nervios parasimpáticos.

anticonvulsant
Necesita un anticonvulsive, una sustancia que evita o reduce convulsions.

antidepressant
Necesita un antidepresivo, una sustancia que alivia la depression.

antidote
Necesita un antídoto para aliviar los síntomas.

antiemetic
Necesita un antiemético, que es un medicamento contra los vómitos.

antiepileptic
Necesita un antiepiléptico, un medicamento que combate la epilepsia.

antihistamine
Necesita un antihistamínico, una sustancia que combate la acción de la histamina.

antiinfective
Necesita un antiinfeccioso, una medicina que combate la infección.

antiinflammatory
Necesita un antiinflamatorio, una medicina que impide o detiene la inflamación.

antimicrobial
Necesita antimicrobiano, una medicina que impide el desarrollo de los microbios.

antipruritic
Necesita un antipruriginoso, una medicina que impide el escozor o picor.

antipsychotic
Necesita antipsicótico, que es un tranquilizante mayor.

antispasmodic
Necesita un antispasmódico, un medicamento que combate contracturas, calambres, y convulsiones.

anxiolytic
Necesita un ansiolítico, que es un medicamento contra la ansiedad.

aspirin
Necesita aspirina, una sustancia que reduce la fiebre y impide o detiene la inflamación.

atropine
Necesita atropina, una sustancia que bloquea los nervios parasimpáticos.

B

barbituate
Necesita un barbitúrico, una medicina para dormir o para aliviar convulsiones.

barbiturates
Necesita barbitúricos, medicinas para dormir o para aliviar convulsiones.

belladonna
Necesita belladonna, una medicina para calmar los intestinos.

blister pack
Necesita un blister, un envase con recubiertos de plástico.

C

cocaine
Necesita cocaine, una medicina para controlar o parar la hemorragia de la nariz.

codeine
Necesita codeína, que es un medicamento para aliviar el dolor y para impedir la tos.

corticosteroid
Necesita un corticoide, una hormona que impide o detiene la inflamación.

cough drops
Necesita pastillas para la tos.

curare
Necesita curare, una sustancia que afloja los músculos.

D

decongestant
Necesita un descongestivo, una sustancia que alivia la congestión nasal.

E

electrolytes
Necesita electrólitos, sustancias como sodio, potasio, y cloruro.

emetic
Necesita un emético, una sustancia que provoca el vómito.

entericcoated medicine
Necesita medicina queratinizada, que es una medicina recubierta por una sustancia resistente a la secreción gástrica.

ephedrine
Necesita efedrina, una medicina para hipotensión.

ergot
Necesita cornezuelo, una medicina para dolor de cabeza.

F

fluids
Necesita flúidos.

G

general anesthesia
Necesita anestesia total.

glucose
Necesita glucosa, el azúcar que da energía al cuerpo.

gonadotropin
Necesita gonadotropo, la hormona que estimula las glándulas sexuales.

H

hormone, adrencorticotropin
Necesita ACTH (hormona adrenocorticotropa), una hormona muy importante de la glándula suprarrenal.

hormones
Necesita hormonas.

hydration
Necesita hidratación, que es la acción de incorporar agua al cuerpo.

hypnotic
Necesita un hipnótico, una medicina que induce sueño.

I

ibuprofen
Necesita ibuprofeno, una sustancia que reduce la fiebre y impide o detiene la inflamación.

infusion
Necesita una infusión que es la administración de un líquido en la vena.

inhalation
Necesita inhalación, que es la aspiración de gases o vapores.

injection
Necesita una inyección.

insulin
Necesita insulina, una hormona que es el tratamiento para diabetes.

internal-use medicine
Necesita medicina para el uso interno.

intramuscular medicine
Necesita medicina intramuscular, una medicina que está situada u ocurre dentro de un músculo.

intravascular medicine
Necesita medicina intravascular, que es medicina situada dentro de un vaso.

intravenous medicine
Necesita medicina intravenosa, que es medicina situada dentro de una vena.

iron
Necesita hierro, una sustancia para producir sangre.

J

jelly, petroleum
Necesita vaselina.

K

kaolin
Necesita caolín, una sustancia para tratar la diarrea.

L

lidocaine
Necesita lidocaína, una anestesia local.

liquid medicine
Necesita medicina líquida.

local anesthesia
Necesita anestesia local.

long-acting medicine
Necesita medicina de efecto largo.

lozenges
Necesita trocitos.

lubricant
Necesita un lubricante.

M

magnesia, milk of
Necesita leche de magnesia, una medicina para tratar el estómago y los intestinos.

medication
Necesita una prescripción o aplicación de medicamentos.

medicine
Necesita medicina.

medicine, entericcoated
Necesita medicina queratinizada, que es una medicina recubierta por una sustancia resistente a la secreción gástrica.

medicine, external-use
Necesita medicina para el uso externo.

medicine, filmcoated
Necesita medicina revestida por película.

medicine, granulated
Necesita medicina granulada, una preparación farmacéutica en forma de gránulos.

medicine, internal-use
Necesita medicina para el uso interno.

medicine, intramuscular
Necesita medicina intramuscular, una medicina que está situada u ocurre dentro de un músculo.

medicine, intravascular
Necesita medicina intravascular, que es medicina situada dentro de un vaso.

medicine, intravenous
Necesita medicina intravenosa, que es medicina situada dentro de una vena.

medicine, liquid
Necesita medicina líquida.

medicine, long-acting
Necesita medicina de efecto largo.

medicine, miscible
Necesita medicina miscible, una medicina que es capaz de ser mezclado.

medicine, palliative
Necesita medicina paliativa, una medicina que proporciona alivio pero no cura.

medicine, parenteral
Necesita medicina parenteral, que es la administración de medicina por una vía que no sea la oral.

medicine, percutaneous
Necesita medicina percutánea, una medicina que funciona a través de la piel intacta.

medicine, prepared
Necesita medicamento preparado.

medicine, protective
Necesita medicina que protege.

medicine, psychotropic
Necesita medicina psicotrópica, una medicina que afecta el estado mental.

medicine, safe
Necesita medicina segura.

medicine, slow-acting
Necesita una medicina de efecto retardado.

medicine, strong
Necesita medicina fuerte.

medicine, synergistic
Necesita una medicina sinergética, una medicina que trabaja simultáneamente con otra cosa o medicina.

medicine, therapeutic
Necesita medicina terapéutica, una medicina que sirve para la curación.

medicine, thyroid
Necesita tiroides.

medicine, topical
Necesita medicina tópica.

medicine, transcutaneous
Necesita medicina transcutánea, una medicina que funciona a través de la piel intacta.

medicine, transdermal
Necesita medicina transdérmica, una medicina que pasa a través de la piel intacta.

mineralocorticoid
Necesita un mineralocorticoide, que es una sustancia que trata la hipotensión.

miscible medicine
Necesita medicina miscible, una medicina que es capaz de ser mezclado.

monotherapy
Necesita terapia con un solo medicamento a la vez.

morphine
Necesita morfina, un narcótico que alivia dolor.

muscle relaxant
Necesita un miorrelajante, una medicina que causa la relajación muscular.

N

narcotic
Necesita narcótico, un agente que produce insensibilidad, estupor o anestesia.

neuroleptanalgesia
Necesita neuroleptoanalgesia, que es anestesia mediante administración de un neuroléptico y un analgésico.

neuroleptic
Necesita un neuroléptico, que es un calmante del sistema nervioso.

neurotransmitter
Necesita un neurotransmisor, una sustancia que por vía química transmite impulsos.

niacin
Necesita niacina que es una sustancia para tratar el aumento de la cantidad de lípidos en la sangre.

nicotine patch
Necesita un parche con nicotina, una sustancia para aliviar la adicción a tabaco.

novocaine
Necesita novocaína, una anestesia local.

O

oil, castor
Necesita aceite de ricino, una medicina purgante.

oil, cod liver
Necesita aceite de hígado de bacalao, un aceite con hierro para producir sangre.

ointment
Necesita un ungüento, una sustancia para calmar o hidratar la piel o las heridas.

opiate
Necesita una opiata, una preparación derivada del opio Es una medicina narcótica.

oxygen
Necesita oxígeno, un gas para aliviar problemas con la respiración.

P

packet of medicine
Necesita una cajita de medicina.

palliative medicine
Necesita medicina paliativa, una medicina que proporciona alivio pero no cura.

paralytic
Necesita un paralítico, una sustancia que afloja los músculos.

parasympathomimetic
Necesita un parasimpaticomimético, una sustancia que estimula directamente el sistema colinérgico o parasimpático.

paregoric
Necesita paregórico, una medicina para tratar la diarrea.

parenteral medicine
Necesita medicina parenteral, que es la administración de medicina por una vía que no sea la oral.

percutaneous medicine
Necesita medicina percutánea, una medicina que funciona a través de la piel intacta.

petroleum jelly
Necesita vaselina.

phenobarbital
Necesita fenobarbitona, una medicina para aliviar convulsiones.

pills
Necesita píldoras.

placebo
Necesita un placebo, que es un medicamento vacío o aparente.

plasma
Necesita plasma, una parte de la sangre.

potassium
Necesita potasio, un electrólito.

potassium chloride
Necesita cloruro de potasio, una sustancia para tratar la deficiencia de potasio.

powder
Necesita un polvo.

premedication
Necesita premedicación, que es la administración de medicamentos antes de una actividad, como un procedimiento o una operación.

prepared medicine
Necesita un medicamento preparado.

prescription
Necesita una prescripción.
Necesita una receta.

propulsive
Necesita una propulsion, una medicina para acelerar el tránsito de la comida del estómago a los intestinos.

protective medicine
Necesita medicina que protege.

psychotropic medicine
Necesita medicina psicotrópica, una medicina que afecta el estado mental.

Q

quinine
Necesita quinina, una sustancia para tratar la malaria.

or

Necesita quinina, una sustancia para tratar calambres en las piernas.

R

rehydration
Necesita rehidratación, que es la restauración del agua en el cuerpo.

relaxant
Necesita un relajante, un agente que reduce la tensión.

relaxant, muscle
Necesita un miorrelajante, una medicina que causa la relajación muscular.

remedy
Necesita un remedio.

resin
Necesita una resina, una sustancia para quitar otras sustancias de la sangre o de los intestinos.

S

safe medicine
Necesita medicina segura.

salicylate
Necesita un salicilato, una sustancia que impide o detiene la inflamación, como la aspirina.

saline
Necesita salino, un flúido que contiene sal.

sedative
Necesita un sedante, una sustancia que produce un efecto de calma.

shot (injection)
Necesita una inyección.

sleeping pills
Necesita pastillas para dormir.

slow-acting medicine
Necesita una medicina de efecto retardado.

sodium chloride
Necesita cloruro de sodio, una sustancia para tratar la deficiencia de sodio.

solution
Necesita una solución, un líquido preparado que contiene una o varias sustancias.

soporific
Necesita un soporífico, una medicina que causa o induce al sueño o spoor.

spasmolytic
Necesita un espasmolítico, un medicamento que sirve para resolver los espasmos.

spray
Necesita un rocío.

sprayer
Necesita un rociador.

steam
Necesita vapor.

steroid
Necesita un esteroide, una hormona de la glándula suprarrenal, para reducir inflamación.

stimulant
Necesita un estimulante, un agente que produce estimulación.

strong medicine
Necesita medicina fuerte.

substitution
Necesita una sustitución.

supplement
Necesita un suplemento, que es una vitamina o otra cosa para ayudar al cuerpo.

Necesita un suplemento, que contiene más calorías.

suppository
Necesita un supositorio, que es un medicamento preparado en forma de barrita para su incorporación en el organismo por el ano o la vagina.

suppressive
Necesita un supresor, un agente que detiene funciones del cuerpo.

suspension
Necesita una suspensión, una preparación finamente dividida para incorporarla en un líquido.

sympathomimetic
Necesita un simpaticomimético, una sustancia que estimula el sistema nervioso simpático.

synergistic medicine
Necesita una medicina sinergética, una medicina que trabaja simultáneamente con otra cosa o medicina.

syrup
Necesita una jarabe.

T

tablet
Necesita una tableta.

526

thalidomide
Necesita talidomida, una medicina para tratar erythema nodosum leprosum.

therapeutic medicine
Necesita medicina terapéutica, una medicina que sirve para la curación.

therapy
Necesita terapia.

thyroid medicine
Necesita hormonas tiroideas.

tincture
Necesita una tintura.

topical medicine
Necesita medicina tópica.

tranquilizer
Necesita un tranquilizante, una medicina que produce un efecto de calma.

transcutaneous medicine
Necesita medicina transcutánea, una medicina que funciona a través de la piel intacta.

transdermal medicine
Necesita medicina transdérmica, una medicina que pasa a través de la piel intacta.

tricyclic
Necesita medicina tricíclica, un medicamento para tratar la depresión.

527

U

unguent
Necesita un ungüento, una sustancia para calmar o hidratar la piel o las heridas.

V

vaccination
Necesita una vacunación.

vaccine
Necesita una vacuna.

vaporization
Necesita vaporización.

vial of medicine
Necesita un vial de medicina.

vitamins
Necesita vitaminas.

vomitive
Necesita un vomitivo, una sustancia que provoca el vómito.

W

(none)

X

(none)

Y

(none)

Z

(none)

Medication Instructions
Instrucciones para el uso de medicinas

You must take the medicine as directed.
Debe de tomar la medicina como las instrucciones le dirigen.

You must take the medicine four times each day.
Debe de tomar la medicina cuatro veces cada día.

You must take the medicine every 6 hours.
Debe de tomar la medicina cada seis horas.

You must take the medicine daily.
Debe de tomar la medicina diariamente.

Take the medicine at 9:00 a.m.
Tome la medicina a las nueve de la mañana.

Take the medicine in the morning.
Tome la medicina por la mañana.

Take two aspirin, and call me in the morning.
Tome dos pastillas de aspirina, y llámeme por la mañana.

Observe your reaction to the medicine, and call me in 2 days.
Observe su reacción a la medicina, y llámeme en dos días.

Call me, please, if you feel ill after taking the medicine.
Llámeme, por favor, si se siente enfermo(a) después de tomar la medicina.

Call me, please, if you have problems taking the medicine.
Llámeme, por favor, si tiene problemas con la medicina.

Discontinue the medicine if you feel badly or if you develop a rash.
Discontinúe la medicina si se siente mal o si se desarrollan unas ronchas.

Call me if you feel ill or develop a rash after taking the medicine.
Llámeme si se siente enfermo(a) o si se desarrollan unas ronchas después de tomar la medicina.

It is normal to feel sleepy after taking the medicine.
Es normal que se sienta adormecido(a) después de tomar la medicina.

It is not normal to feel sleepy after taking the medicine.
No es normal que se sienta adormecido(a) después de tomar la medicina.

If you forget the medicine, don't take more with the next dose.
Si se le olvida la medicina, no tome más con la dosis próxima.

What did I tell you?
¿Qué le dije?

Have you been taking this medicine before today?
¿Había tomado esta medicina antes de hoy?

Have you taken this medicine before today?
¿Ha tomado esta medicina antes de hoy?

The side effects are minor.
Los efectos colaterales (secundarios) son menores.

You must take this medicine with food.
Debe de tomar esta medicina con comida.

You must take this medicine one hour before eating.
Debe de tomar esta medicina una hora antes de comer.

Let's renew the prescription.
Vamos a renovar la receta.

The nurse will renew the prescription before the end of the day.
La enfermera va a renovar la receta antes del final del día.

The medicine costs twenty dollars.
La medicina cuesta veinte dolares.

How much does the medicine cost?
¿Cuánto cuesta la medicina?

Mental Retardation
Retraso Mental

Mental retardation is a term used when a person has certain limitations in mental functioning and in skills such as communicating, taking care of him or herself, and social skills.
El retraso mental es un término que se usa cuando una persona tiene ciertas limitaciones en su funcionamiento mental y en destrezas tales como aquéllas de la comunicación, cuidado personal, y destrezas sociales.

These limitations will cause a child to learn and develop more slowly than a typical child.
Estas limitaciones causan que el niño aprenda y se desarrolle más lentamente que un niño típico.

Children with mental retardation may take longer to learn to speak, walk, and take care of their personal needs such as dressing or eating.
Los niños con retraso mental pueden tomar más tiempo para aprender a hablar, caminar, y aprender las destrezas para su cuidado personal tales como vestirse o comer.

They are likely to have trouble learning in school.
Están propensos a tener problemas en la escuela.

They will learn, but it will take them longer.
Ellos sí aprenderán, pero necesitarán más tiempo.

There may be some things they cannot learn.
Es posible que no puedan aprender algunas cosas..

What Causes Mental Retardation?
¿Cuáles Son las Causas del Retraso Mental?

533

Doctors have found many causes of mental retardation.
Los doctores han encontrado muchas causas del retraso mental.

The most common are:
Las más comunes son:

Genetic conditions.
Condiciones genéticas.

Sometimes mental retardation is caused by abnormal genes inherited from parents, errors when genes combine, or other reasons.
A veces el retraso mental es causado por genes anormales heredados de los padres, errores cuando los genes se combinan, u otras razones.

Examples of genetic conditions are Down syndrome, fragile X syndrome, and phenylketonuria (PKU).
Algunos ejemplos de condiciones genéticas incluyen síndrome de Down, síndrome frágil X, y phenylketonuria (PKU).

Problems during pregnancy.
Problemas durante el embarazo.

Mental retardation can result when the baby does not develop inside the mother properly.
Retraso mental puede resultar cuando el bebé no se desarrolla apropiadamente dentro de su madre.

For example, there may be a problem with the way the baby's cells divide as it grows.
Por ejemplo, puede haber un problema con la manera en la cual se dividen sus células durante su crecimiento.

A woman who drinks alcohol or gets an infection like rubella during pregnancy may also have a baby with mental retardation. Una mujer que bebe alcohol o que contrae una infección como rubéola durante su embarazo puede también tener un bebé con retraso mental.

Problems at birth
Problemas al nacer

If a baby has problems during labor and birth, such as not getting enough oxygen, he or she may have mental retardation. Si el bebé tiene problemas durante el parto, como, por ejemplo, si no está recibiendo suficiente oxígeno, él o ella podría tener retraso mental.

Health problems
Problemas de la salud

Diseases like whooping cough, the measles, or meningitis can cause mental retardation.
Algunas enfermedades tales como tos convulsiva, varicela, o meningitis pueden causar retraso mental.

Mental retardation can also be caused by extreme malnutrition (not eating right), not getting enough medical care, or by being exposed to poisons like lead or mercury.
El retraso mental puede también ser causado por malnutrición extrema (por no comer bien), no recibir suficiente cuidado médico, o por ser expuesto a venenos como plomo o mercurio..

Mental retardation is not a disease.
El retraso mental no es una enfermedad.

You can't catch mental retardation from anyone.
No se lo puede contraer de otras personas.

Mental retardation is also not a type of mental illness, like depression.
El retraso mental no es un tipo de enfermedad mental, como la depresión.

There is no cure for mental retardation.
No hay cura para el retraso mental.

However, most children with mental retardation can learn to do many things.
Sin embargo, la mayoría de los niños con retraso mental pueden aprender a hacer muchas cosas.

It just takes them more time and effort than other children.
Sólo les toma más tiempo y esfuerzo que a los otros niños.

How is Mental Retardation Diagnosed? ¿Cómo Se Diagnostica el Retraso Mental?
Mental retardation is diagnosed by looking at two main things.
El retraso mental se diagnostica observando dos cosas.

These are: Estas son:

– the ability of a person's brain to learn, think, solve problems, and make sense of the world (called IQ or intellectual functioning); and
– la habilidad del cerebro de la persona para aprender, pensar, resolver problemas, y hacer sentido del mundo (ésto se llama funcionamiento intelectual); y

– whether the person has the skills he or she needs to live independently (called adaptive behavior, or adaptive functioning).
– si acaso la persona tiene las detrezas que él o ella necesita para vivir independientemente (ésto se conoce como conducta adaptiva o funcionamiento adaptivo).

Intellectual functioning, or IQ, is usually measured by a test called an IQ test.
El funcionamiento intelectual (también conocido como el coeficiente de inteligencia, o AIQ@ en inglés) es generalmente medido por medio de una prueba llamada prueba de coeficiente de inteligencia.

The average score is 100.
La medida promedio es 100.

People scoring below 70 to 75 are thought to have mental retardation.
Se cree que las personas que sacan menos de 70 a 75 tienen retraso mental.

To measure adaptive behavior, professionals look at what a child can do in comparison to other children of his or her age.
Para medir la conducta adaptiva, los profesionales estudian lo que el niño puede hacer en comparación a otros niños de su edad.

Certain skills are important to adaptive behavior.
Ciertas destrezas son importantes para la conducta adaptiva.

These are: Estas son:

– daily living skills, such as getting dressed, going to the bathroom, and feeding one's self;
– las destrezas de la vida diaria, tales como vestirse, ir al baño, y comer;

– communication skills, such as understanding what is said and being able to answer;
– las destrezas para la comunicación, tales como comprender lo que se dice y poder responder;

537

– social skills with peers, family members, adults, and others.
– destrezas sociales con los compañeros, miembros de la familia,
adultos, y otras personas.

**To diagnose mental retardation, professionals look at the
person's mental abilities (IQ) and his or her adaptive skills.**
Para diagnosticar el retraso mental, los profesionales estudian las
habilidades mentales de la persona (inteligencia) y sus destrezas
adaptivas.

**This definition comes from the Individuals with Disabilities
Education Act (IDEA).**
Esta definición viene del Acta para la Educación de Individuos
con Discapacidades ("Individuals with Disabilities Education
Act," o IDEA).

**The IDEA is the federal law that guides how schools provide
early intervention and special education and related services
to children with disabilities.**
IDEA es una ley federal que sirve para guiar las escuelas en la
manera de proporcionar servicios de intervención temprana y de
educación especial y servicios relacionados a los niños con
discapacidades.

**Providing services to help individuals with mental
retardation has led to a new understanding of how we define
mental retardation.**
Los servicios para ayudar a individuos con retraso mental han
resultado en una nueva comprensión de cómo definimos el
retraso mental.

**After the initial diagnosis of mental retardation is made, we
look at a person's strengths and weaknesses.**
Después del diagnóstico inicial, estudiamos las potencialidades y
debilidades de la persona.

We also look at how much support or help the person needs to get along at home, in school, and in the community.
Estudiamos también la cantidad de apoyo o ayuda que la persona necesita para llevarse bien en la casa, en la escuela, y en la comunidad.

This approach gives a realistic picture of each individual.
Este enfoque nos da una visión realística de cada individuo.

It also recognizes that the "picture" can change.
También sirve para reconocer que la "visión" puede cambiar.

As the person grows and learns, his or her ability to get along in the world grows as well.
En tanto crece y aprende la persona, su habilidad para llevarse bien en el mundo también aumenta.

IDEAs Definition of Mental Retardation
Definición de Retraso Mental bajo IDEA.

Our nation's special education law, the IDEA, defines mental retardation as
La ley de educación especial de los Estados Unidos, el Acta para la Educación de Individuos con Discapacidades, define retraso mental como

"significantly subaverage general intellectual functioning, existing concurrently with deficits in adaptive behavior and manifested during the developmental period, that adversely affects a child's educational performance."
"un funcionamiento intelectual general significamente bajo del promedio, existente concurrentemente con déficits en la conducta adaptativa y manifestado durante el período de desarrollo, que afecte adversamente el rendimento escolar del niño."

How Common is Mental Retardation?
¿Con Qué Frecuencia Ocurre el Retraso Mental?

As many as 3 out of every 100 people in the country have mental retardation (The Arc, 2001).
Unas 3 de cada 100 personas en los Estados Unidos tienen retraso mental (The Arc, 2001).

Over 614,000 children ages 6 to 21 have some level of mental retardation and need special education in school (Twenty-third Annual Report to Congress, U.S Department of Education, 2001).
Más de 614,000 niños de 6 a 21 años tienen algún nivel de retraso mental y necesitan educación especial en la escuela (Reporte Anual al Congreso, Departamento de Educación de los Estados Unidos, 2001).

In fact, 1 out of every 10 children who need special education has some form of mental retardation.
De hecho, 1 de cada 10 niños que necesita educación especial tiene alguna forma de retraso mental.

What Are the Signs of Mental Retardation?
¿Cuáles Son Los Signos del Retraso Mental?

There are many signs of mental retardation.
Hay muchos signos del retraso mental.

For example, children with mental retardation may:
Por ejemplo, los niños con retraso mental pueden:

sit up, crawl, or walk later than other children; *Sentarse, gatear, o caminar más tarde que los otros niños;

learn to talk later, or have trouble speaking, *Aprender a hablar más tarde, o tener dificultades al hablar;

find it hard to remember things,
tener dificultades en recordar cosas;

not understand how to pay for things,
no comprender cómo pagar por las cosas;

have trouble understanding social rules,
tener dificultades en comprender las reglas sociales;

have trouble seeing the consequences of their actions,
tener dificultades en ver las consecuencias de sus acciones;

have trouble solving problems, and/or
tener dificultades al resolver problemas; y/o

have trouble thinking logically.
tener dificultades al pensar lógicamente.

About 87% of people with mental retardation will only be a little slower than average in learning new information and skills.
Como el 87 por ciento de las personas con retraso mental sólo serán un poco más lentas que el promedio al aprender información y destrezas nuevas.

When they are children, their limitations may not be obvious
Es posible que sus limitaciones no sean aparentes durante la niñez.

They may not even be diagnosed as having mental retardation until they get to school.
También es posible que no sean diagnosticadas como personas con retraso mental hasta que comiencen a ir a la escuela.

541

As they become adults, many people with mild retardation can live independently.
Como adultos, muchas personas con retraso mental leve pueden vivir independientemente.

Other people may not even consider them as having mental retardation.
Es posible que otras personas no las consideren como personas con retraso mental.

The remaining 13% of people with mental retardation score below 50 on IQ tests.
El otro 13 por ciento de personas con retraso mental marca menos de 50 en las pruebas de inteligencia.

These people will have more difficulty in school, at home, and in the community.
Estas personas tendrán más dificultades en la escuela, en casa, y en la comunidad.

A person with more severe retardation will need more intensive support his or her entire life.
Una persona con retraso más severo necesitará apoyo más intensivo durante toda su vida.

Every child with mental retardation is able to learn, develop, and grow.
Cada niño con retraso mental es capaz de aprender, desarrollarse, y crecer.

With help, all children with mental retardation can live a satisfying life.
Con ayuda, todos estos niños pueden vivir una vida satisfactoria.

What About School?
¿Y la Escuela?

A child with mental retardation can do well in school but is likely to need individualized help.
Un niño con retraso mental puede rendir bien en la escuela, aunque es probable que necesite ayuda individualizada.

Fortunately, states are responsible for meeting the educational needs of children with disabilities.
Afortunadamente, los estados son responsables de cumplir con las necesidades educacionales de los niños con discapacidades.

For children up to age three, services are provided through an early intervention system.
Para los niños hasta los tres años, los servicios son proporcionados por medio de un sistema de intervención temprana.

Staff work with the child's family to develop what is known as an Individualized Family Services Plan, or IFSP.
El personal trabaja con la familia del niño para desarrollar lo que se conoce como un Plan Individualizado de Servicios para la Familia ("Individualized Family Service Plan," o IFSP).

The IFSP will describe the child's unique needs.
Este describe las necesidades únicas del niño.

It also describes the services the child will receive to address those needs.
Describe también los servicios que recibirá el niño para tratar con aquellas necesidades.

The IFSP will emphasize the unique needs of the family, so that parents and other family members will know how to help their young child with mental retardation.
El IFSP enfatiza las neccsidades únicas de la familia, para que los padres y otros miembros de la familia sepan cómo ayudar a su niño pequeño con retraso mental.

Early intervention services may be provided on a sliding-fee basis, meaning that the costs to the family will depend upon their income.
Los servicios de intervención temprana pueden ser proporcionados en base a una escala de tarifas de costo variable, lo cual significa que el costo a la familia dependerá de su ingreso.

In some states, early intervention services may be at no cost to parents.
En algunos estados, los servicios de intervención temprana pueden ser proporcionados sin costo alguno para los padres.

For eligible school-aged children (including preschoolers), special education and related services are made available through the school system.
Para los niños en edad escolar elegibles (incluyendo los niños preescolares), los servicios de educación especial y servicios relacionados están disponibles por medio del sistema escolar.

School staff will work with the child's parents to develop an Individualized Education Program, or IEP.
El personal escolar trabaja con los padres para desarrollar un Programa Educativo Individualizado ("Individualized Education Program," o IEP).

The IEP is similar to an IFSP.
El IEP es similar a un IFSP.

It describes the child's unique needs and the services that have been designed to meet those needs.
Este describe las necesidades únicas del niño y los servicios que han sido diseñados para cumplir con aquellas necesidades.

Special education and related services are provided at no cost to parents.
Los servicios de educación especial y servicios relacionados son proporcionados sin costo alguno para los padres.

Many children with mental retardation need help with adaptive skills, which are skills needed to live, work, and play in the community.
Muchos niños con retraso mental necesitan ayuda con destrezas adaptivas, las cuales son destrezas necesarias para vivir, trabajar, y jugar en la comunidad.

Teachers and parents can help a child work on these skills at both school and home.
Los maestros y los padres pueden ayudar al niño en trabajar para mejorar estas destrezas tanto en la escuela como en el hogar.

Some of these skills include:
Algunas de estas destrezas incluyen:

– communicating with others;
– a comunicación con otras personas;

– taking care of personal needs (dressing, bathing, going to the bathroom);
– hacer sus necesidades personales (vestirse, bañarse, ir al baño);

– home living (helping to set the table, cleaning the house, or cooking dinner);
– vivir en casa (ayudar a poner la mesa, limpiar la casa, o cocinar);

545

– social skills (manners, knowing the rules of conversation, getting along in a group, playing a game);
– destrezas sociales (modales, conocer las reglas de la conversación, llevarse bien en grupo, jugar un juego);

– health and safety;
– salud y seguridad;

– reading, writing, and basic math; and
– lectura, escritura, y matemática básica; y

– as they get older, skills that will help them in the workplace.
 en tanto crecen, las destrezas que le ayudarán en el lugar de trabajo.

Tips for Parents.
Consejos para Padres.

Learn about mental retardation.
Aprenda más sobre el retraso mental.

The more you know, the more you can help yourself and your child.
Mientras más sabe, más puede ayudarse a sí mismo y a su niño.

Encourage independence in your child.
Anime a su niño a ser independiente.

For example, help your child learn daily care skills, such as dressing, feeding him or herself, using the bathroom, and grooming.
Por ejemplo, ayúdele a aprender las destrezas para el cuidado diario tales como vestirse, comer sólo, usar el baño, y afeitarse.

Give your child chores.
Déle tareas a su niño.

Keep his / her age, attention span, and abilities in mind.
Tenga en mente su edad, su capacidad para mantener atención, y sus habilidades.

Break down jobs into smaller steps.
Divida la tareas en pasos pequeños.

For example, if your child's job is to set the table, first ask her to get the right number of napkins.
Por ejemplo, si la tarea de su niño es de poner la mesa, pídale primero que saque la cantidad apropiada de servilletas.

Then have her put one at each family member's place at the table.
Después pídale que ponga una servilleta en el lugar de cada miembro de la familia en la mesa.

Do the same with the utensils, going one at a time.
Haga lo mismo con el servicio, uno por uno.

Tell her what to do, step by step, until the job is done.
Explíquele lo que debe hacer, paso por paso, hasta que termine el trabajo.

Demonstrate how to do the job.
Demuestre cómo hacer el trabajo.

Help her when she needs assistance.
Ayúdele cuando ella necesite ayuda.

Find out what skills your child is learning at school.
Averigüe cuáles son las destrezas que está aprendiendo su niño en la escuela.

Find ways for your child to apply those skills at home.
Busque maneras de aplicar aquellas destrezas en casa.

For example, if the teacher is going over a lesson about money, take your child to the supermarket with you.
Por ejemplo, si el maestro está repasando una lección sobre el dinero, lleve su niño al supermercado.

Help him count out the money to pay for your groceries.
Ayúdele a contar el dinero para pagar la cuenta.

Help him count the change.
Ayúdele a contar el cambio.

Find opportunities in your community for social activities, such as scouts, recreation center activities, sports, and so on.
Busque oportunidades dentro de su comunidad para actividades sociales tales como los Boy Scouts o Girl Scouts y actividades en el centro de recreo y deportes.

These will help your child build social skills as well as to have fun.
Esto ayudará a su niño a desarrollar destrezas sociales y divertirse.

Talk to other parents whose children have mental retardation.
Hable con otros padres cuyos niños tienen retraso mental.

Parents can share practical advice and emotional support.
Los padres pueden compartir consejos prácticos y apoyo emocional.

Meet with the school and develop an educational plan to address your child's needs.
Reúnase con la escuela y desarrolle un plan educacional para tratar las necesidades de su niño.

Keep in touch with your child's teachers.
Manténgase en contacto con los maestros de su niño.

Offer support.
Ofrezca apoyo.

Find out how you can support your child's school learning at home.
Averigüe cómo puede apoyar el aprendizaje escolar de su niño en casa.

Tips for Teachers
Consejos para Maestros.

Learn as much as you can about mental retardation.
Aprenda lo que más pueda sobre el retraso mental.

Recognize that you can make an enormous difference in this student's life!
Reconozca que usted puede hacer una gran diferencia en la vida de este alumno!

Find out what the student's strengths and interests are, and emphasize them.
Averigüe cuáles son las potencialidades e intereses del alumno y concéntrese en ellas.

Create opportunities for success.
Proporcione oportunidades para el éxito.

If you are not part of the student's Individualized Education Program (IEP) team, ask for a copy of his or her IEP.
Si usted no forma parte del equipo del IEP, solicite una copia del IEP.

The student's educational goals will be listed there, as well as the services and classroom accommodations he or she is to receive.
Las metas educacionales del alumno estarán contenidas en éste, al igual que los servicios y acomodaciones que él o ella debe recibir.

Talk to specialists in your school (e.g., special educators), as necessary.
Hable con especialistas en su escuela (por ejemplo, maestros de educación especial), como sea necesario.

They can help you identify effective methods of teaching this student, ways to adapt the curriculum, and how to address the student's IEP goals in your classroom.
Ellos le pueden ayudar a identificar métodos efectivos de enseñar a este alumno, maneras de adaptar el currículo, y cómo tratar con las metas del IEP en la sala de clases.

Be as concrete as possible.
Sea tan concreto como sea posible.

Demonstrate what you mean rather than just giving verbal directions.
Demuestre lo que desea decir en lugar de sólo dar instrucciones verbales.

Rather than just relating new information verbally, show a picture.
En lugar de relatar información verbalmente, muestre una foto.

And rather than just showing a picture, provide the student with hands-on materials and experiences and the opportunity to try things out.
Y en lugar de sólo presentar una foto, proporcione al alumno materiales y experiencias prácticos y la oportunidad de probar cosas.

Break longer, new tasks into small steps.
Divida tareas nuevas y más largas en pasos más pequeños.

Demonstrate the steps.
Demuestre los pasos.

Have the student do the steps, one at a time.
Haga que el alumno realice los pasos, uno por uno.

Provide assistance, as necessary.
Proporcione ayuda como sea necesario.

Give the student immediate feedback.
Proporcione al alumno comentarios inmediatos.

Teach the student life skills such as daily living, social skills, and occupational awareness and exploration, as appropriate.
Enséñele al alumno destrezas de la vida tales como aquéllas para la vida diaria, sociales, conciencia, y exploración ocupacional, como sea apropiado.

Involve the student in group activities or clubs.
Haga que el alumno participe en actividades en grupos o en organizaciones.

Work together with the student's parents and other school personnel to create and implement an educational plan tailored to meet the student's needs.
Trabaje junto con los padres del niño y otro personal escolar para crear e implementar un plan educacional especial para cumplir con las necesidades del alumno.

Regularly share information about how the student is doing at school and at home.
Comparta información en una forma regular sobre cómo le va al alumno en la escuela y en casa.

Migraine
Migraña

More than 28 million Americans suffer from migraine, striking three times more women than men
Más de 28 millones de estadounidenses, tres veces más mujeres que hombres, padecen migraña.

This vascular headache is most commonly experienced between the ages of 15 and 55.
Se trata de un dolor de cabeza vascular experimentado más comúnmente por personas entre las edades de 15 y 55 años.

70% to 80% of sufferers have a family history of migraine.
Entre el 70 y el 80 por ciento de ellas tienen un historial de migraña en su familia.

Many factors can trigger migraine attacks such as alteration of sleep-wake cycle; missing or delaying a meal; medications that cause a swelling of the blood vessels; daily or near daily use of medications designed for relieving headache attacks; bright lights, sunlight, fluorescent lights, TV and movie viewing; certain foods; and excessive noise.
Son muchos los factores que pueden provocar ataques de migraña; por ejemplo, alteraciones del ciclo de sueño y la omisión o retraso de las comidas También los vasodilatadores; el uso diario o casi diario de medicamentos destinados a aliviar ataques de cefalea; las luces fuertes, luz solar y fluorescente, televisión y cine; ciertos alimentos; y exceso de ruido.

Stress and/or underlying depression are important trigger factors that can be diagnosed and treated adequately.
La tensión nerviosa y los cuadros depresivos subyacentes son factores desencadenantes importantes que pueden diagnosticarse y tratarse adecuadamente.

Migraine characteristics include:
La migraña puede presentar las siguientes características:

Pain typically on one side of the head
Dolor que tiende a concentrarse en un lado de la cabeza.

Pain has a pulsating or throbbing quality
Dolor palpipante o punzante.

Moderate to intense pain affecting daily activities
Dolor moderado a intenso que afecta las actividades cotidianas.
Nausea or vomiting
Náuseas o vómitos.

Sensitivity to light and sound
Sensibilidad a la luz y al sonido.

Attacks last four to 72 hours, sometimes longer
Ataques de cuatro a 72 horas de duración (a veces más).

Visual disturbances or aura
Trastornos visuales o aura.

Approximately one-fifth of migraine sufferers experience aura, the warning associated with migraine, prior to the headache pain.
Aproximadamente el 34 por ciento de los pacientes que padecen migraña experimentan, antes del dolor en sí, el conjunto de síntomas conocido como aura, que avisa la inminencia de la migraña.

Visual disturbances such as wavy lines, dots or flashing lights and blind spots as well as disruptions in smell, taste or touch begin from twenty minutes to one hour before the actual onset of migraine.

El aura se manifiesta en trastornos visuales tales como líneas onduladas, puntos, destellos o sombras en el campo visual, así como también trastornos de los sentidos de olfato, gusto y tacto que comienzan unos cinco a treinta minutos antes del dolor de cabeza.

It has been thought to be due to constriction of small arterioles supplying specific areas of the brain.

Su causa más probable es una contracción vascular en la región del cerebro y tejidos circundantes, con una consecuente reducción del suministro de sangre a la zona.

The typical migraine headache pain seems to stem from non-infective inflammation of blood vessels thar encircle the brain.

El típico dolor de cabeza palpitante está asociado tanto con la dilatación de los vasos sanguíneos que rodean el cerebro como con la inflamación no infecciosa.

These include alterations in platelet adhesiveness that may surround and involve the vessels of the brain during an attack.

Las plaquetas, un tipo de célula integrante de la sangre, se aglomeran o agregan durante un ataque.

A factor of heredity is attributed to this blood abnormality.

El posible factor hereditario de la migraña se atribuye a esta anormalidad sanguínea.

A medical diagnosis should include a physical exam and a familial check to determine possible gene influences, as well as performing medical tests such as electroencephalography (EEG), magnetic resonance imaging (MRI), or computer tomography (CT).

Un diagnóstico médico debe incluir un examen físico normal y una conversación sobre los antecedentes del paciente en cuanto a este tipo de problema y puede suponer pruebas diagnósticas como electroencefalogramas, estudios de resonancia magnética y tomografías computadas.

Migraine usually have family histories.

Un historial familiar de cefalea normalmente respalda al diagnóstico.

Treatment

Tratamiento.

Apart from medications, there are other help factors that the patient should be aware of.

Aparte de los medicamentos existen varios factores importantes que normalmente se recomienda tener en cuenta como parte del tratamiento.

For example, the patient should be informed of that certain foods may contribute to his migraines, such as certain cheeses, chocolate, and hot dogs.

Por ejemplo, debe informarse al paciente de la posibilidad de limitar el consumo de alimentos que puedan contribuir a sus migrañas, tales como los quesos madurados, el chocolate y las salchichas (hot dogs).

Also recommend to the patient that certain lifestyle changes can help, like having a fixed eating schedule and sleeping sufficiently.
En ciertos casos también es aconsejable realizar algunos cambios de estilo de vida, tales como fijarse un horario fijo para las comidas y dormir durante un nœmero de horas suficiente.

Abortive
Métodos abortivos.

Ergotamine preparations are available for oral, rectal or sublingual administration,.
Pueden suministrarse preparados de ergotamina por vía oral, rectal o sublingual.

Dihydroergotamine (DHE) may be used for self-injection.
La dihidroergotamina (DHE) ofrece al paciente la opción de autoinyectarse.

A four-day hiatus between days of use must be maintained for the ergotamine preparations and DHE.
Cada dosis subsiguiente de un preparado de ergotamina o DHE deberá ser precedida de un período de espera de cuatro días.

DHE is also available as the nasal spray Migranal.
Este medicamento también se vende en atomizador nasal bajo el nombre de Migranal.

A combination product containing isometheptene (Midrin®) may be used for those unable to tolerate the ergotamine preparations.
Puede utilizarse un producto compuesto que contiene isometepteno (Midrin®) en el caso de pacientes que no toleren los preparados de ergotamina.

Sumatriptan (Imitrex®), a 5-HT agonist, is available in self-injectable, nasal spray and tablet forms.
El sumatriptán (Imitrex®), un agonista 5-HT, se ofrece en presentaciones autoinyectable, de atomizador nasal y de tableta.

The naratriptan (Amerge®) and zolmitriptan (Zomig®) are also available in tablet form.
El naratriptán (Amerge™) y el zolmitriptán (Zomig™) se venden también en tabletas.

The Food and Drug Administration (FDA) has approved an over-the-counter product to treat migraine: Excedrin® Migraine (a combination of aspirin, acetaminophen and caffeine) is indicated for migraine and its associated symptoms.
La FDA (entidad gubernamental a cargo de alimentos y medicamentos) ha aprobado un producto compuesto de venta sin receta médica que contiene aspirina, acetaminofén y cafeína, (Excedrin Migraine™) para el tratamiento del dolor leve a moderado de origen migrañoso.

Some attacks may not be eliminated by abortive therapy, yet the patient requires pain-relieving measures.
En ocasiones no se consigue eliminar el ataque mediante terapias abortivas; sin embargo es necesario tomar medidas para aliviarle el dolor al paciente.

Due to the severity of the headaches, some patients may require a narcotic analgesic, but if the patient is experiencing frequent migraine attacks habituating analgesics should be avoided.
La intensidad del dolor podría exigir el uso de un analgésico narcótico en algunos casos, pero si el paciente sufre de migrañas frecuentes, deberán evitarse los analgésicos que creen hábito.

Butorphanol (Stadol®) is available for intranasal administration and is not typically associated with dependency problems, but may result in dependency if used regularly for pain relief.
El butorfanol (Stadol®) es una opción de administración intranasal que normalmente no ocasiona dependencia, pero podría hacerlo si se utiliza con frecuencia para aliviar el dolor.

Patients with prolonged migraine attacks lasting more than 24 hours are experiencing status migraine, and corticosteroids may be used in these cases due to their anti-inflammatory effects.
Cuando los ataques duran más de 24 horas, se trata de un estado prolongado de migraña, en cuyo caso pueden emplearse corticosteroides por sus efectos antiinflamatorios.

Preventative
Preventativo.

Patients who become incapacitated due to migraines two or more times a month, or whose experiences are bad enough to impede day-to-day activities in their social or work life, can try preventive medications.
Los pacientes que se vean incapacitados por ataques de este tipo dos o más veces al mes, o aquellos que experimenten ataques tan intensos que les impidan realizar sus actividades normales sociales o de trabajo, deben probar los medicamentos preventivos.

Propranolol (Inderal®) is a beta blocker recommended for prophylactic treatment of migraines; patients can acquire a preparation designed for prolonged effect (Inderal LA), which is preferable since only one dose daily is needed.
El propranolol (Inderal®) es el bloqueador beta recomendado para la terapia profiláctica de la migraña; puede adquirirse en un preparado de efecto prolongado (Inderal LA¨) el cual es preferible ya que se requiere una sola dosis diaria.

If the patient does not improve or does not tolerate the drug, a doctor may prescribe another medication.
Si el paciente no mejora con el propranolol o no lo tolera, puede indicarse otro bloqueador beta.

Sodium divalproex (Depakote®) can also be an effective treatment.
El sodio de divalproex (Depakote®) también puede ser un tratamiento profiláctico eficaz.

In other cases, one can use calcium channel blockers as an option of migraine prevention.
En ciertos casos también es aconsejable utilizar bloqueadores del canal de calcio para la prevención de la migraña.

Studies have proven effective with this type of treatment.
Se han realizado estudios que dan indicios positivos de su eficacia.

Antinflammatory agents or steroids (AINEs or NSAIDS), aspirin, and antidepressants may also be helpful with the right dosage.
Los agentes antiinflamatorios no esteroideos (AINEs o NSAIDS), la aspirina y los fármacos antidepresivos también pueden ayudar en cierta medida.

Biofeedback
Biorretroalimentación.

As an alternative to drug therapy, this training uses special equipment that monitors physical tension to teach the patient how to control the physical processes that are related to stress.
Para este entrenamiento, una alternativa a la terapia farmacológica, se emplea equipo especial que mide la tensión física para enseñar al paciente a controlar los procesos vinculados al estrés.

Once familiar with this technique, people can use it, without the monitoring equipment, to stop an attack or reduce its effects.
Una vez que el paciente conoce la técnica, la puede aplicar sin el equipo, a fin de frenar un ataque o para reducir sus efectos.

Self-hypnosis exercises are also taught to control both muscle contraction and the swelling of blood vessels.
Se enseñan además técnicas de auto hipnosis para regular tanto la contracción muscular como la dilatación de los vasos sanguíneos.

This patient-directed therapy, with the clinician serving as a guide or teacher, should be practiced daily.
Esta terapia, dirigida por el paciente con el clínico como orientador o instructor, debe practicarse a diario.

Children have an excellent response to biofeedback training, since they are open to new methods, learn quickly and have not become firmly entrenched in a chronic pain pattern.
Los niños aprovechan muy bien el entrenamiento, puesto que están abiertos a métodos nuevos, aprenden rápidamente y su organismo aœn no tiene hábitos arraigados de dolor crónico.

Sex Advice for Teens: Abstinence

Aviso sexual para jóvenes: Abstinencia

Abstinence is a decision to not have sex (vaginal, oral, or anal).

La abstinencia es la decisión de privarse de toda actividad sexual (vaginal, oral o anal).

How does it work?

¿Cómo trabaja?

Abstinence works because sex, which enables sperm to fertilize an egg, does not occur.

La abstinencia es eficaz porque no ocurre el acto sexual que hace posible que el espermatozoide fecunde el óvulo.

How is it used?

Cómo se usa?

An individual makes a decision not to have sex and sticks to it.

La persona toma la decisión de no tener relaciones sexuales y la cumple.

Assertiveness, negotiation, and planning skills help an individual remain abstinent.

La determinación, y la capacidad de conversar, acordar y planificar ayudan a la persona a seguir en abstinencia.

How well does it work?

Cuán bien trabaja?

Abstinence is 100% effective.

La abstinencia es 100 por ciento eficaz.

Does it reduce the risk for HIV/AIDS and STDs?
Reduce el riesgo de contraer VIH/SIDA y ETS?

Abstinence from vaginal, oral, and anal sex eliminates the risk for sexually transmitting or contracting HIV/AIDS and STDs.
La abstinencia de la actividad sexual vaginal, oral o anal elimina el riesgo de contraer enfermedades de transmisión sexual y VIH/SIDA.

Abstinence from vaginal sex only does not reduce the risk of HIV/AIDS and STDs if other types of sex (such as oral and anal sex) occur.
La abstinencia del acto sexual vaginal no reduce el riesgo de VIH/SIDA y de ETS, si se practican otras actividades sexuales (sexo oral o anal).

What are its main advantages?
Cuáles son sus principales ventajas?

Abstinence has no health risks or side effects.
La abstinencia no presenta riesgos a la salud ni tiene efectos secundarios.

It can be used at any time, regardless of prior sexual experience.
Se puede usar en cualquier momento, sin importar la experiencia sexual previa.

It allows users to focus on nonsexual aspects of relationships
Hace posible que sus usuarios presten mayor atención a los aspectos no sexuales de la relación.

And it supports the values of some individuals, families, and religious groups.
Apoya los principios morales de algunas personas, familias y grupos religiosos.

562

What are some possible problems?
Cuáles son algunos de sus problemas?

Abstinence may be hard to stick with.
Es difícil mantener la abstinencia.

It requires learning and using decision-making, negotiation, and planning skills.
Requiere aprendizaje y la capacidad de decidir, conversar, acordar y planificar.

Sex Advice for Teens: General
Aviso sexual para jóvenes

Don't be fooled into thinking most teenagers are having sex.
Si piensas que la mayoría de los jóvenes tienen relaciones sexuales, no te engañes.

They Aren't.
¡No es Asi.

There's a lot to know before you say "yes" to having sex. Hay muchas cosas que debes saber antes de decir que "sí."

What should you know about my body?
¿Qué debe saber sobre su cuerpo?

During the teen years, you may be strongly attracted to another person.
Durante tu adolescencia quizás sientas una atracción fuerte hacia alguien.

Your body may send you messages that might make you want physical contact with that person.
Tu cuerpo te enviará mensajes que te harán desear tener contacto físico con esa persona.

You may not know that:
Quizás no sepas que:

Over one million teens become pregnant each year.
Anualmente, más de un millón de adolescentes quedan embarazadas.

Young girls are more likely to have problems during pregnancy.
Las madres adolescentes tienen más problemas durante el embarazo.

Babies of young, teen mothers are more likely to be born with serious health problems. Los bebés de madres adolescentes son más propensos a nacer con problemas serios de salud.

Sexually transmitted diseases (STDs) are at epidemic levels.
Las enfermedades transmitidas sexualmente han alcanzado proporciones epidémicas.

You may have heard of herpes, syphilis, gonorrhea, chlamydia, and HIV/AIDS.
Habrás escuchado acerca de enfermedades como la sífilis, la gonorrea, la clamidia, el herpes y el SIDA.

Some STD's are incurable.
Algunas enfermedades transmitidas sexualmente son incurables.

These diseases can cause pain, sterility, and sometimes death.
Estas enfermedades pueden causar dolor, esterilidad y a veces hasta la muerte.

What should you know about your emotions?
¿Qué debe saber acerca de sus emociones?

Face it!
¡Acéptalo!

Sex for teens is pretty risky!
Las relaciones sexuales conllevan muchos riesgos en los adolescentes.

Sexual feelings can be pretty strong!
¡Las emociones sexuales pueden ser muy intensas!

So think before you act.
Así que piensa antes de actuar.

Think about your future.
Piensa acerca de tu futuro.

Think about the consequences.
Piensa acerca de las consecuencias.

Think about yourself!
¡Piensa en ti mismo/misma!

Ask yourself, "Am I ready to have sex now?"
Pregúntate: "¿Estoy preparado/ preparada para tener relaciones sexuales ahora?"

Some questions to ask yourself: Preguntas que se debe hacer.
There's a lot to know before making your decision about whether or not to say "yes" to having sex.
Hay muchas cosas que debes saber antes de decidirte a tener relaciones sexuales.

Here's a checklist to help you decide:
Las siguientes preguntas te ayudarán a decidir:

Is having sex in agreement with my own moral values?
¿Está de acuerdo con mis propios valores morales el tener relaciones sexuales?

Would my parents approve of me having sex now?
¿Aprobarían mis padres que yo tuviese relaciones sexuales ahora?

If I have a child, am I responsible enough to provide for its emotional and financial support?
Si tuviera un bebé, soy suficientemente responsable como para darle apoyo emocional y económico?

If the relationship breaks up, will I be glad I had sex with this person?
Si terminara la relación con mi pareja, ¿me sentiría bien de haber tenido relaciones sexuales con esa persona?

Am I sure no one is pushing me into having sex?
¿Estoy seguro/segura de que nadie me está presionando a tener relaciones sexuales?

Does my partner want to have sex now?
¿Quiere mi pareja tener relaciones sexuales ahora?

Am I absolutely sure my partner is not infected with an STD including HIV/AIDS? ¿Estoy completamente seguro/segura de que mi pareja no está infectada con una enfermedad transmitida sexualmente incluyendo el SIDA?

If any of your answers to these questions is "NO," then you'd better WAIT.
Si contestaste NO a cualquiera de estas preguntas, entonces es mejor que ESPERES.

Should you have sex now or should you wait?
¿Debe tener relaciones sexuales ahora o debe esperar?

It's true some teens decide to go ahead But the results of your decision will fall on you.
Es cierto que algunos adolescentes deciden tener relaciones sexuales; sin embargo, las consecuencias de esta decisión recaerán sobre ti.

Ask yourself these questions before making up your mind:
Antes de decidir, hazte las siguientes preguntas:

Can I take full responsibility for my actions?
¿Puedo ser completamente responsable de mis actos?

Am I willing to risk STDs including HIV/AIDS, pregnancy, and/or sterility?
¿Quiero exponerme al contagio de enfermedades venéreas incluyendo el SIDA, al embarazo o la esterilidad?

Can I handle being a single parent or placing my child for adoption?
¿Puedo ser padre soltero o madre soltera o entregar mi bebé para adopción?

Am I ready and able to support a child on my own?
¿Puedo mantener a un bebé por mi propia cuenta?

Can I handle the guilt and conflict I may feel?
¿Puedo sobrellevar los sentimientos de culpa y el conflicto que podría sentir?

Will my decision hurt others-my parents, my friends?
¿Puede mi decisión herir a otras personas, como a mis padres y a mis amigos?

Decisions about sex may be the most important decisions you'll ever make.
La decisión de tener o no tener relaciones sexuales puede ser una de las más importantes que tomes en toda tu vida.

So, think before you act.
Por lo tanto, piénsalo bien antes de actuar.

What should you know if you decide not to have sex?
¿Qué debe saber si decide no tener relaciones sexuales?

Contrary to rumor, lots of teens decide not to have sex.
Muchos jóvenes deciden no tener relaciones sexuales.

Many teens are worried about hurting the other person's feelings.
Muchos jóvenes se preocupan por no herir los sentimientos de la otra persona al decir no.

But it's not so hard to say "NO" and still remain friends.
Pero no es tan difícil decir no y quedar como amigos.

For example, you might say:
Por ejemplo, podrías decir:

"I like you a lot, but I'm just not ready to have sex."
"Me gustas mucho, pero realmente no estoy preparado/preparada para tener relaciones sexuales."

"I don't believe in having sex before marriage.
"No creo en tener relaciones sexuales antes del matrimonio.

"I want to wait."
"Me gustaría esperar".

"I enjoy being with you, but I don't think I'm old enough to have sex.".
"Disfruto de tu compañía pero creo que no tengo edad suficiente para tener relaciones sexuales."

"I don't feel like I have to give you a reason for not having sex It's just my decision."
"No creo que tenga que darte una razón para no tener relaciones sexuales. Es mi decision."

Also, there are different ways to show affection for another person without having sexual intercourse.
ADEMAS, hay otras formas de expresar cariño hacia otra persona sin tener relaciones sexuales.

Try to avoid situations where sexual feelings become strong. "Stopping" is much harder then.
Trata de evitar situaciones que hagan que los sentimientos sexuales se intensifiquen ya que entonces es más difícil "parar".

Talk about your feelings and what seems right for you.
Habla de tus sentimientos y de lo que te parece correcto.

If you and your partner can't agree, then maybe you need to find someone else whose beliefs are closer to your own.
Si tú y tu pareja no están de acuerdo, entonces tal vez necesitas encontrar a alguien que piense como tú.

What should you know about social pressure?
¿Qué debe saber acerca de presión social?

It comes from everywhere: advertising, friends, movies, television, shows, songs, and books.
Las presiones vienen de todas partes: anuncios publicitarios, amigos, películas, televisión, videos, espectáculos, canciones, y libros.

Be popular.
Se popular.

Be part of the in-crowd.
Se parte del grupo "in."

Be a man / Be a woman.
Se hombre / Se mujer.

Everybody is doing it.
Todo el mundo lo hace.

Sex is fun.
El sexo es divertido.

If it feels good, do it.
Si te gusta, hazlo.

But stop and think.
Pero piensa un momento.

Will having sex really make you more popular, more mature, or more desirable?
¿Realmente crees que tener relaciones sexuales te hará más popular, más maduro o madura, o más deseable?

Probably not.
Problemente no.

In fact, having sex may even cause your partner to lose interest.
Hasta podría hacer que tu pareja pierda el interés en ti.

The one sure thing about having sex is that you may be in for problems you don't know how to handle.
Lo que sí es seguro es que, al tener relaciones sexuales, te puedes encontrar con problemas que no sabrás cómo resolver.

What should you know about boy / girl relationships?
¿Qué debe saber acerca de las relaciones entre chicos y chicas?

They're great,but good relationships don't develop overnight.
Son fantásticas, pero las buenas relaciones no se desarrollan de la noche a la mañana.

They take time.
Toman tiempo.

Sex is not what makes a relationship work.
El sexo no es lo que hace que una relación funcione.

571

Watch out for lines like, "If you care about me, you'll have sex with me."
Ten cuidado con frases como "Si yo significo algo para ti, debes tener relaciones sexuales conmigo".

You don't have to have sex with someone to prove you like or love them.
No tienes que tener relaciones sexuales con alguien para probar que quieres a esa persona.

Sex should never be used to pay someone back for something, all you have to say is "Thank you."
Nunca deben usarse las relaciones sexuales para devolver un favor, todo lo que tienes que decir es "gracias."

Sharing thoughts, beliefs, feelings, and most of all, mutual respect is what makes a relationship strong.
Compartir ideas, creencias, sentimientos y sobre todo el respeto mutuo, es lo que fortalece una relación.

Saying "No" can be the best way to say "I love you."
Decir "NO" puede ser la mejor manera de decir, "Te amo."

Smoking Cessation
Deje de fumar

Stop smoking for the health and well-being of you and your family.
Deje de fumar por la salud y el bienestar suyo y el de su familia.

Break the habit.
Rompa con el hábito.

You can stop smoking.
Usted puede dejar de fumar.

The smoke from a cigarette gives off more than 4,000 harmful substances into the air.
El humo de un cigarrillo deja en el aire más de 4.000 sustancias dañinas.

You put your health and your family's health at risk when you smoke.
Cuando fuma usted pone en peligro su salud y la de su familia.

Smoking increases your risk of heart attack, lung diseases, stroke, and cancer.
El fumar cigarrillo le aumenta el riesgo de tener ataque al corazón, enfermedades de los pulmones, derrame cerebral y cáncer.

Tips to quit smoking.
Consejos para dejar de fumar.

Pick a day to stop smoking.
Escoja un día para dejar de fumar.

573

Keep reminding yourself why you want to quit.
Siga recordándose por qué usted quiere dejar de fumar.

Throw away your cigarettes, lighters, and ashtrays.
Tire a la basura todos los cigarrillos, los encendedores y los
ceniceros.

Drink water or suck on ice instead of smoking.
Tome agua o chupe hielo en vez de fumar.

Chew sugarless gum or eat a piece of fruit instead of smoking.
Mastique chicle (goma de mascar) sin azúcar o coma un pedazo
de fruta en vez de fumar.

Get moving.
Manténgase activo.

Whenever you have the urge to smoke, take a walk.
Salga a caminar cuando tenga deseo de fumar.

Soon the urge will pass.
Pronto se le pasará el deseo.

Make a plan to stay off cigarettes.
Haga un plan para no volver a fumar.

At first, avoid places that make you want to smoke.
Al comienzo, evite los lugares que le dan deseo de fumar.

Ask your family and friends not to smoke around you.
Dígale a sus familiares y amigos que no fumen a su alrededor.

At parties, try to be around friends who do not smoke.
En las fiestas, trate de estar con amigos que no fuman.

When someone offers you a cigarette, say, "No, thank you. I don't smoke."
Si le ofrecen cigarrillos, responda: "No, gracias, yo no fumo."

You will soon see yourself as a nonsmoker.
Muy pronto se verá como una persona que no fuma.

Be kind to yourself.
Sea optimista.

If you smoke a cigarette, don't give up.
Si fuma un cigarrillo no se desanime.

Remind yourself of the reasons you want to quit and try again.
Recuerde las razones por las que desea dejar de fumar y trate de dejarlo otra vez.

Keep trying!
¡Siga tratando!

The nicotine in cigarettes is addictive.
La nicotina del cigarrillo crea adicción.

Quitting smoking is not easy.
Dejar de fumar no es fácil.

If you can't quit the first time— keep trying.
Si no puede dejar de fumar la primera vez que lo intenta siga tratando.

For more help to quit smoking, ask your doctor about nicotine gum or skin patches.
Si necesita más ayuda para dejar de fumar pregúntele a su médico acerca de los parches con nicotina o chicles con nicotina.

Stop smoking today!
¡Deje de fumar hoy!

An ounce of prevention is worth a pound of cure.
Más vale prevenir que lamentar.

Weight Loss
Perder peso

Unfortunately, your weight is too much for your size.
Desafortunadamente, su peso es demasiado para su tamaño.

You must lose weight because obesity is dangerous to your health.
Tiene que bajar de peso porqué la obesidad es muy peligrosa para su salud.

Obesity can contribute to many diseases, including diabetes, high blood pressure, stroke, heart problems, and kidney problems.
La obesidad puede contribuir a muchas enfermedades, incluyendo diabetes, presión alta, ataque cerebral, enfermedad del corazón, y enfermedad del riñón.

You will have to follow a strict diet and exercise daily.
Tendrá que seguir una dieta muy estricta y que hacer ejercicios cada día.

I will give you a list of foods that you should eat.
Voy a darle una lista de la comida que debe comer.

Would you eat foods on this list?
¿Comería lo que está en la lista?

I will give you a list of foods that you should not eat.
Voy a darle una lista de la comida que no debe comer.

Would you follow a strict diet?
¿Seguiría una dieta estricta?

Would you exercise each day?
¿Haría ejercicios cada día?

To not frustrate yourself, you would be able to select a variety of foods.
Para no frustrarse, podría seleccionar entre una variedad de comidas.

You should eat small portions.
Debe comer porciones pequeñas.

These foods contain few calories.
Estos alimentos tienen pocas calorías.

These foods contain many calories.
Estos alimentos tienen muchas calorías.

To have a balanced diet, you should eat food from each category.
Para tener una dieta equilibrada, debe comer algo de cada grupo de los diferentes tipos de comida.

People make better progress, when they count calories.
Las personas hacen progreso más rápido cuando cuentan las calorías

Some people find it difficult to count calories.
Alguna gente descubre que es difícil que cuenten calorías.

Eat about one-half of the portions you eat now.
Come aproximadamente la mitad de lo que come ahora.

We will make an appointment for you to speak with the dietician.
Vamos a hacerle una cita para hablar con la nutricionista.

I will give you these pills to help you lose weight.
Voy a darle estas pastillas para ayudarle a perder peso.

Please make an appointment to see me in one month.
Por favor, haga una cita para consultar conmigo en un mes.

Please make an appointment to see the doctor in one month.
Por favor, haga una cita para consultar con su doctor en un mes.

Vocabulary

Anatomy

A

abdomen : abdomen (m), vientre (m)

abdominal : abdominal (adj), del vientre (adj)

acetylcholine : acetilcolina (f)

adenoids : adenoides (m)

adnexa : anexo (m)

adrenal : suprarrenal (adj)

adrenal gland : glándula (f) suprarrenal

afterload : poscarga (f), es la resistencia que encuentra el ventrículo izquierdo al impulsar la sangre en la eyección sistólica

albumin : albúmina (f), proteína principal en la sangre

alimentary : alimenticio(a) (adj)

allergen : alérgeno (m), sustancia (f) que provoca reacciones alérgicas

ambidextrous : ambidextro(a), ambidiestro(a) (adj)

aminoacid : aminoácido (m)

amnion : amnios (m), bolsa que contiene al feto y al líquido que lo rodea

anal : anal (adj)

anal intercourse : relación (f) anal

anastomosis : anastomosis (f), comunicación natural o artificial entre dos vasos

anatomical : anatómico(a) (adj)

anatomically : anatómicamente (adv)

anatomy : anatomía (f)

ankle : tobillo (m)

anogenital : anogenital (adj), perteneciente a la región del ano y los genitales

anorectal : anorrectal (adj), referente al ano y al último trozo del intestino grueso

antibody : anticuerpo (m)

antigen : antígeno (m), sustancia (f) considerada como extraña por el organismo

anus : ano (m), orificio de salida del intestino

aponeurosis : aponeurosis (f)

apophysis : apófisis (f)

appendix : apéndice (m)

arm : brazo (m)

arterial : arterial (adj), relativo a las arterias

arteriolar : arteriolar (adj), relativo a las ramificaciones de las arterias

arteriovenous :
arteriovenoso(a) (adj),
relativo a una arteria y una
vena
artery : arteria (f)
articular : articular (adj),
relativo a una articulación
aspect : aspecto (m), cara
(f)
atrial : atrial (adj), relativo
a una cámara superior del
corazón
atrioventricular :
atrioventricular (adj),
auriculoventricular (adj),
relativo a una cámara
superior y un ventrículo del
corazón
atrium : atrio (m), aurícula
(f), cada una de las dos
cámaras superiores del
corazón
audibility : audibilidad (f)
audible : audible (adj)
auditory : auditivo(a) (adj),
relativo al oído y a la
audición
aural : aural (adj),
percibido por el oído
auricular : auricular (adj),
relativo a la oreja
autonomic : autónomo(a)
(adj)
axilla : axila (f)

B
back : espalda (f)

bad breath : mal aliento
(m)
basal : basal (adj), situado
cerca de la base
beard : barba (f)
beat : latido (m), ritmo (m)
beat, heart- : latido (m) del
corazón, ritmo (m) del
corazón
beating : pulsativo(a) (adj)
behavior : comportamiento
(m)
belly : vientre (m)
belly button : ombligo (m)
bilateral : bilateral (adj),
relativo a dos lados
bile : hiel (m), bilis (f)
biliary : biliar (adj),
relativo a la vesícula biliar y
a la hiel o bilis
birth : nacimiento (m),
parto (m)
birth-mark : mancha (f) de
nacimiento, marca (f) de
nacimiento
black-haired : pelinegro(a)
(adj), de pelo (m) negro
bladder : vejiga (f)
blind gut : ciego (m)
blonde-haired :
pelirrubio(a) (adj), de pelo
(m) rubio
blood : sangre (f)
blood pressure : presión (f)
arterial
blood vessel : vaso (m)
sanguíneo
body : cuerpo (m)

body hair : vello (m)
bone : hueso (m)
borborygmus : borborigmo (m), gorgoteo en el vientre, ruidos en el abdomen
bowel : intestino (m), entraña (f)
brain : cerebro (m)
breast : mama (f), seno (f), pecho (m)
breasts : mamas (f), senos (f), pechos (m)
breath : aliento (m)
breath, bad : mal aliento (m)
bronchial : bronquial (adj), relativo a los bronquios
bronchial tube : bronquio (m)
bronchopulmonary : broncopulmonar (adj), relativo a los bronquios y a los pulmones
bronchus : bronquio (m)
buccal : bucal (adj), relativo a la boca o a la mejilla
buccopharyngeal : bucofaríngeo (adj), relativo a la boca y a la garganta
bulbar : bulbar (adj), relativo al bulbo
bushy-haired : pelado(a) (adj), pelitieso(a) (adj)
buttocks : nalgas (f), pompis (f), glúteos (m), asentaderas (f)
button, belly : ombligo (m)

C
calf : pantorrilla (f)
capillary : capilar (m), capilar (adj)
cardiac : cardíaco(a) (adj), relativo al corazón
cardiopulmonary : cardiopulmonar (adj), relativo al corazón y pulmones
cardiorespiratory : cardiorrespiratorio (adj), relativo al corazón y a la respiración
cardiovascular : cardiovascular (adj), relativo al corazón y a los vasos
carpals : huesos (m) de la muñeca
caudal : caudal (adj), relativo o en dirección de la cola
cavity : cavidad (f), espacio (m) hueco o vaciado (m)
cavity, nasal : fosa (f) nasal
cell : célula (f)
cell membrane : membrana (f) celular
cells : células (f)
cells, red blood : células (f) rojas de la sangre, glóbulos rojos
cells, white blood : células (f) blancas de la sangre, glóbulos blancos
cellular : celular (adj), situado en las células

cerebellar : cerebeloso(a) (adj), relativo al cerebelo
cerebral : cerebral (adj), relativo al cerebro
cerebrospinal : cerebrospinal (adj), relativo al cerebro y a la médula espinal
cerebrovascular : cerebrovascular (adj), que afecta a los vasos cerebrales
cerumen : cerumen (m), secreción grasa que se forma en el interior de los oídos
cervical : cervical (adj), que afecta al cuello
cervix, uterine : cervix (m) uterino, cuello (m) uterino, cuello (m) de la matriz
chamber : cámara (f)
cheek : mejilla (f)
cheekbone : pómulo (m)
cheekbones : pómulos (m)
chemoreceptor : quimiorreceptor (m), célula de un órgano capaz de reaccionar a sustancias químicas
chest : pecho (m)
chin : barbilla (f), barba (f), mentón (m)
cholesterol : colesterol (m)
cholinergic : colinérgico (adj), que actúa por intermedio de la acetilcolina
choroid : coroidea (f)

chromosomal : cromosómico(a) (adj), relativo al cromosoma
chromosome : cromosoma (m)
circulation : circulación (f)
clavicle : clavícula (f)
clitoral : clitorídeo(a) (adj), relativo al clítoris
clitoris : clítoris (m)
cloaca : cloaca (f), parte posterior de los intestinos del embrión
coagulation : coagulación (f), formación de tapones de sangre
coccyx : cóccix (m)
cochlear : coclear (adj), perteneciente al caracol óseo del oído interno
coenzyme : coenzima (m), sustancia (f) que es necesaria para la acción de una enzima
cognitive : cognitivo(a) (adj), relativo al conocimiento
coital : coito(a) (adj), relativo a la cópula carnal
coitus : coito (m), cópula carnal
collagen : colágeno (m), sustancia elástica de la piel
colon : colón (m), intestino (m) grueso
colonic flora : flora (f) intestinal, conjunto de bacterias que suelen vivir en el intestino grueso

colorectal : colorrectal (adj), referente al intestino grueso y su parte final

colostrum : calostro (m)

commensal : comensal (m), ser vivo que convive con otro organismo huésped

complement : complemento (m)

complexion : tez (f)

complexion, skin : cutis (f), tez (f)

conduction : conducción (f), transmisión (f)

conjunctiva : conjuntiva (f)

conjunctival : conjuntival (adj), que está situado o que ocurre en la conjuntiva

constitutional : constitucional (adj), propio de la constitución de un individuo

contractility : contractilidad (f), capacidad de contraerse

contraction : contracción (f)

coordination : coordinación (f), acción o interacción ordenada

cord, umbilical : cordón (m) umbilical

cornea : córnea (f)

corneal : corneal (adj)

coronary : coronario(a) (adj), relativo a arterias y venas del corazón

corpus luteum : cuerpo (m) lúteo, cuerpo que se forma en el ovario después de la ovulación

corpuscle : corpúsculo (m)

cortex : corteza (f)

cortical : cortical (adj), relativo a la corteza

cranial : craneal (adj), relativo al cráneo

cranium : cráneo (m)

creatinine : creatinina (f)

crotch : entrepierna (f)

crown of the head : coronilla (f)

cry : grito (m), alarido (m)

curled hair : pelo (m) crespo, pelo (m) colocho

cutaneous : cutáneo(a) (adj), relativo a la piel

cytoplasm : citoplasma (m), parte de la célula no ocupada por el núcleo

D

dark-haired : pelinegro(a) (adj), de pelo oscuro

defecation : defecación (f), expulsión de los excrementos

dendritic : dendrítico(a) (adj), relativo a las dendritas, que son fibras nerviosas

dentition : dentición (f)

depolarization : despolarización (f)

diaphragm : diafragma (m)

diastolic : diastólico(a) (adj), relativo a la diástole, que es el estadio de relajación del corazón

differentiation : diferenciación (f), variación (f), desviación (f), modificación (f), desarrollo de células y tejidos en diversos sentidos

digestion : digestión (f)

digestive : digestivo (m), digestivo(a) (adj), relativo a la digestión

dimple : hoyuelo (m)

disc : disco (m)

distal : distal (adj), alejado(a) (adj), distante del tronco

dominance : dominancia (f), predominio (m) de un gen o de un carácter

dorsal : dorsal (adj), relativo a la espalda o al dorso

downiness : vellosidad (f)

duct, tear : conducto (m) lagrimal

ducts, tear : conductos (m) lagrimales

duodenum : duodeno (m), porción inicial del intestino delgado

dura mater : duramadre (f), duramater (f), membrana envolvente del sistema nervioso central

E

ear : oído (m), oreja (f)

ear wax : cerumen (m), cera (f), cerilla (f)

eardrum : tímpano (m), membrana del oído medio

ejaculation : eyaculación (f)

ejection fraction : fracción (f) de eyección

elbow : codo (m)

electron : electrón (m)

embryo : embrión (m), feto (m)

emotion : emoción (f)

emotional : emocional (adj)

endocrine : endocrino(a) (adj), que secreta hormonas

endogenous : endógeno(a) (adj), que se desarrolla o origina dentro del organismo

endothelium : endotelio (m), capa interna que reviste las cavidades cardíacas y los vasos

enterohepatic : enterohepático(a) (adj), que se refiere al intestino y al hígado

enzyme : enzima (f), proteína que incrementa la velocidad de las reacciones

epicondyle : epicóndilo (m)

epidermal : epidérmico(a) (adj), relativo a la piel

epidermis : epidermis (f)

epididymis : epidídimo (m)

epidural : epidural (adj), sobre o por fuera de la duramadre

epigastric : epigástrico(a) (adj), relativo a la porción superior del vientre

epiphyseal : epifisario(a) (adj), relativo a la cabeza o una epífisis de un hueso

epiphysis : epífisis (f)

epithelium : epitelio (m), la piel y la mucosa que recubre los órganos huecos del cuerpo

erection : erección (f), levantamiento y endurecimiento del pene

erythropoiesis : eritropoyesis (f), formación de los glóbulos rojos

esophagus : esófago (m), una parte del tubo digestivo que se inicia después de la boca y termina en el estómago

excavated : excavado (adj)

excavation : excavación (f)

excitation : excitación (f), irritación (f), estimulación (f)

excretion : excreción (f), eliminación por el propio organismo

exocrine : exocrino(a) (adj), que secreta hacia afuera del cuerpo

extracellular : extracelular (adj), situado fuera de las células

extracorporeal : extracorpóreo (adj), situado fuera del cuerpo

extrapyramidal : extrapiramidal (adj), situado fuera de la vía piramidal

extrarenal : extrarrenal (adj), situado fuera del riñón

extravascular : extravascular (adj), situado fuera de un vaso

extremity : extremidad (f), miembro superior e inferior

eye : ojo (m)

eyebrow : ceja (f)

eyelash : pestaña (f)

eyelid : párpado (m)

eyes like yours : ojos (m) como los suyos, ojos (m) asi

F

face : cara (f), faz (f)

facial : facial (adj), relativo a la cara

facial sinus : seno (m) facial, seno (m) de la cara

facial sinuses : senos (m) faciales, senos (m) de la cara

fair-haired : pelirrubio(a) (adj), de pelo claro

Fallopian tube : trompa (f), tubo (m) de Falopio

fascicular : fascicular (adj)

fat : grasa (f)

589

fat (person, thing) : gordo(a) (adj)

features : rasgos (m)

fecal : fecal (adj), relativo a los excrementos

feces : heces (f), excrementos (m), deposiciones (f)

female : hembra (f), femenino(a) (adj)

feminine : femenino(a) (adj)

femoral : femoral (adj), perteneciente al hueso femur

fertility : fertilidad (f), capacidad de reproducción

fetal : fetal (adj), relativo al feto

fetoplacental : fetoplacentario (adj), relativo a los intercambios entre feto y placenta

fetus : feto (m)

fiber : fibra (f)

fibrin : fibrina (f), sustancia proteica en los coágulos de sangre

field of vision : campo (m) visual

finger : dedo (m)

finger pads (tips) : yemas (f)

fingernail : uña (f)

firmness : firmeza (f)

firstpass : primer paso (m), fracción de una dosis absorbida que aparece en la circulación sin ser alterada por el hígado

fist : puño (m)

flesh : carne (f)

flexion : flexión (f)

flow : flujo (m)

flow, menstrual : flujo (m) menstrual

follicles : folículos (m)

fontanelle : fontanela (f), mollera (f), espacio no osificado del cráneo en el recién nacido

foot : pie (m)

forearm : antebrazo (m)

forehead : frente (f)

foreskin : prepucio (m)

fossa, nasal : fosa (f) nasal

freckle : peca (f)

fuck, to : chingar (v), cojer (v), joder (v), foliar (v)

function : función (f)

G

gallbladder : vesícula (f) biliar

gastric : gástrico(a) (adj)

gastroduodenal : gastroduodenal (adj), relativo al estómago y al intestino delgado

gastrointestinal : gastrointestinal (adj), relativo al estómago y a los intestinos

gastroesophageal : gastroesofágico (adj), relativo al estómago y al esófago

gene : gen (m)

genetic : genético (adj), relativo a los genes o a la herencia

genital : genital (adj), relativo a los órganos sexuales

genitalia : genitales (m)

genitourinary : genitourinario(a) (adj), relativo a los órganos genitales y urinarios

gestation : gestación (f), embarazo (m)

gland : glándula (f), órgano que elabora sustancias como hormonas y otras secreciones

glandular : glandular (adj)

glans penis : glande (m)

glomerular : glomerular (adj), relativo a la parte del riñón donde se realiza la filtración de substancias

glomeruli : glomérulos (m)

glottis : glotis (f), parte del órgano de la voz

glycoside : glucósido (m)

gonadal : gonadal (adj), relativo a las glándulas sexuales

groin : ingle (f)

gum (mouth) : encía (f)

gut : intestino (m)

H

hair : pelo (m)

hair, body : vello (m)

hair, head : cabello (m)

hair, pubic : vellos (m) púbicos

haired, black- : pelinegro(a) (adj)

haired, blonde- : pelirrubio(a) (adj)

haired, bushy- : pelado(a) (adj), pelitieso(a) (adj)

haired, dark- : pelinegro(a) (adj)

haired, fair : pelirrubio(a) (adj)

haired, long- : pelilargo(a) (adj)

haired, red- : pelirrojo(a) (adj)

haired, short- : de pelo (m) corto

hand : mano (f)

head : cabeza (f)

head hair : cabello (m)

hearing : audición (f)

heart : corazón (m)

heartbeat : latido (m) del corazón, ritmo (m) del corazón

heel : talón (m)

hemoglobin : hemoglobina (f)

hepatic : hepático(a) (adj), relativo al hígado

hepatobiliary : hepatobiliar (adj), relativo al hígado y a los conductos biliares

hepatocellular :
hepatocelular (adj), relativo
a las células del hígado
hip : cadera (f)
hirsuteness : vellosidad (f)
hirsutism : hirsutismo (m),
vellosidad exagerada en la
mujer
histamine : histamina (f)
homeostasis : homeostasis
(f), mantenimiento del
equilibrio de las condiciones
corporales
hormonal : hormonal (adj),
relativo a las hormonas
human : humano(a) (adj)
humeral : humeral (adj),
relativo al húmero, que es el
hueso del brazo superior
humor : humor (m), líquido
corporal
humoral : humoral (adj),
relativo a los líquidos
corporales
hymen : himen (m)
hypophyseal :
hipofisario(a) (adj), relativo
a la hipófisis
hypophysis : hipófisis (f)
hypothalamic :
hipotalámico(a) (adj),
situado en la mitad inferior
del cerebro

I

immune : inmune (adj),
relativo al sistema
inmunológico, protegido
contra una infección
immunity : inmunidad (f),
protección (f) contra las
enfermedades infecciosas
impulse : impulso (m),
acción repentina
in situ : in situ (latín)
infantile : infantil (adj),
perteneciente al niño o a la
infancia
inguinal : inguinal (adj),
relativo a la ingle
inhibition : inhibición (f),
atenuación (f), supresión o
bloqueo de una función
innervation : inervación
(f), irrigación nerviosa de un
área u órgano
insertion : inserción (f),
implantación (f), punto de
unión de un músculo a un
hueso
integumentary :
integumentario(a) (adj), que
sirve de cubierta, como la
piel
intelligence : inteligencia
(f)
intercostal : intercostal
(adj), situado entre las
costillas
intercourse, anal : relación
(f) anal
intercourse, sexual :
relación (f) sexual

interstitial : intersticial (adj), situado en los inter espacios de un tejido
intervertebral : intervertebral (adj), situado entre dos vértebras contiguas
intestinal : intestinal (adj), relativo al intestino
intestine, large : intestino (m) grueso
intestine, small : intestino (m) delgado
intestines : intestinos (m)
intracellular : intracelular (adj)
intracellular protein : proteína (f) intracelular
ion : ion (m)
iris : iris (m)

J
jaw : mandíbula (f)
jejunum : yeyuno (m), porción del intestino delgado comprendida entre el duodeno y el íleon
joint : coyuntura (f), articulación (f)
joints : articulaciones (f)
juvenile : juvenil (adj), joven (adj)

K
kidney : riñón (m)
knee : rodilla (f)

L

lacrimal : lagrimal (adj), referente a las glándulas que secretan las lágrimas
lactation : lactación (f), secreción de leche
larynx : laringe (f)
lateral : lateral (adj), alejado del centro o de la línea media
lean : flaco(a) (adj), delgado(a) (adj)
left : izquierdo (m), izquierda (f), izquierdo(a) (adj)
left-handed : zurdo(a) (adj), de la mano (f) izquierda
left-handed person : persona zurda (f), izquierdo (m), izquierda (f)
leg : pierna (f)
leucocyte : leucocito (m)
ligament : ligamento (m)
limbic : límbico (adj)
line : línea (f)
linear : linear (adj), relativo a una línea
lip : labio (m)
lipids : lípidos (m), grasas y sustancias similares en la sangre
lipophilic : lipofílico(a) (adj), soluble en grasa
lipoprotein : lipoproteína (f), combinación de una grasa y una proteína
liposome : liposoma (m)

lips, vaginal : labios (m) vaginales
liver : hígado (m)
lobe : lóbulo (m)
lochia : loquios (m), pérdidas vaginales tras el parto
long-haired : pelilargo(a) (adj), de pelo largo
lumbar : lumbar (adj), relacionado con la parte inferior de la columna vertebral
lumen : lumen (m), cavidad o canal dentro de un órgano o tubo
lung : pulmón (m)
lungs : pulmones (m)
lymphatic : linfático(a) (adj)
lymphocyte : linfocito (m), células con núcleo redondo
lymphocytic : linfocitario(a) (adj), que concierne a los linfocitos, células con núcleos redondos

M
macula : mácula
macule : mácula (f), mancha en la retina
male : varón (m), macho (m)
mammary : mamario(a) (adj), relativo a la mama
man : hombre (m)

mark, birth : mancha (f) de nacimiento, marca (f) de nacimiento
marrow : médula (f)
marrow, bone : médula ósea (f), hueso (m) medular
masculine : masculino(a (adj)
masticatory : masticatorio(a) (adj), que afecta a los músculos de la masticación
mastocyte : mastocito (m), célula (f) de Mast, célula (f) cebada
mature : maduro(a), (adj), añejo(a) (adj)
maxillary : maxilar (adj), relativo a los huesos de la cara arriba de la boca
medullary : medular (adj), relativo a la médula de cualquier tipo
membrane : membrana (f)
membrane, mucus : membrana (f) mucosa
memory : memoria (f)
menarche : menarquia (f), fecha de la primera menstruación
menstrual : menstrual (adj)
menstrual flow : flujo (m) menstrual
menstrual period : período (m) menstrual, regla (f)
menstruation : menstruación (f), regla (f)

mental : mental (adj), relacionado con la mente

mesenteric : mesentérico(a) (adj), relativo al mesenterio

mesentery : mesenterio (m)

metabolism : metabolismo (m), conjunto de reacciones bioquímicas dentro del organismo

metabolite : metabolito (m), sustancia producida por metabolismo

metabolization : metabolizar (v), transformación de una sustancia en el cuerpo

microcirculation : microcirculación (f), flujo de sangre en todo el sistema de vasos minúsculos

microsomal : microsómico (adj), procedente de los microsomas

microvillus : microvellosidad (f), forma de vellosidad sobre la superficie de una célula

micturition : micción (f), acción de orinar

miosis : miosis (f)

mitosis : mitosis (f), división de una célula

mobility : movilidad (f), posibilidad de realizar movimientos activos

molar : muela (f)

molecular : molecular (adj), relativo a las moléculas o compuesto por ellas

motility : motilidad (f), facultad de moverse espontáneamente

mouth : boca (f)

mucocutaneous : mucocutáneo(a) (adj), relativo a las mucosas y a la piel

mucosa : mucosa (f), mucoso(a) (adj)

mucus : mucus (m), moco (m)

mucus membrane : membrana (f) mucosa

multiparous : multípara (adj), que ha parido como mínimo dos hijos

muscle : músculo (m)

muscular : muscular (adj), relativo al músculo

musculature : musculatura (f), aparato muscular del cuerpo

mustache : bigote (m)

myocardium : miocardio (m)

N

nail, finger- : uña (f)

nares : narinas (f), ventanas (f) de la nariz

nasal : nasal (adj), relativo a la nariz

nasal cavity : fosa (f) nasal

nasal fossa : fosa (f) nasal

nasal septum : tabique (m)

nasolacrimal : nasolagrimal (adj), relativo a la nariz y al aparato lagrimal

navel : ombligo (m)

neck : cuello (m)

neck, back of : nuca (f), parte posterior del cuello

neonatal : neonatal (adj), relativo al primer mes de vida

nerve : nervio (m)

neural : neural (adj), relativo a los nervios

neuromuscular : neuromuscular (adj), relativo a la conexión entre los nervios y los músculos

neuronal : neuronal (adj), relativo a las neuronas

neutrophil : neutrófilos (m), leucocitos en la sangre que tienen afinidad por los colorantes neutros

newborn : recién nacido(a) (adj), recién nacido (m), recién nacida (f)

nidation : anidación (f), implantación del embrión maduro

nipple, female : pezón (m)

nipple, male : tetilla (f)

normotensive blood pressure : presión (f) sanguínea normal, normotenso(a) (adj)

nose : nariz (f)

nulliparous : nulípara (adj), que no ha parido

O

obdurator, muscle : músculo obdurador (m), rotación de la cadera hacia los lados y para los movimientos de flexión de la pierna

ocular : ocular (adj), perteneciente al ojo

oculogyric : oculógiro(a) (adj), relativo al giro de los ojos

oncotic : oncótico(a) (adj), relativo a presión oncótica

oncotic pressure : presión (f) oncótica, relativo a edema

optic : óptico(a) (adj), pertencciente a la vista o al nervio óptico

optical : óptico(a) (adj)

oral : oral (adj), bucal (adj), perteneciente o relativo a la boca

orally : oralmente (adv), por vía bucal

orbit : órbita (f), la cavidad ósea que contiene el globo ocular

orbital : orbital (adj), relativo a la cavidad ósea que contiene el globo ocular

organ : órgano (m)

organism : organismo (m), cualquier cosa viviente

orgasm : orgasmo (m), punto más alto de la excitación sexual

orifice : orificio (m)
osmotic : osmótico(a) (adj), perteneciente o relativo a la difusión de cada lado de una membrana
ossicle : osículo (m), huesecillo (m)
ossification : osificación (f), formación del hueso o de sustancia ósea
ovarian : ovárico(a) (adj), perteneciente y/o referente al ovario
ovary : ovario (m)
ovulation : ovulación (f), desprendimiento natural del óvulo
ovum : óvulo (m), huevo pequeño en el ovario

P
palate : paladar (m)
palm of the hand : palma (f) de la mano
palpebral : palpebral (adj), referente al párpado
pancreas : páncreas (m)
parathyroid : paratiroideo(a) (adj), perteneciente o relativo a la glándula paratiroides
paravenous : paravenoso(a) (adj), cercano a una vena
parenchyma : parénquima (m), parte funcional de un órgano

parietal : parietal (adj), relativo a la pared de una cavidad
parturition : parto (m)
passage : paso (m), conducto (m), tránsito (m)
pelvic : pélvico(a) (adj), relativo a la parte inferior del tronco del cuerpo
pelvis : pelvis (f)
penis : pene (m), miembro (m) masculino
penis, glans : glande (m)
penis, tip of the : punta (f) del pene
peptic : péptico(a) (adj), relativo a la acción del jugo gástrico
perfusion : perfusión (f)
perianal : perianal (adj), situado alrededor del ano
peridural : peridural (adj), situado alrededor de la envoltura del sistema nervioso
perinatal : perinatal (adj), que ocurre inmediatamente antes o después del parto
perineal : perineal (adj), relativo a la región limitada por el escroto o vagina y el ano
period, menstrual : período (m) menstrual, regla (f)
perioral : perioral (adj), situado alrededor de la boca

periorbital : periorbitario(a) (adj), situado alrededor de la órbita

peripheral : periférico(a) (adj), alejado del centro, en las orillas

peristalsis : peristalsis (f), contracciones por medio de los órganos tubulares, como el intestino

perivascular : perivascular (adj), situado alrededor de un vaso

permeability : permeabilidad (f), propiedad de una membrana de dejar pasar las sustancias

person : persona (f)

perspiration : transpiración (f), sudor (m)

phagocytosis : fagocitosis (f), incorporación y digestión de partículas en el interior de la célula

phallic : fálico(a) (adj), referente al pene

pharyngeal : faríngeo(a) (adj)

pharynx : faringe (f)

physical : físico (m), físico(a) (adj), corporal (adj)

piloerection : piloerección (f), erección del pelo

placenta : placenta (f)

plasma protein : proteína (f) del plasma

plasmin : plasmina (f), enzima que convierte la fibrina a productos solubles

plasminogen : plasminógeno (m), precursor inactivo de la plasmina

pleura : pleura (f)

plexus : plexo (m), maraña (f)

plexus of vessels or nerves : plexo (m) de vasos o nervios, maraña (f) de vasos o nervios

polypeptide : polipéptido (m), elemento de una proteína

poop : heces (f), excrementos (m), deposiciones (f), caca (f), popó (m)

pores : poros (m)

posterior : posterior (adj), situado por detrás

postmenopausal : posmenopáusico(a) (adj), que ocurre después de la menopausia

postnatal : postnatal (adj), posnatal (adj), después del nacimiento

postural : postural (adj), relativo a la postura o posición

posture : postura (f)

potentiation : potenciación (f), activación de algo

precordial : precordial (adj), situado delante del corazón

precursor : precursor (m), que precede

pregnancy : embarazo (m)

pregnant : embarazada (adj)

pregnant woman : mujer (f) embarazada

preload : precarga (f), volumen de sangre que regresa al ventrículo derecho al final de la diástole

premenstrual : premenstrual (adj), que ocurre antes de la menstruación

prenatal : prenatal (adj), que existe o se presenta antes del nacimiento

prepuce : prepucio (m), pliegue que cubre el pene o el clítoris

pressure : presión (f)

presynaptic : presináptico(a) (adj), que se encuentra antes de la sinapsis

procreation : procreación (f), reproducción (f), proceso de traer al mundo un nuevo ser

production : producción (f)

productive : productivo(a) (adj), productor(a) (adj), que produce una cosa o acción nueva

prostate : próstata (f)

protease : proteasa (f), enzima que destruye proteínas

protein : proteína (f)

protein, intracellular : proteína (f) intracelular

proteolytic : proteolítico(a) (adj), que digiere o hidroliza las proteínas

prothrombin : protrombina (f), factor II de la coagulación sanguínea

proximal : proximal (adj), situado más cerca

psychomotor : psicomotor (adj), relativo a los efectos motores de la actividad cerebral o psíquica

puberty : pubertad (f), período de maduración sexual

pubic : púbico(a) (adj)

pubic hair : vellos (m) púbicos

pubis : pubis (m)

puerperium : puerperio (m), período o estado de confinamiento después del parto

pulmonary : pulmonar (adj), relativo al pulmón

pulsation : pulsación (f), latido (m) rítmico

pulse : pulso (m)

pulse, relating to : relativo al pulso (m)

pulsing : pulsátil (adj)

pupil : pupila (f), niña (f) del ojo
push : empujón (m), empujar (v), rempujo (m)
pylorus : píloro (m), salida del estómago hacia el duodeno

Q

QRS complex : complejo (m) QRS, manifestación eléctrica de la contracción cardíaca
QT interval : intervalo (m) QT, representa la duración total de la sístole eléctrica

R

radius : radio (m)
receptor : receptor (m)
rectal : rectal (adj), perteneciente o relativo al recto
rectum : recto (m)
red blood cells : células (f) rojas de la sangre, glóbulos (m) rojos
red-haired : pelirrojo(a) (adj)
reflex : reflejo (m), reacción involuntaria en respuesta a un estímulo externo
region : región (f), parte del cuerpo
regional : regional (adj), local (adj)

regulation : regulación (f), reglamentación (f)
regulator : regulador (m), reguladora (f), regulador(a) (adj)
renal : renal (adj), perteneciente o relativo al riñón
renin : renina (f), hormona elaborada por el riñón
renovascular : relativo a los vasos del riñón
replication : replicación (f), la acción de hacer una copia
reproduction : reproducción (f)
respiratory : respiratorio(a) (adj), perteneciente o relativo a la respiración
response : respuesta (f), reacción después de un estímulo
retinal : retiniano (adj), relativo a la retina
retrobulbar : retrobulbar (adj), detrás del bulbo raquídeo
retrosternal : retroesternal (adj), detrás del esternón
rib : costilla (f)
right : derecha (f), derecho(a) (adj)
right-handed : de la mano (f) derecha
right-handed person : derecho (m), derecha (f)

S

sacrum : sacro (m)
saliva : saliva (f)
salivation : salivación (f), secreción de saliva
scalp : cuero (m) cabelludo
sclera : esclerótica (f), blanco de los ojos
scrotum : escroto (m)
sebaceous : sebáceo(a) (adj)
sebaceous glands : glándulas (f) sebáceas
sebum : sebo (m), sustancia untosa y aceitosa de las glándulas sebáceas
secretion : secreción (f)
semen : semen (m), jugo (m), leche (f) del hombre
sensation : sensación (f)
sense : sentido (m)
sense of sight : sentido (m) de la vista
sensitization : sensibilización (f), administración de un antígeno que induce una respuesta inmunitaria
sensory : sensorial (adj), perteneciente o relativo a las sensaciones
septum : septum (m), tabique (m) de separación
serum : suero (m), parte acuosa de la sangre y otros líquidos biológicos donde se disuelven ciertas sales o sustancias

sex : sexo (m)
sexual intercourse : relación (f) sexual
shaft : mástil (m)
shin : espinilla (f)
shit : caca (f), mierda (f)
short-haired : de pelo (m) corto
shoulder : hombro (m)
side : lado (m)
sight : vista (f)
sight, sense of : sentido (m) de la vista
sigmoid : sigmoide (m), sigmoide (adj), de forma similar a la letra S, como la parte del intestino grueso que está situado antes del recto
sinus : seno (m)
sinusal : sinusal (adj), relativo o perteneciente a una bolsa o una cavidad
sinuses : senos (m)
sinuses, facial : senos (m) faciales, senos (m) de la cara
site : sitio (m), lugar (m)
situated : situado(a) (adj)
skeletal : esquelético(a) (adj), perteneciente al esqueleto
skeleton : esqueleto (m)
skin : piel (f)
skin complexion : cutis (f), tez (f)
sleep : sueño (m)
smell : olor (m)
sodium : sodio (m)

sole : planta (f) del pie

somatotrophin : somatotropina (f), hormona del crecimiento

sperm : esperma (m)

spermatogenesis : espermatogénesis (f), proceso de formación de los espermatozoides

spermatozoon : espermatozoide (m)

sphincter : esfínter (m), músculo que cierra la salida de un órgano

spinal : espinal (adj), relativo a la columna vertebral

spine : columna (f) vertebral, espina (f) dorsal

spit : escupida (m), esputo (m)

spleen : bazo (m)

squamous : escamoso(a) (adj), que tiene escamas

sternum : esternón (m)

stimulation : estímulación (f)

stimulus : estímulo (m)

stomach : estómago (m)

stool : excremento (m)

structural : estructural (adj)

structure : estructura (f)

struma : estroma (m), armazón o trama de un tejido, que sirve para sostener entre sus mallas los elementos celulares

subarachnoid : subaracnoideo (adj), que está situado o que se produce debajo de la aracnoides

subcapsular : subcapsular (adj), que está situado o que ocurre debajo de una cápsula

subconjunctival : subconjuntival (adj), que está situado o que ocurre debajo de la conjuntiva

subcutaneous : subcutáneo(a) (adj), que está situado o que ocurre debajo de la piel

sublingual : sublingual (adj), situado debajo de la lengua

substrate : sustrato (m), base (f), sustancia (f) básica

supine : supino (adj) , que descansa sobre el dorso

supraventricular : supraventricular (adj), superior al ventrículo

swallow : trago (m)

sweat : transpiración (f), sudor (m)

synapse : sinapsis (f), la zona de contacto entre dos nervios

synaptic : sináptico (adj), que pertenece o afecta a la zona de contacto entre dos nervios synovial : sinovial (adj), relativo a la cápsula o membrana de las articulaciones

synthesis : síntesis (f), formación de sustancias

systemic : sistémico(a) (adj), que afecta al cuerpo en su totalidad

systole : sístole (f)

systolic : sistólico(a) (adj), que se relaciona con la contracción del músculo, en particular, el músculo cardíaco

T

tail : rabo (m), cola (f)

tear duct : conducto (m) lagrimal

tear ducts : conductos (m) lagrimales

tears : lágrimas (f)

teeth : dientes (m), muelas (f)

tensioactive : tensiactivo(a) (adj), que ejerce efecto sobre la tensión superficial

tension : tensión (f), tono (m), potencial (m) eléctrico, presión (f)

terminal : postrero (m), terminal (adj), final (adj), último(a) (adj), postrero(a) (adj)

testicle : testículo (m), huevo (m), bola (f), talega (f)

testicular : testicular (adj), perteneciente a los testículos

thalamus : tálamo (m), parte de los núcleos grises en el cerebro

thermoregulation : termorregulación (f), regulación del calor o de la temperatura

thigh : muslo (m)

thin : delgado(a) (adj)

thoracic : torácico(a) (adj), relativo al tórax

thorax : tórax (m)

throat : garganta (f)

thumb : pulgar (m)

thyroid : tiroides (f), glándula (f) tiroidea, tiroideo(a) (adj)

thyroid gland : glándula (f) tiroidea

tip of the penis : punta (f) del pene

toe : dedo (m) del pie

toenail : uña (f) del dedo del pie

tone : tono (m), tensión (f)

tongue : lengua (f)

tonic : tónico (m), tónico(a) (adj), que produce y restablece el tono normal, que se caracteriza por tensión continua

tonsils : amígdalas (f), anginas (f)

tooth : diente (m), muela (f)

tooth, wisdom : diente (m) del juicio, muela (f) del juicio

trachea : tráquea (f)

transaminase : transaminasa (f), tipo de enzima hepática

tress : trenza (f)

trigger zone : zona (f) de excitabilidad aumentada, donde se generan impulsos nerviosos

trophic : trófico(a) (adj), nutritivo(a) (adj)

tubercle : nódulo (m), en particular del hueso

tubular : tubular (adj), que tiene forma de tubo

tumescence : tumescencia (f)

tumescent : tumescente (adj)

tympanic : timpánico(a) (adj)

tympanic membrane : tímpano (m), membrana del oído medio

tympanum : tímpano (m), membrana del oído medio

U

umbilical cord : cordón (m) umbilical

umbilicus : ombligo (m)

unilateral : unilateral (adj), situado en un solo lado

ureter : uréter (m)

urethra : uretra (f)

urethric : uretral (adj)

uric acid : ácido (m) úrico

urinary : urinario(a) (adj), relacionado con la orina

urine : orina (f)

urogenital : urogenital (adj), referente a los órganos urinarios y sexuales

uterus : útero (m)

V

vagal : vagal (adj), perteneciente al nervio vago, décimo nervio craneal

vagina : vagina (f)

vaginal : vaginal (adj), que afecta a la vagina

vaginal lips : labios (m) vaginales

vagotonia : vagotonía (f), excitabilidad aumentada del nervio vago

valve : válvula (f)

valvule : valvulilla (f), válvula (f) pequeña

vas deferens : vaso (m) deferente

vascular : vascular (adj), referente a los vasos sanguíneos

vasoactive : vasoactivo (adj), que ejerce un efecto sobre el calibre de los vasos

vasoconstriction : vasoconstricción (f), estrechamiento de los vasos sanguíneos

vasodilatation : vasodilatación (f), dilatación de los vasos sanguíneos
vasomotor : vasomotor (adj), que afecta al calibre de los vasos sanguineos
vein : vena (f)
venereal : venéreo(a) (adj), perteneciente al contacto sexual
venous : venoso (adj), perteneciente a las venas
ventral : ventral (adj), relativo al vientre
ventricular : ventricular (adj), perteneciente a una cavidad, como en el corazón o el cerebro
vertebral : vertebral (adj), perteneciente a las vértebras
vessel : vaso (m)
vessel, blood : vaso (m) sanguíneo
vestibular : vestibular (adj), perteneciente a un vestíbulo
view : visión (f) vista (f), ver (m)
visceral : visceral (adj), perteneciente a una víscera
vision : visión (f)
vision, field of : campo (m) visual
visual : visual (adj), relativo a la visión

vital capacity : capacidad (f) vital, volumen de gas que puede expulsarse de los pulmones
vitreous : vítreo(a) (adj), cristalino(a) (adj)
voice : voz (f)
voices : voces (f)
vulva : vulva (f), los genitales externos femeninos
vulvar : vulvar (adj), perteneciente a los genitales externos femeninos

W

wall : pared (f)
wax, ear : cera (f), cerumen (m), cerilla (f)
white blood cells : células (f) blancas de la sangre, glóbulos (m) blancos
wisdom tooth : muela (m) del juicio
woman, pregnant : mujer (f) embarazada
womb : matriz (f)
wrapper : envoltura (f)
wrist : muñeca (f)

Z

zygoma : pómulo (m)
zygomas : pómulos (m)

Colors

beige : beige (adj)
black : negro(a) (adj)
blonde : rubio(a) (adj)
blue : azul (adj)
bright : claro(a) (adj)
brown : café (adj) (shoe, dress, eyes, hair), moreno(a) (adj) (skin), pardo(a) (adj) (gray, brown)
brunette : trigueño(a) (adj)
clear : diáfano(a) (adj), claro(a) (adj)
color : color (m)
coloration : coloración (f)
colored : coloreado(a) (adj)
dark : oscuro(a) (adj), trigueño(a) (adj)
gold : dorado (m), dorado(a) (adj), oro (m), oro(a) (adj)
golden : dorado(a) (adj)
gray : gris (m), gris (adj)

green : verde (adj)
light (color) : claro(a) (adj)
opalescent : opalescente (adj), que parece ópalo o que exhibe diversos colores
opaque : opaco(a) (adj)
paint : pintura (f)
phosphorescent : fosforescente (adj)
pigmentation : pigmentación (f), depósito de materia con color
pink : rosado(a) (adj)
purple : purpúreo(a), morado(a) (adj)
red : rojo(a) (adj)
reddish : rojizo (m
redness : enrojecimiento (m)
ruby : rubí (adj)
transparent : transparente (adj), claro(a) (adj)
violet : violeta (f)
yellow : amarillo(a) (adj)

Days

Monday : lunes (m)
Tuesday : martes (m)
Wednesday : miércoles (m)
Thursday : jueves (m)
Friday : viernes (m)
Saturday : sabado (m)
Sunday : domingo (m)

date : fecha (f)
day : día (m)
month : mes (m)
today : hoy (adv)
tomorrow : mañana (m)
tomorrow is another day : mañana (m) será otro día
tomorrow is Monday (It is Monday tomorrow.) : mañana (adv) es lunes
tomorrow morning : mañana (adv) por la mañana
tomorrow, as of : a partir de mañana (adv)
tomorrow, starting : a partir de mañana (adv)

tomorrow, the day after : pasado mañana (adv)
tomorrow, until : hasta mañana (adv)
tonight : esta noche (f)
week : semana (f)
yesterday : ayer (adv)
yesterday afternoon : ayer (adv) por la tarde, ayer (adv) tarde
yesterday evening : ayer (adv) por la tarde, ayer (adv) tarde, al final del día
yesterday morning : ayer (adv) por la mañana
yesterday night (last night) : ayer (adv) por la noche, ayer (adv) noche
yesterday, a week ago : hace ayer (adv) una semana
yesterday, it seems like : parece que fue ayer (adv)
yesterday, the day before : anteayer (adv)
yesteryear : ayer (m)

Equipment / Supplies

A

absorbent cotton : algodón (m) absorbente

adhesive tape : cinta (f) adhesiva, cinta (f) de pegar

aerosol : aerosol (m), producto destinado a ser inhalado

apparatus : aparato (m)

autoclave : autoclave (f)

B

baby bottle : biberón (m), pacha (t), mamila (f)

balance : balance (m)

bandage : venda (f), vendaje (m)

bandage applied to a vessel : vendaje (m) sobre un vaso

bandage dressing : vendaje (m)

bandaids : curitas (f), venditas (f)

barrier : barrera (f), obstrucción (f)

basket, wastepaper : papelera (f), basurero (m)

bedpan : basín (m), basinica (f)

benzoin : benjuí (m)

bifocals : lentes (m) bifocales

binder : cartapacio

blade : filo (m)

blanket : frazada (f), cobertor (m)

bleach : blanqueador (m)

board : tabla (f)

board, restraining : tabla (f) para sujetar (v)

borax : bórax (m)

bottle, baby : biberón (m), pacha (f), mamila (f)

bottle, hotwater : bolsa (f) de agua (f) caliente

brace : inmovilizador (m), férula (f)

braces (dental) : frenos (m)

bridge (dental) : puente (m) fijo

brush : cepillo (m)

brush, scrub : bruza (f), cepillo (m) de fregar (v)

bulb : bulbo (m)

C

cabinet : gabinete (m)

cabinet, medicine : botiquín (m) de medicinas

calculator : calculadora (f)

calipers : calibrador (m)

calipers, orthopedic : soporte (m) ortopédico

camera : cámara (f)

canister : bote (m), lata (f), cajita (f)

cannula : cánula (f), tubo que se introduce en una cavidad

cap : tapón (m)

cardiogram : cardiograma (m)
cardiograph : cardiógrafo (m)
case : caso (m)
cast : yeso (m)
catgut suture : sutura (f) de catgut, tripa (f)
catheter : catéter (m), tubo (m), sonda (f)
cautery : cauterio (m)
cement : cemento (m)
centrifuge : centrífuga (f)
cephalometer : cefalómetro (m)
chair : silla (f)
chart, eye : cartel (m) para agudeza visual
chastity belt : cinturón (m) de castidad (f)
clamp : grapa (f)
clamp, ring : grapa (f) con anillo
cleanser : detergente (m), limpiador (m)
clinic : clínica (f)
clock : reloj (m)
colonoscopic : colonoscópico(a) (adj)
colonscope : colonoscopio (m)
compress : compresa (f)
computer : ordenador (m), computadora (f)
condom : condón (m), preservativo (m)
condoms : condones (m), preservativos (m)

consultation : consulta (f)
contact lenses : lentes (m) de contacto, pupilentes (m)
container : envase (m), recipiente (m), contenedor (m)
contrast medium : medio (m) de contraste, medio (m) para visualización radiográfica
copier : fotocopiadora (f)
copy : copia (f)
copy machine : fotocopiadora (f)
cotton : algodón (m)
cover-up : cubrir (v), tapar (v)
crutch : muleta (f)
cubicle : cubículo (m)
culture : cultivo (m)
curved : curvo(a) (adj)
cylinder : cilindro (m)
cystoscope : cistoscopio (m)
cystoscopic : cistoscópico(a) (adj)

D
dam, rubber : protector (m) de hule
delivery room : sala (f) de partos
densitometer : densitómetro (m)
dental floss : hilo (m) dental
dental plaque : placa (f) dental, sarro (m)

denture : dentadura (f) postiza, prótesis (f) dental
dentures, set of : dentadura (f) postiza
deodorizer : inodoro (m)
dermatome : dermátomo (m)
detector : detector (m)
detergent : detergente (m)
device : dispositivo (m)
diagnostic : diagnóstico (m)
diaper : pañal (m), zapeta (f)
diary : diario (m)
dictation : dictado (m)
disinfectant : desinfectante (m), agente que destruye o elimina las bacterias
doctor's office : consultorio (m) médico
douche : ducha (f)
douche, vaginal : ducha (f), lavado (m) vaginal
drain : drenaje (m)
drape : cortina (f)
dressing room : tocador (m), vestidor (m)
dressing, bandage : vendaje (m)
drill : taladro (m)
dropper : gotero (f)

E
earplugs : tapones (m) para los oídos
elastic : elástico(a) (adj)
electric : eléctrico(a) (adj)

electrocardiogram : electrocardiograma (m)
emergency room : sala (f) de emergencia
encounter : encuentro (m)
endoscope : endoscopio (m)
endoscopic : endoscópico(a) (adj)
equipment : equipo (m), herramientas (f), aparato (m)
examination room : consultorio (m), sala (f) de examen
extended-wear lenses : lentes (m) para uso extendido
eye chart : cartel (m) para agudeza visual
eye cup : copa (f) para los ojos
eye dropper : gotero (m) para los ojos
eye glasses : anteojos (m), lentes (m), gafas (f), espejuelos (m)
eyebath : ojera (f)

F
facial tissue : pañuelo (m) facial, servilleta (f) facial)
false teeth : dentadura (f) postiza
fan : ventilador (m), abanico (m)
fetoscope : fetoscopio (m)
filling (dental) : amalgama (f), relleno (m)

film : película (f)
first aid kit : botiquín (m) de primeros auxilios
flask : frasco (m)
floss, dental : hilo (m) dental
fluoroscope : fluoroscopio (m)
footrest : estribo (m)
footstep : pisada (f)
foot-stool : grada (f), banquillo (m), escabelo (m)
forceps : fórceps (m)
fork, tuning : diapasón (m)
form : forma (f)
freezer : congelador (m)

G
garbage can : basurero (m), balde (m), bote (m) de basura, recipiente (m) de basura
gas : gas (m)
gauge : indicador (m)
gauge, pressure : manómetro (m)
gauze : gasa (f)
girdle : faja (f)
glass, magnifying : lupa (f)
glasses (sunglasses) : gafas (f), anteojos (m) de sol
glasses, bifocals : lentes (m) bifocales
glasses, eye : anteojos (m), lentes (m), gafas (f), espejuelos (m)
glue : cola (f), pegamento (m)

goggles : gafas (f)
goniometer : goniómetro (m)
guaiac : guayaco (m)
guide : guía (m/f)
gum (chewing) : goma (f) de mascar, chicle (m)
gun : pistola (f)

H
hacksaw : sierra (f) para metales (m)
hammer : martillo (m)
handle : mango (m)
handout (leaflet) : folleto (m), octavilla (f)
handout (pamphlet) : panfleto (m)
hard lenses : lentes (m) duros
harness, child safety : arnés (m) de seguridad
headboard (bed) : cabecera (f)
headlamp : foco (m) de cabecera
headphones : audífonos (m)
headrest : cabezal (m)
headrestraint : apoyacabezas (m)
heater : calentador (m), calefacción (f)
helmet : casco (m)
hinge : bisagra (f)
history : historia (f)
hood : capucha (f), caperuza (f)

hospital : hospital (m)
hotwater bottle : bolsa (f) de agua caliente
humidifier : humidificador (m)
hydraulic : hidráulico(a) (adj)
hyperbaric : hiperbárico (a) (adj), relativo a una presión elevada, en particular con oxígeno
hypodermic : hipodérmica (f), hipodérmico(a) (adj), que se pone debajo de la piel

I
implant : implante (m)
incense : incienso (f)
incinerator : incinerador (m)
incubator : incubadora (f)
infrared : infrarrojo(a) (adj)
inhaler : inhalador (m)
inpatient : paciente (m) interno
instructions : instrucciones (f)
instrument : instrumento (m)
intrauterine : intrauterino(a) (adj)
intrauterine device : dispositivo (m) intrauterino, espiral (f), aparato (m)
irrigation : irrigación (f), riego (m)

IUD : dispositivo (m) intrauterino, espiral (f), aparato (m)

J
journal : diario (m)
jug, measuring : jarra (f) medidora, graduada (f), taza (f) medidora

K
kit : equipo (m), caja (f) de herramientas, útiles (m)
kit, snakebite : equipo (m) para mordedura de serpientes
kneepad : rodillera (f)

L
labor and delivery room : sala (f) de labor y partos
labor room : sala (f) de labor
laboratory : laboratorio (m)
lamp : lámpara (f), foco (m)
lantern : farol (m), linterna (f)
laser : láser (m)
lens (camera, etc.) : objetivo (m)
lens (glasses) : lente (m)
lenses, contact : lentes (m) de contacto, pupilentes (m)
lenses, extended-wear : lentes (m) para uso extendido

lenses, hard : lentes (m) duros
lenses, soft : lentes (m) suaves
leprosy hospital : leprocomio (m)
light : luz (f), leve (adj), claro(a) (adj)
lights : luces (f)
list : lista (f)
litmus : papel (m) de tornasol
locker : apartado (m), caja (f) con llave
loop : lazo (m), presilla (f)

M
machine : máquina (f), aparato (m)
machine, copy : fotocopiadora (f)
machine, x-ray : máquina (f) de radiografías
magnet : imán (m)
magnifying glass : lupa (f)
mallet : mazo (m)
material : materia (f), material (adj)
material, cloth : tela (f)
medical record : expediente (m), registro (m) médico
memorandum : memorándum (m)
meter (device) : contador (m), medidor (m)
microscope : microscopio (m)

mirror : espejo (m)
mixer : mezcladora (f), batidora (f)
monitor : monitor (m)
mortar : mortero (m)
motor : motor (m)

N
nail (metal) : clavo (m)
nailfile : lima (f) de uñas
nebulizer : nebulizador (m), rociador (m)
needle : aguja (f)
netting : redes (f)
nippers : alicates (m)
note : nota (f)
notebook : cuaderno (m), libreta (f)
notepaper : papel (m) para cartas
nozzle : boquilla (f)
nylon : nilón (m)
nylon sutures : suturas (f) de nilón

O
office : oficina (f)
office, doctor's : consultorio (m)
operating room : sala (f) de operaciones
operating table : mesa (f) de operaciones
ophthalmoscope : oftalmoscopio (m)
orthopedic calipers : soporte (m) ortopédico
otoscope : otoscopio (m)

outpatient : paciente (m) externo
outpatient department : consulta (f) externa
oxygen tent : cámara (f) de oxígeno

P

pacemaker : marcapasos (m)
pad : almohadilla (a)
paper : papel (m)
paperwork : papeleo (m), trámites (f)
partial (dental) : puente (m) removible
patient : paciente (m)
pen : pluma (f), lapicero (m), boligrafo (m)
pencil : lápiz (m)
pessary : pesario (m), instrumento que se coloca en la vagina para corregir desplazamiento del útero, supositorio medicinal para la vagina
photocopier : fotocopiadora (f)
photoelectric : fotoeléctrico(a) (adj)
photograph : fotografía (f), foto (f)
photographic : fotográfico(a) (adj)
physical exam : físico (m), examen (m) físico, prueba (f) física
pillow : almohada (f)

pillowcase : funda (f) de almohada
pipe : conducto (m), cañería (f)
plaster : yeso (m)
plate (metal) : placa (f)
pneumatic : neumático(a) (adj)
pregnancy test : prueba (f) del embarazo
pressure gauge : manómetro (m)
printer : impresora (f)
prophylactic : profiláctico (m), profiláctico(a) (adj)
prosthesis : prótesis (f), sustituto artificial de una parte u órgano
proverb : proverbio (m)
pulsometer : pulsómetro (m)
pump : bomba (f)
punch (instrument) : perforadora (f)

R

radio : radio (f)
radioactivity : radioactividad (f)
radiograph : radiografía (f)
rag : trapo (m)
rasp : raspa (f), raspador (m), escalpelo (m), escofina (f)
rays, X- : rayos (m) X, rayos (m) equis

razor blade : hoja (f) de afeitar
razor, safety : maquinilla (f) de afeitar, rasuradora (f)
record : registro (m)
record, medical : expediente (m), registro (m) médico
reference : referencia (f)
research : investigación (f)
reservoir : reservorio (m), depósito (m), cavidad para almacenamiento
resource : recurso (m)
restraining board : tabla (f) para sujetar o de encerrar
result : resultado (m)
ribbon : cinta (f)
ring (object) : aro (m)
ring clamp : grapa (f) con anillo
rod (metal) : barra (f)
roll : rollo (m), rollete (m)
room, dressing : tocador (m), vestidor (m)
room, examination : consultorio (m), sala (f) de examen
room, operating : sala (f) de operaciones
room, waiting : sala (f) de espera
rope : cuerda (f), cordón (m)
rubber dam : protector (m) de hule
ruler : regla (f)

S
sack : saco (m)
safety harness, child : arnés (m) de seguridad
safety razor : maquinilla (f) de afeitar, rasuradora (f)
sample : muestra (f)
sanatorium : sanatorio (m)
sanitary : sanitario(a) (adj)
saw : sierra (f)
scale : escala (f)
scalpel : escalpelo (m)
scanner : escáner (m)
scissors : tijeras (f)
screw : tornillo (m)
scrub brush : bruza (f), cepillo (m) de fregar
seat : silla (f), asiento (m)
set of dentures : dentadura (f) postiza
sharp : afilado(a) (adj), agudo(a) (adj)
sharp-pointed : punta (f) afilada, agudo(a) (adj)
sheet : sábana (f)
sheet (of paper) : hoja (f)
shelf : estante (m), librera (f)
shield : capa (f) protectora, escudo (m)
shirt : camisa (f)
shoes : zapatos (m)
shower : ducha (f)
silicone : silicona (f)
silk : seda (f)
silk sutures : suturas (f) de seda
silver : plata (f)

silver nitrate : nitrato (m) de plata
sink : fregadero (m), lavatrastos (m)
siphon : sifón (m)
skirt : falda (f), saya (f)
slippers : zapatillas (f), pantuflas (f)
smock : guardapolvo (m)
snakebite kit : equipo (m) para mordedura de serpientes
snap : cierre (m)
soft lenses : lentes (m) suaves
solder : soldadura (f)
sonic : sónico(a) (adj)
specimen : especimen (m), muestra (f)
specimen container : frasco (m) para muestra
specimen swab : frotis (m)
spectacles : gafas (f)
speculum : espéculo (m)
spittoon : escupidera (f)
splint : tablilla (f), férula (f)
sponge : esponja (f)
spring (device) : resorte (m), muelle (m)
stair : escalón (m), grada (f)
stand : puesto (m)
steel : acero (m)
step : paso (m)
sterile : estéril (adj)
sterilizer : esterilizador (m)
stethescope : estetoscopio (m)
stirrup : estribo (m)

stopper : tapón (m)
strap : correa (f), tirante (m)
stretcher : camilla (f)
string : cuerda (f), cordel (m)
strip : tira (f)
strips, small : tiritas (f)
styptic : astringente (adj)
substitute : sustituto (m), sustituto(a) (adj)
sunglasses : gafas (f), anteojos (m) de sol
surgery suite : consultorio (m) de cirugía, sala (f) de operaciones
suture : sutura (f)
sutures, catgut : suturas (f) de tripa
sutures, nylon : suturas (f) de nilón
sutures, silk : suturas (f) de seda
swab : hisopo (m) de algodón
swab, specimen : frotis (m)
sweeper : barredora (f), escoba (f)
syringe : jeringa (f)

T
table : mesa (f)
table, operating : mesa (f) de operaciones
tampon : tampón (m)
tape : cinta (f)
tape, adhesive : cinta (f) adhesiva, cinta (f) de pegar

616

tape, video : cinta (f) de video

teaching : enseñanza (f)

teeth, false : dentadura (f) postiza

telephone : teléfono (m)

tent, oxygen : cámara (f) de oxígeno, tienda (f) de oxígeno

test, pregnancy : prueba (f) de embarazo

textbook : libro (m) de texto

thermostat : termostato (m)

thingamajig : chisme (m)

thread : hilo (m)

thumbtack : tachuela (f), chincheta (f), chinche (f)

tissue : tejido (m)

tissue paper : toalla (f) de papel

tissue, facial : toalla (f) facial de papel

toilet : inodoro (m), servicio (m), excusado (m), retrete (m)

toilet paper : papel (m) de baño

toiletries : artículos (m) de tocador

toothbrush : cepillo (m) de dientes

toothed : dentado(a) (adj)

toothpaste : dentífrico (m), pasta (f) de dientes, pasta (f) dentífrica

toothpick : mondadientes (m), palillo (m)

tourniquet : torniquete (m)

towel : toalla (f)

towel, paper : toalla (f) de papel, paño (m) de papel

toy : juguete (m)

tray : azafate (m), bandeja (f)

trephine : legra (f)

truss : braguero (m)

tube : trompa (f), tubo (m)

tuning fork : diapasón (m)

U

ultrasound machine : máquina (f) de ultrasonido

ultraviolet rays : rayos (m) ultravioleta, rayos (m) para tratar la psoriasis, una enfermedad de la piel caracterizada por descamación excesiva

urethrotome : uretrótomo (m)

urinal : urinal (m)

urinalysis : urinálisis (m), examen (m) de orina

V

vaginal douche : lavado (m), ducha (f) vaginal

vaporizer : vaporizador (m)

veneer : capa (f) exterior, apariencia (f)

vent : agujero (m)

ventilator : ventilador (m)

video : video (m)

videotape : cinta (f) de video (m)

W

waiting room : sala (f) de espera
wand : vara (f)
wash : lavado (m)
washbasin : lavabo (m), lavamanos (m)
wastepaper basket : papelera (f)
watch : reloj (m) de pulsera
water : agua (f)
wheel : rueda (f)
wick : mecha (f)
wig : peluca (f)
wipe : toalla (f) para limpieza

wire : alambre (m)
wood : madera (f)
wrench : retorcer (v), tirón (m)

X

x-ray machine : máquina (f) de radiografías
x-rays : radiografía (f), rayos (m) X, rayos (m) equis

Y

none : ninguna

Z

zipper : cremallera (f), cierre (m)

Family

adolescent : adolescente (m/f), joven (m/f)

aunt : tía (f)

aunt and uncle : tíos (m)

baby : bebé (m/f)

babysitter : niñero (m), niñera (f), cuida niños (m), cuida niñas (f)

boy : muchacho (m), niño (m)

boyfriend : novio (m)

bride : novia (f)

brother : hermano (m)

brother-in-law : hermano (m) político, cuñado (m)

child : niño (m), niña (f)

children : niños (m), niñas (f)

cousin : primo (m), prima (f)

daughter : hija (f)

daughter-in-law : nuera (f)

family : familia (f)

family members : familiares (m)

father : padre (m), papá (m)

father-in-law : padre (m) político, suegro (m)

fiancé : novio (m), prometido (m)

fiancée : novia (f), prometida (f)

girl : niña (f), muchacha (m)

girlfriend : novia (f)

godchild's father : compadre (m)

godchild's mother : comadre (f)

goddaughter : ahijada (f)

godfather : padrino (m)

godmother : madrina (f)

godson : ahijado (m)

grandchildren : nietos (m), nietas (f)

granddaughter : nieta (f)

grandfather : abuelo (m)

grandmother : abuela (f)

grandparents : abuelos (m), abuelas (f)

grandson : nieto (m)

half-brother : medio hermano (m)

half-sister : media hermana (f)

hereditary : hereditario (m), hereditario(a) (adj)

heredity : herencia (f)

husband : esposo (m), marido (m)

member : miembro (m)

members : miembros (m)

mother : madre (f)

mother-in-law : madre (f) política, suegra (f)

nephew : sobrino (m)

niece : sobrina (f)

parents : padres (m/f)

quadruplets : cuatrillizo (m), cuatrilliza (f)

sister : hermana (f)

sister-in-law : hermana (f) política, cuñada (f)
son : hijo (m)
son-in-law : yerno (m)
spouses : esposos (m), esposas (f)
step-brother : hermanastro (m)
step-daughter : hijastra (f)
step-father : padrastro (m)
step-mother : madrastra (f)

step-sister : hermanastra (f)
step-son : hijastro (m)
triplets : trillizos (m), trillizas (f)
twins : gemelos (m), gemelas (f), mellizos (m), mellizas (f), cuaches (m/f)
uncle : tío (m)
wife : esposa (f)
woman : mujer (f)

Jobs

accountant : contador (m), contadora (f), contable (m/f)
actor : actor (m)
actress : actriz (f)
administrator : administrador (m), administradora (f)
air host : azafato (m)
air hostess : azafata (f)
anatomist : anatomista (m/f)
anatomy : anatomía (f)
architect : arquitecto (m), arquitecta (f)
assistant : asistente (m/f)
associate : asociado (m), asociada (f), socio (m), socia (f)
astronaut : astronauta (m/f)
bacteriologist : bacteriólogo (m), bacterióloga (f)
bacteriology : bacteriología (f)
baker : panadero (m), panadera (f), repostero (m), repostera (f)
bank clerk : empleado (m) bancario, empleada (f) bancaria
biologist : biólogo (m), bióloga (f)
biology : biología (f)

bookseller : vendedor (m) de libros, vendedora (f) de libros
breadmaker : panadero (m), panadera (f)
builder : constructor (m), constructora (f), albañil (m/f)
bullfighter : torero (m), torera (f)
butcher : carnicero (m), carnicera (f)
candlestick maker : fabricante (m/f) de candeleros
cardiovascular surgeon : cirujano (m) cardiovascular, cirujana (f) cardiovascular
cardiologist : cardiólogo (m), cardióloga (f)
cardiologist, pediatric : cardiólogo (m) pediatra, cardióloga (f) pediatra
cardiology : cardiología (f)
caretaker : cuidador (m), cuidadora (f)
carpenter : carpintero (m), carpintera (f)
chest surgeon : cirujano (m) de tórax, cirujana (f) de tórax
cleaner : limpiador (m), limpiadora (f)
clerk, bank : empleado (m) bancario, empleada (f) bancaria

clerk, office : oficinista (m/f)

clerk, sales : dependiente (m) de tienda, vendedor (m), vendedora (f)

computer programmer : programador (m), programadora (f)

consultant : asesor (m), asesora (f)

contractor : contratista (m/f) de obras

cook : cocinero (m), cocinera (f)

cook's assistant : asistente (m/f) de cocina, pinche (m/f)

customs officer : oficial (m/f) de aduana

cytologist : citólogo (m), citóloga (f)

cytology : citología (f)

dentist : dentista (m/f), odontólogo (m), odontóloga (f)

dermatologist : dermatólogo (m), dermatóloga (f)

dermatologyy : dermatología (f)

dietician : dietista (m/f), nutricionista (m/f)

director : director (m), directora (f)

dishwasher : lavador (m) de platos, lavadora (f) de platos

doctor : doctor (m), doctora (f), médico (m), médica (f)

domestic : empleado (m) doméstico, empleada (f) doméstica, sirviente (m), sirvienta (f)

driver : chófer (m), chófera (f), conductor (m), conductora (f)

dustman : basurero (m)

dustwoman : basurera (f)

electrician : electricista (m/f)

embryologist : embriólogo (m), embrióloga (f)

embryology : embriología (f)

emergency physician : medico (m) de emergencia, médica (f) de emergencia

employee : empleado (m), empleada (f)

endocrinologist : endocrinólogo (m), endocrinóloga (f), endocrino (m), endocrina (f)

endocrinology : endocrinología (f)

engineer : ingeniero (m), ingeniera (f)

factory worker : obrero (m) industrial, obrera (f) industrial

family physician : medico (m) familiar, médica (f) familiar

farmer : agricultor (m), agricultora (f), granjero (m), granjera (f)

farmworker : campesino (m), campesina (f)
fireman : bombero (m), bombera (f)
fisherman : pescador (m), pescadora (f)
foreman : capataz (m/f)
gardener : jardinero (m), jardinera (f)
gastroenterologist : gastroenterólogo (m), gastroenteróloga (f)
gastroenterologist, pediatric : gastroenterólogo (m) pediatra, gastroenteróloga (f) pediatra
gastroenterology : gastroenterología (f)
gynecologist : ginecólogo (m), ginecóloga (f)
gynecology : ginecología (f)
hairdresser : peluquero (m), peluquera (f)
helper : ayudante (m/f)
hematologist : hematólogo (m), hematóloga (f)
hematology : hematología (f)
histologist : histólogo (m), históloga (f)
housekeeper : mayordomo (m), ama (f) de llaves
infectious disease specialist : infectólogo (m), infectóloga (f)

immunologist : inmunólogo (m), inmunóloga (f)
immunology : inmunología (f)
instructor : instructor (m), instructora (f)
intern : interno (m), interna (f)
internist : internista (m/f)
interpreter : intérprete (m/f)
jeweler : joyero (m), joyera (f)
job : trabajo (m)
jobless : cesante (adj), sin trabajo, desempleado(a) (adj)
journalist : periodista (m/f)
judge : juez (m/f)
laborer : peón (m/f), labriego (m), labriega (f), obrero (m), obrera (f)
lawyer : abogado (m), abogada (f), jurista (m/f)
manager : gerente (m/f), directivo (m), directiva (f)
mechanic : mecanico (m), mecanica (f)
milker : ordeñador (m), ordeñadora (f)
miner : minero (m), minera (f)
model : modelo (m/f)
musician : músico (m), música (f)
mycologist : micólogo (m), micóloga (f)

mycology : micología (f)
nanny : niñera (f)
nephrologist : nefrólogo (m), nefróloga (f)
nephrology : nefrología (f)
neurologist : neurólogo (m), neuróloga (f)
neurology : neurología (f)
notary : notario (m), notaria (f)
nurse : enfermero (m), enfermera (f)
nutritionist : nutricionista (m/f)
obstetrician : obstetra (m/f)
obstetrics : obstetricia (f)
office worker : personal (m) de oficina, oficinista (m/f)
oncologist : oncólogo (m), oncóloga (f)
oncology : oncología (f)
operator : operario (m), operaria (f)
ophthalmologist : oftalmólogo (m), oftalmóloga (f)
ophthalmology : oftalmología (f)
optometrist : optometrista (m/f)
optometry : optometría (f)
oral surgeon : cirujano (m) de la boca, cirujana (f) de la boca
orderly : practicante (m/f), asistente (m/f) en un hospital

orthodontics : ortodoncia (f)
orthodontist : ortodoncista (m/f)
orthopedics : ortopedia (f)
orthopedist : ortopedista (m/f)
osteopath : osteópata (m/f)
osteopathy : osteopatía (f)
otorhinolaryngologist : otorrinolaringólogo (m), otorrinolaringóloga (f)
otorhinolaryngology : otorrinolaringología (f)
painter : pintor (m), pintora (f)
parking attendant : asistente (m/f) de estacionamiento
pathologist : patólogo (m), patóloga (f)
pathology : patología (f)
pediatrician : pediatra (m/f)
pediatric cardiologist : cardiólogo (m) pediatra, cardióloga (f) pediatra
pediatric gastroenterologist : gastroenterólogo (m) pediatra, gastroenteróloga (f) pediatra
pediatric surgeon : cirujano (m) pediatra, cirujana (f) pediatra
pediatrics : pediatría (f)

pharmacist : farmacéutico (m), farmacéutica (f), boticario (m), boticaria (f)
pharmacology : farmacología (f)
phlebotomist : persona (f) que realiza una flebotomía
phlebotomy : flebotomía (f)
physical therapist : terapista (m) físico, terapista (f) física
physical therapy : terapia (f) física
physician : médico (m), médica (f), doctor (m), doctora (f)
physician, emergency : medico (m) de emergencia, médica (f) de emergencia
physician, family : medico (m) familiar, médica (f) familiar
physiatrist : fisiatra (m/f)
physiatry : fisiatría (f)
physiologist : fisiólogo (m), fisióloga (f)
physiology : fisiología (f)
pilot : piloto (m/f)
plumber : fontanero (m), fontanera (f); plomero (m), plomera (f)
podiatrist : podiatra (m/f)
podiatry : podiatría (f)
police : policía (m/f)
policeman : policía (m)
policewoman : mujer policía (f)

politician : político (m), política (f)
postman : cartero (m)
postwoman : cartera (f)
practitioner : practicante (m/f)
president : presidente (m), presidenta (f)
proctologist : proctólogo (m), proctóloga (f)
proctology : proctología (f)
programer, computer : programador (m), programadora (f)
psychiatrist : psiquiatra (m/f)
psychiatry : psiquiatría (f)
psychic (person) : psíquico (m), psíquica (f)
psychoanalyst : psicoanalista (m/f)
psychologist : sicólogo (m), sicóloga (f), psicólogo (m), psicóloga (f)
psychology : psicología (f)
pulmonologist : neumólogo (m), neumóloga (f)
pulmonology : neumología (f)
pulse monitor (person) : monitor (m) del pulso, monitora (f) del pulso
radiographer : radiógrafo (m), radiógrafa (f)
radiography : radiografía (f)
radiologist : radiólogo (m), radióloga (f)

radiology : radiología (f)
receptionist : recepcionista (m/f), recibidor (m), recibidora (f)
reporter : reportero (m), reportera (f)
resident, medical : médico (m) residente, médica (f) residente
rheumatologist : reumatólogo (m), reumatóloga (f)
rheumatology : reumatología (f)
sailor : marinero (m), marinera (f)
salesman : vendedor (m)
saleswoman : vendedora (f)
scientist : científico (m), científica (f)
scientologist : cientólogo (m), cientóloga (f)
scientology : cientología (f)
secretary : secretario (m), secretaria (f)
servant : criado (m), criada (f)
shepherd : pastor (m), pastora (f)
shoemaker : zapatero (m), zapatera (f)
shop assistant : dependiente (m/f)
shorthand typist : taquimecanógrafo (m), taquimecanógrafa (f)
singer : cantante (m/f), cantor (m), cantora (f)

soldier : soldado (m), soldada (f)
specialist : especialista (m/f)
student : estudiante (m/f)
surgeon : cirujano (m), cirujana (f)
surgeon, cardiovascular : cirujano (m) cardiovascular, cirujana (f) cardiovascular
surgeon, chest : cirujano (m) de tórax, cirujana (f) de tórax
surgeon, general : cirujano (m) general, cirujana (f) general
surgeon, oral : cirujano (m) oral, cirujana (f) oral
surgeon, pediatric : cirujano (m) pediatra, cirujana (f) pediatra
surgeon, trauma : cirujano (m) de trauma, cirujana (f) de trauma
surgery : cirugía (f)
tailor : sastre (m)
tailoress : costurera (f)
taxi driver : taxista (m/f)
teacher : profesor (m), profesora (f)
technician : técnico (m), técnica (f)
technique : técnica (f)
translator : traductor (m), traductora (f)
traumatologist : traumatólogo (m), traumatóloga (f)

traumatology : traumatología (f)

trauma surgeon : cirujano (m) de trauma, cirujana (f) de trauma

truck driver : camionero (m), camionera (f)

typist : mecanógrafo (m), mecanógrafa (f)

undertaker : enterrador (m), enterradora (f), empleado (m) de funeraria, empleada (f) de funeraria (f)

unemployed : desempleado(a) (adj)

urologist : urólogo (m), uróloga (f)

urology : urología (f)

veterinarian : veterinario (m), veterinaria (f)

waiter : camarero (m)

waitress : camarera (f)

watchmaker : relojero (m), relojera (f)

worker : obrero (m), obrera (f)

worker, factory : obrero (m) industrial, obrera (f) industrial

worker, farm- : campesino (m), campesina (f)

worker, office : personal (m/f) de oficina, oficinista (m/f)

writer : escritor (m), escritora (f), autor (m), autora (f)

Kitchen / Food

A

acorn : bellota (f)
almonds : almendras (f)
aluminun foil : papel (m) de aluminio
anchovy : anchoa (f)
angler fish : rape (m)
apple : manzana (f)
apron : delantal (m)
artichoke : alcachofa (f)
artichoke heart : corazón (m) de alcachofa
asparagus : espárrago (m)
aspic : aspic (m)
avocado : aguacate (m)

B

bacon : tocino (m)
baking powder : levadura (f) en polvo
banana : plátano (m), banana (f)
barbeque : barbacoa (f), parrillada (f)
barley : cebada (f)
barley soup : sopa (f) de cebada
barley, pearl : cebada (f) perlada
barleycorn : grano (m) de cebada
basil : albahaca (f)
basin : escudilla (f), tazón (m), palangana (f)
basin, wash : lavabo (m)
bass, sea : lubina (f)
bass, stone : cherna (f)
basted : rociado(a) (adj)
basting : rociando (ger)
batter : mezcla (f)
batter fried : rebozado(a) (adj), empanizado(a) (adj)
bayleaf : laurel (m)
bean sprouts, soybean : brotes (m) de soya
beans : habas (f), habichuelas (f), alubias (f), frijoles (m)
beans, black : alubias (f) negras
beans, broad : habas (f)
beans, green : habichuelas (f), ejotes (m)
beans, kidney : alubias (f) rojas
beans, lima : frijoles (m)
beans, pinto : frijoles (m)
beans, soy : semillas (f) de soya
beans, string : ejotes (m)
bechamel sauce : bechamel (m)
beef : ternera (f), carne (f) de vaca, res (f)
beef, minced : carne (f) de res picada
beef, roast : rosbif (m)
beef, shredded : ternera (f) picada
beer : cerveza (f)
beer, draft : cerveza (f) cruda

beer, draught : cerveza (f) cruda

beet : remolacha (f), betabel (m), betarraga (f)

bitter : agrio(a) (adj), amargo(a) (adj), ácido(a) (adj)

black beans : frijoles negros (m), alubias (f) negras

blackberry : zarzamora (f)

blade of a knife : hoja (f) del cuchillo

blend : mixto (m)

boned : dehuesado(a) (adj)

bottle : botella (f)

bottle opener : destapador (m)

bowl : tazón (m), cuenco (m)

bowl, sugar : azucarero (m)

brandy : coñac (m)

bread : pan (m)

bread stick : palillo (m) de pan, colín (m)

bread, stale : pan (m) duro, pan (m) rancio

bread, unleavened : pan (m) ázimo, pan (m) sin levadura

breadboard : tabla (f) de cortar pan

breadbox : panera (f), caja (f) para guardar pan

breadcrumbs : migas (f) de pan, pan (m) rallado

breakfast : desayuno (m)

breast of chicken : pechuga (f) de pollo

broad beans : habas (f)

broccoli : brócoli (m), brécol (m)

broth : caldo (m)

brown bread : pan (m) integral

brussel sprouts : coles (f) de Bruselas

burrito : burrito (m)

butter : mantequilla (f)

buttermilk : suero (m) de la leche

butterscotch : caramelo (m) duro y hecho con azúcar

C

cabbage : col (f), repollo (m)

caffeine : cafeína (f)

cake : pastel (m)

calorie : caloría (f)

can : lata (f), tarro (m), bote (m)

canned : enlatado (adj)

canneloni : canelones (m)

capers : alcaparras (f)

carafe : jarra (f), garrafa (f)

carbohydrate : carbohidrato (m)

carrot : zanahoria (f)

casserole : caserola (f), estofado (m)

cauliflower : coliflor (f)

caviar : caviar (m)

cayenne pepper : pimienta (f) cayena

celery : apio (m)
cereal : cereal (m)
cheese : queso (m)
cheese sticks : palitos (m) de queso
cheese straws : palitos (m) de queso
cheesecake : tarta (f) de queso
chestnut : castaña (f)
chick peas : garbanzos (m)
chicken : pollo (m)
chicken breast : pechuga (f) de pollo
chicken leg : muslo (m) de pollo
chicken nuggets : pepitas (f) de pollo, trocitos (m) de pollo
chimichanga : chimichanga (f)
chip : patata (f) frita
chive : chive (m), cebolleta (f)
chocolate : chocolate (m), chocolate (adj)
chocolate shop : chocolatería (f)
chop (pork, lamb) : chuleta (f), costilla (f)
chop sticks : palillos (m) para comer
cider : sidra (f)
cinnamon : canela (f)
citric acid : ácido (m) cítrico
clams : almejas (f)
clove : clavo (m) de olor

cloves of garlic : dientes (m) de ajo
coarse : de grano (m) grueso
coarse sugar : azúcar (m) de grano grueso
cocoa powder : cocoa (f) en polvo
coconut : coco (m)
coconut meat : carne (f) de coco
coconut milk : agua (f) de coco (m)
cod : bacalao (m)
coffee : café (m)
colander : colador (m), coladero (m)
confectioner's custard : crema (f) pastelera
conger eel : congrio (m)
consistency : consistencia (f)
cooked crab : cangrejo (m) preparado
cooked ham : jamón (m) York
cookie : galleta (f)
cooking pot : olla (f), marmita (f)
cooled : refrigerado(a) (adj)
coriander : cilantro (m), culantro (m)
corkscrew : sacacorchos (m)
corn : maíz (m)
corn silk : pelos (m) de elote, cabellos (m) de elote

corn, sweet : maíz (m) tierno, elote (m), choclo (m), jojoto (m)
cornflakes : copos (m) de maíz tostados
cornflour : harina (f) de maíz
cottage cheese : requesón (m)
courgette : calabacín (m)
course, main : plato (m) principal, segundo plato (m)
crab (food) : cangrejo (m), jaiba (f)
cranberry : arándano (m)
crayfish, fresh-water : cangrejo (m) de río
crayfish, sea : langosta (f) pequeña, cigala (f)
cream (of milk) : nata (f), crema (f)
cream, double : nata (f) para montar
cream, single : crema (f) líquida, nata (f) líquida
cream, sour : crema (f) agria, nata (f) agria
cream, whipped : crema (f) batida, nata (f) montada
créme de menthe : crema (f) de menta
croquette : croqueta (f)
crouton : crutón (m), panecillos(m), cuscurro (m)
cube of sugar : terrón (m) de azúcar
cucumber : pepino (m)
cumin : comino (m)

cup, measuring : taza (f) para medir
cupcake : cubilete (m), magdalena (f)
curdled : cuajado(a) (adj)

D
dash : chorrito (m)
daub : mancha (f)
deer : venado (m)
dessert : postre (m)
diet : dieta (f), régimen (m)
dietary : dietético (m)
dietetic : dietético(a) (adj)
dieting : haciendo dieta (f), llevando una dieta (f)
dill : eneldo (m)
dining hall : refectorio (m)
dining room : comedor (m)
dining-room table : mesa (f) de comedor
dinner : cena (f)
dinnertime : hora (f) de cenar
dip : salsa (f) para bocaditos
dish : plato (m)
dish soap : detergente (m), jabón (m) para lavar platos
dish, serving : fuente (f) para servir, plato (m) para servir
dishpan : palangana (f) para lavar los platos
dishpan hands : manos (f) de fregona, manos (f) de lavatrastos

dishrag : paño (m) para lavar los platos
dishwasher (machine) : lavadora (f) de platos
dough : masa (f)
doughnut : donut (m), rosquilla (f)
draft beer : cerveza (f) cruda
draught beer : cerveza (f) cruda
dressing, salad : aliño (m), salsa (f)
drink : bebida (f)

E
egg : huevo (m)
egg white : clara (f) de huevo
egg yolk : yema (f) de huevo
egg, hard-boiled : huevo (m) duro
egg, scrambled : huevos (m) revueltos
eggcup : huevera (f)
eggnog : ponche (m) de huevo, rompope (m)
eggplant : berenjena (f)
enchilada : enchilada (f)
endives : endivias (f)
essence of vanilla : esencia (f) de vainilla

F
fat : grasa (f)
fat, pork : tocino (m)
fennel : hinojo (m)

fermentation : fermentación (f), transformación (f) de sustancias orgánicas a través de la degradación de las azucares
fillets : filetes (m)
filling : relleno (m)
filling, meat : relleno (m) de carne
fine sugar : azúcar (m) blanca de granulado muy fino
finely : en trozos (m) menudos
fish (to eat) : pescado (m)
fish fillets : filetes (m) de pescado
fishbone : espina (f)
flour : harina (f)
flour, corn : harina (f) de maíz
foil : papel (m) de aluminio
food : comida (f), alimento (m)
food coloring : colorante (m) alimenticio
food, junk : comida (f) basura, comida (f) sin valor alimenticio
foodstuffs : productos (m) alimenticios, comestibles (m)
fork : tenedor (m)
French fries : patatas (f) fritas
French toast : torrija (f), tostada (f) francesa

fresh : fresco(a) (adj)
fried in batter :
rebozado(a) (adj),
empanizado(a) (adj)
fries, French : patatas (f)
fritas, papas (f) fritas
fritter : torreja (f), fritura
(f)
frozen : congelado(a) (adj)
fruit : fruta (f)
fruit in syrup : conserva (f)
frying pan : sartén (f)

G
garden, herb : herbario (m)
garlic : ajo (m)
garnish : guarnición (f)
gelatin : gelatina (f)
ginger : jengibre (m)
glass (drinking) : vaso (m)
glazed : glaseado(a) (adj)
gluten : gluten (m),
proteína (f) procedente de la
harina de cereales
goose : ganso (m)
gooseberry : grosella (f)
espinosa, uva (f) espina
gordolobo : gordolobo (m)
goulash : estofado (m) al
estilo húngaro
gourmet : gourmet (m),
gastrónomo (m)
granary : panera (f)
granary bread flour :
granos (m) de trigo malteado
granulated sugar : azúcar
(m) granulado, azúcar (m)
refinado

grape : uva (f)
grapefruit : pomelo (m),
toronja (f)
grated : rallado(a) (adj)
gravy : salsa (f) espesa
gravy boat : salsera (f)
grease : grasa (f), lubricante
(m)
greased : engrasado(a) (adj)
green beans : habichuelas
(f), ejotes (m)
green onion : cebolleta (f),
cebolla (f) de verdeo
green pepper : pimiento
(m) verde
griddle : plancha (f)
gridiron : parrilla (f)
gristle : cartílago (m)
grocer, of vegetables :
verdulero (m)
ground : molido(a) (adj),
pulverizado(a) (adj)
gruel : atole (m)
guava : guayaba (f)

H
haddock : abadejo (m)
hake : merluza (f)
ham : jamón (m)
hard-boiled egg : huevo
(m) duro
hare : liebre (f)
heart of artichoke :
corazón (m) de alcachofa
heart of cabbage : cogollo
(m)
heart of lettuce : cogollo
(m)

herb : heirba (f)
herb garden : jardín (m) de hierbas, herbario (m)
herring : arenque (m)
high heat : fuego (m) fuerte
honey : miel (f)
honeydew melon : melón (m) de pulpa verdosa
hot dog : salchicha (f), perro (m) caliente, perrito (m) caliente, pancho (m)
hotplate : hornillo (m), hornilla (a)

I

ice : hielo (m)
ice cream : helado (m)
icing, sugar : azúcar (m) glace
ingredient : ingrediente (m)
ingredients : ingredientes (m)
invert sugar : azúcar (m) invertido, mezcla (f) de glucosa y fructosa en partes iguales

J

jam : mermelada (f)
jam jar : tarro (m) para mermelada, jarro (m) para mermelada
jar : jarro (m)
jelly, clear : jalea (f)
jelly, savory : aspic (m)
jug : jarra (f)
juice : jugo (m), zumo (m)
juicy : jugoso(a) (adj)

julienne : juliano(a) (adj)
junk food : comida (f) basura, comida (f) chatarra

K

kelp : alga (f) marina
kidney beans : alubias (f) rojas
kipper : arenque (m)
kitchen : cocina (f)
kitchen sink : fregadero (m), lavabo (m), lavatrastos (m)
kitchen tissue : papel (m) de cocina
kitchenware : artículos (m) de cocina
kiwi : kiwi (m)
knife : cuchillo (m)
knife sharpener : afilador (m)
knob of butter : nuez (f) de mantequilla
knucklebone, pork : hueso (m) de codillo
knucklebone, veal : hueso (m) de caña
kumquat : naranjita (f) china, kumquat (m), quinoto (m)

L

ladle : cucharón (m)
lamb : cordero (m)
lard : manteca (f), grasa (f) de cerdo
larder : despensa (f)
large onion : cebollón (m)

layer : capa (f)
leaf : hoja (f)
leaven : levadura (f)
leaves : hojas (f)
leeks : puerros (m)
legume : legumbre (f)
lemon : limón (m)
lentils : lentejas (f)
lettuce : lechuga (f)
lid : tapadera (f)
lima beans : frijoles (m)
lime : lima (f)
liquor : liquor (m), licor (m)
loaf : hogaza (f)
lollipop : paleta (f)
lump of sugar : terrón (m) de azúcar
lunch : almuerzo (m)

M

mahi mahi : dorado (m)
main course : plato (m) principal, segundo plato (m)
maple : arce (m)
maple sugar : azúcar (m) de arce
mattress : colchón (m)
mayonnaise : mayonesa (f)
meal : comida (f)
measuring cup : taza (f) para medir
measuring spoon : cuchara (f) de medir
meat : carne (f)
meat filling : relleno (m) de carne

meat pie : pastel (m) de carne (f)
meat soup : caldo (m) de carne
meat, minced : carne (f) picada
meat, rare : carne (f) poco cocida, carne (f) roja
meat, shredded : carne (f) picada
meatball : albóndiga (f)
meathook : gancho (m) de carnicero (m)
milk : leche (f)
milk, skim : leche (f) descremada, leche (f) desnatada
milkshake : batido (m)
milky : lechoso(a) (adj)
milky tea : té (m) con mucha leche
minced beef : ternera (f) picada
minced meat : carne (f) picada
minced pork : cerdo (m) picado
mint : yerba (f) buena, hierba (f) buena, menta (f)
mint tea : té (m) de yerba buena, té (m) de hierba buena
mix : mezcla (f)
mixing bowl : bol (m), tazón (m)
molasses : melaza (f)
muffin : mollete (m)
mug : tazón (m)

mulberry : mora (f)
mullet : lisa (f), mújol (m)
mushroom : champiñón (m), hongo (m)
mussels : mejillones (m)
mustard : mostaza (f)

N
nectarine : nectarina (f)
non-fattening : no engordativo(a) (adj)
non-stick : antiadherente (adj), que no se pega
noodles : tallarines (m), fideos (m)
nut : nuez (f)
nutmeg : nuez (f) moscada
nutrient : nutriente (m), alimentación (f), alimento (m)
nutrition : nutrición (f)
nuts (food) : nueces (f)

O
oatmeal : hojuelas (f) de avena
oats : avena (f)
offal : despojos (m), asaduras (f) desecho (m)
oil : aceite (m)
oil, olive : aceite (m) de oliva
olive : aceituna (f)
olive oil : aceite (m) de oliva
omelette : omeleta (f), tortilla (f) de huevos rellena, tortilla (f) francesa

onion : cebolla (f)
onion, green : cebolleta (f), cebolla (f) verde
onion, large : cebollón (m)
opener : abridor (m)
opener, bottle : destapador (m)
orange : naranja (f)
orange blossoms : flor (f) de azahar
orange juice : jugo (m) de naranja
oregano : orégano (m)
oven : horno (m)
oven usable : para uso en el horno
oxtail : rabo (m) de buey
oyster : ostra (f), ostión (m)

P
pan : cazo (m)
pancake : panqueque (m), crepe (m), buñuelo (m)
pannier : panera (f)
paper towel : toalla (f) de papel, paño (m) de papel
paper, waxed : papel (m) encerado
paprika : pimentón (m)
paraffin : parafina (f)
parsley : perejil (m)
pasta : pasta (f)
pastry wrap : empanada (f), empanadilla (f)
pate : paté (m)
pea : guisante (m), chícharo (m)

pea soup : sopa (f) de guisantes
peach : melocotón (m), durazno (m)
peanut : maní (m), cacahuete (m), cacahuate (m)
peanut brittle : crocante (m) de maní
peanut butter : mantequilla (f) de cacahuete, mantequilla (f) de maní
pearl barley : cebada (f) perlada
pecan : pecana (f), nuez (f)
peeled : pelado(a) (adj)
peeler : mondador (m), pelador (m)
peeler, potato : cuchilla (f) para pelar patatas
pepper : pimienta (f)
pepper, green : pimiento (m) verde
peppercorns : granos (m) de pimienta
pestle : maja (f)
pie : empanada (f), pastel (m)
pie, meat : pastel (m) de carne (f)
piece : pedazo (m)
pig, suckling : lechón (m), cochinillo (m)
pineapple : piña (f)
pinenuts : piñones (m)
pinto beans : frijoles (m)
pizza : pizza (f)
plate (kitchen) : plato (m)

plate, soup : plato (m) hondo
plum : ciruela (f)
poached : escalfado(a) (adj)
popcicle : paleta (f)
popcorn : palomitas (f)
poppy : amapola (f)
poppyseed : semilla (f) de amapola
pork : cerdo (m)
pork fat : tocino (m)
pork rind : piel (m) crujiente y tostada del cerdo asado
pork, minced : cerdo (m) picado
pork, shredded : cerdo (m) picado
pot : olla (f), marmita (f)
potato : patata (f), papa (f)
potato chip : patata (f) frita
potato peeler : cuchilla (f) para pelar patatas
potato starch : fécula (f)
potato, sweet : boniato (m), batata (f), camote (m)
potatoes, fried : patatas (f) fritas
prawns : gambas (f)
preservative : preservante (m)
preserve, fruit : confitura (f), mermelada (f)
pretzel : galleta (f) salada
prune : ciruela (f) seca
pudding : budín (m), pudín (m)

puff pastry : hojalda (f), hojaldre (m)
pumpkin : calabaza (f), zapallo (m)
punch (drink) : ponche (m)
purée : puré (m)
Pyrex : Pirex (m)

Q
quail : codorniz (f)

R
rabbit : conejo (m)
radish : rábano (m)
raisin : pasa (f)
rare meat : carne (f) poco cocinada, carne (f) roja
ration : ración (f)
raw : crudo(a) (adj)
recipe : receta (f)
recipe book : recetario (m)
red mullet : salmonete (m)
red pepper : pimiento (m) rojo
refried beans : frijoles (m) refritos
refrigerated : refrigerado(a) (adj)
refrigeration : refrigeración (f)
refrigerator : refrigerador (m)
rhubarb : ruibarbo (m)
rice : arroz (m)
rind : cáscara (f)
ripe : maduro(a) (adj)
roast beef : rosbif (m)
roasted : asado(a) (adj)

roe : huevas (f)
roll (loaf) : mollete (m)
room, dining : comedor (m)
root : raíz (f)
rose : rosa (f)
rosemary : romero (m)
rue : ruda (f)

S
saffron : azafrán (m)
saffron-flavored : azafrado(a) (adj), sabor (m) a azafrán
sage : salvia (f)
salmon : salmón (m)
salmon, roe : hueva de salmón (f)
salsa : salsa (f)
salt : sal (f)
salt cod : bacalao (m) salado
salted : salado(a) (adj)
sandwich : bocadillo (m)
sardines : sardinas (f)
sauce : salsa (f)
sauce, tatar : salsa (f) tártara
saucepan : cazo (m)
sausage : salchicha (f), embutido (m)
sausage meat : carne (f) de salchicha (f)
savory jelly : aspic (m)
scald : escaldadura (f), quemadura (f)
scallion : cebolleta (f), cebolla (f) de verdeo

scrambled egg : huevos (m) revueltos
seafood : mariscos (m)
seal : sello (m)
season with salt and pepper, to : salpimentar (v)
seasoning : condimento (m)
seed : semilla (f)
serving, dish : fuente (f), plato (m) hondo,
shallot : cebolleta (f)
shellfish : mariscos (m)
shells : cáscaras (f)
sherry : jerez (m)
shopping list : lista (f) de compra
shoulder, meat : paletilla (f), paleta (f)
shredded beef : ternera (f) picada
shredded meat : carne (f) picada
shredded pork : cerdo (m) picado
shrimp : camarón (m), gamba (f), langostino (m), quisquilla (f)
sieve : tamiz (m), cedazo (m), cernidor (m)
silver foil : papel (m) de aluminio
sink, kitchen : fregadero (m), lavabo (m)
sirloin steak : solomillo (m)
skim milk : leche (f) desnatada, leche (f) descremada
skinned : pelado(a) (adj)
slice : rebanada (f)
slice thinly, to : cortar (v) en lonchas, cortar (v) en rodajas finas
sliced : en trozos (m), en rodajas (f)
sliced bread : pan (m) de molde
slotted spoon : espumadera (f)
smoked : ahumado(a) (adj)
smoker : fumador (m), fumadora (f)
snack : bocadito (m), bocadillo (m), tentempié (m), refrigerio (m)
snail : caracol (m)
snuff : rapé (m)
soap : jabón (m)
soap, dish : lavavajillas (f), detergente (m)
soft (food) : blando(a) (adj)
soft drink : refresco (m)
soufflé : comida (f) delicada preparada con huevos batidos y queso y cocinada al horno soup : sopa (f)
soup plate : plato (m) hondo, plato (m) sopero
soup tureen : sopera (f)
soup, barley : sopa (f) de cebada
soup, meat : sopa (f) de carne
soup, pea : sopa (f) de guisantes

soup, vegetable : sopa (f) de legumbres
soupy : espeso(a) (adj)
sour : agrio(a) (adj)
sour cream : crema (f) agria, nata (f) agria
sourcrout : berza (f) ácida, repollo (m) ácido
soy : soya (f)
soy bean : semilla (f) de soya
soy sauce : salsa (f) de soya
spaghetti : espaguetis (m), fideos (m)
spicy : picante (adj)
spinach : espinaca (f)
spine (food) : espina (f)
spit (for cooking) : asador (m)
splash : salpicadura (f)
spoon : cucharada (f), cuchara (f)
spoon, measuring : cuchara (f) de medir
sprig : ramita (f)
squid : calamar (m)
stale bread : pan (m) duro, pan (m) rancio
stalk : tallo (m)
starch : almidón (m)
starch, potato : fécula (f)
steak : bistec (m)
steak, tenderloin : lomito (m), solomillo (m)
steamer : olla (f) de vapor
stew : estofado (m)
stewed : estofado(a) (adj)
sticks : palitos (m)

sticks, cheese : palitos (m) de queso
stock : caldo (m)
strainer : colador (m), coladero (m)
strawberry : fresa (f)
string beans : ejotes (m)
stuffing : relleno (m)
suckling pig : lechón (m), cochinillo (m)
suds : espuma (f) de jabón
sugar : azúcar (m)
sugar bowl : azucarero (m)
sugar cube / lump : terrón (m) de azúcar
sugar icing : azúcar (m) glace
sugar, coarse : azúcar (m) de grano grueso
sugar, fine : azúcar (m) blanca de granulado muy fino
sugar, granulated : azúcar (m) granulada o refinada
sugar, maple : azúcar (m) de arce
sugar, Oh : caramba (interj)
sugar-coated : azucarado (m), garapiñado(a) (adj)
supper : cena (f), comida (f)
sweet : dulce (adj)
sweet basil : albahaca (f)
sweet potato : boniato (m), batata (f), camote (m)
sweet-and-sour : agridulce (adj)

sweetbreads : mollejas (f), lechecillas (f)
sweetcorn : maíz (m) tierno, elote (m), choclo (m), jojoto (m)
sweetener : endulzante (m), edulcorante (m), dulcificante (m)

T
table, dining room : mesa (f) de comedor
taco : taco (m)
tamale : tamal (m)
tamales : tamales (m)
tangerine : mandarina (f)
tartar sauce : salsa (f) tártara
taste : sabor (m)
tea : té (m)
tender : tierno (m)
tenderloin steak : lomito (m), solomillo (m)
thick : grueso(a) (adj), espeso(a) (adj)
thinly slice, to : cortar (v) en lonchas, cortar (v) en rodajas finas
thyme : tomillo (m)
tin can : lata (f)
tinned : en lata (adj)
toasted : tostado(a) (adj)
tofu : tofu (m), queso (m) de soya (f)
tomato : tomate (m)
tongs : tenazas (f)
topping : cubierta (f)
tostada : tostada (f)

tripe : mondongo (m), callos (m), pancita (f), guatitas (f)
trout : trucha (f)
tuna : atún (m)
tureen, soup : sopera (f)
turkey : pavo (m), chompipe (m), guajolote (m)

U
unleavened bread : pan (m) ázimo, pan (m) sin levadura

V
vanilla : vainilla (f)
vanilla, essence of : esencia (f) de vainilla
veal : ternera (f)
vegetable : vegetable (m), vegetable (adj), vegetal (m), vegetal (adj)
vegetable soup : caldo (m) de legumbres
vegetables : vegetales (m), verduras (f), legumbres (f)
vegetarian : vegetariano(a) (adj)
venison : venado (m), carne (f) de venado
vinegar : vinagre (m)
vinegar, red wine : vinagre (m) de vino tinto
vinegar, rice : vinagre (m) de arroz
vodka : vodka (f)

W

walnut : nuez (f)
walnuts : nueces (f)
watercress : berro (m)
wax : cera (f)
waxed paper : papel (m) encerado
wedge : pedazo (m) grande
whiskey : whiski (m)
whole : entero(a) (adj)
wild boar : jabalí (m)
wine : vino (m)

worm seed : epazote (m), apazote (m)
wrap, pastry : empanada (f), empanadilla (f)

Y

yeast : levadura (f)
yolks : yemas (f)

Z

zucchini : calabacín (m), calabacita (f), zapallito (m)

Marital Status

bachelor : soltero (m)
bacheloress : soltera (f)
boyfriend : novio (m)
bride : novia (f)
bridegroom : novio (m)
bridesmaid : dama (f) de honor

divorced : divorciado(a) (adj)
girlfriend : novia (f)
groom : novio (m)
married : casado(a) (adj)
separated : separado(a) (adj)
single : soltero(a) (adj)
widow : viudo (m), viuda (f)
widowed : viudo(a) (adj)

Measurements

acre : acre (m)
approximation :
aproximación (f)
bottom: fondo (m)
breadth : anchura (f)
centigrade : centígrado(a)
(adj)
centimeter : centímetro (m)
cubic centimeter :
centímetro (m) cúbico
cubic foot : pie (m) cúbico
cubic meter : metro (m)
cúbico
cup : taza (f)
degree : grado (m)
depth : profundidad (f),
hondura (f)
diameter : diámetro (m)
diminishment :
disminución (f)
distance : distancia (f)
empiric : empírico(a) (adj),
que se basa en la experiencia
excess : exceso (m)
Fahrenheit : Fahrenheit
(m)
fraction : fracción (f), parte
(f) de un todo
frequency : frecuencia (f),
veces (f) que se repite un
acto
gallon : galón (m)
gradient : gradiente (m),
pendiente (f)

gradual : gradual (adj)
gradually : lentamente
(adv), gradualmente (adv)
gram : gramo (m)
gramnegative :
gramnegativo(a) (adj),
negativo en la tinción de
Gram
grampositive :
grampositivo(a) (adj),
positivo en en la tinción de
Gram
graph : gráfica (f)
gravidity : gravidez (f)
half : medio(a) (adj), medio
(adv)
half-gallon : medio galón
(m)
half-pint : media pinta (f),
octava parte (f) de un galón,
cuartillo (m)
handful : puñado (m)
heaviness : pesadez (f)
hectare : hectárea (f)
height : altura (f)
inch : pulgada (f)
incidence : incidencia (f),
número (m) de casos nuevos
en un periodo de tiempo
kilogram : kilo (m),
kilogramo (m)
kilometer : kilómetro (m)
large : grande (adj)
length : longitud (f)
less : menor (adj), menos
(adv)
liter : litro (m)

little (quantity) : poco(a) (adj)

little (size) : pequeño(a) (adj)

massive : masivo(a) (adj), grande (adj), amplio(a) (adj)

maximal : máximo(a) (adj), la mayor cantidad, el límite mayor **maximum :** máximo (m), el punto más alto de un proceso o una enfermedad

measure : tasa (f), medida (f)

measurement : medida (f)

medium-sized : de tamaño (m) mediano

melting point : punto (m) de fusión

meter : metro (m)

microgram : microgramo (m), la millonésima parte de un gramo

micrometer : micrómetro (m)

middle : medio(a) (adj), medio (adv)

mile : milla (f)

milligram : miligramo (m)

milliliter : mililitro (m)

millimeter : milímetro (m)

minimal : mínimo(a) (adj), la menor cantidad, el límite menor

minimum : mínimo (m)

more : más (adv)

much : mucho(a) (adj)

multiple : múltiple (adj), de muchas clases (f), variado(a) (adj)

nadir : nadir (m), punto (m) más bajo

nil : nulo(a) (adj)

one-half acre : medio acre (m)

one-half cup : media taza (f)

one-half inch : media pulgada (f)

one-half mile : media milla (f)

one-half ounce : media onza (f)

one-half pound : media libra (f)

one-quarter acre : cuarto de acre (m)

one-quarter inch : cuarto de pulgada (f)

one-quarter mile : cuarto de milla (f)

osmolality : osmolalidad (f), concentración de partículas osmóticamente activas (osmol/kg.)

osmolarity : osmolaridad (f), concentración de partículas osmóticamente activas (osmol/l.)

ounce : onza (f)

parameter : parámetro (m), criterio (m)

partial : parcial (adj)

peak flow : flujo (m) máximo

percent : por ciento (m), porcentaje (m)

pH : pH (m)

pharmacodynamics : farmacodinamia (f), estudio del efecto de un medicamento sobre el organismo

pharmacokinetic : farmacocinética (f), ciencia que se ocupa del efecto que ejercen los fármacos en el organismo

phase : fase (f), estadio (m), etapa (f), período dentro de una evolución constante

pint : pinta (f)

population : población (f)

pound : libra (f)

proportional : proporcional (adj)

qualitative : cualitativo(a) (adj), relativo a la calidad

quantitative : cuantitativo(a) (adj), relativo a la cantidad

quantity : cantidad (f)

quart : cuarto de galón (m)

quartered : cortado (m) en cuatro

quaternary : cuaternario(a) (adj), que contiene cuatro elementos

rate : tasa (f), razón (f)

size : tamaño (m)

small : pequeño(a) (adj), chico(a) (adj)

square centimeter : centímetro (m) cuadrado

square foot : pie (m) cuadrado

square kilometer : kilometro (m) cuadrado

square meter : metro (m) cuadrado

standard : estándar (m), estándar (adj)

statistical : estadístico(a) (adj)

tablespoon : cucharón (m), cuchara (f) grande, cuchara (f) de servir

tablespoonful : cucharada (f)

teaspoon : cucharita (f), cucharilla (f)

teaspoonful : cucharadita (f)

temperature : temperatura (f)

tepid : tibio(a) (adj), templado(a) (adj)

thermal : térmico(a) (adj), que hace referencia al calor o a la temperatura

thermometer : termómetro (m)

thickness : espesor (f), grosor (m)

titre : título (m), valor (m), grado (m), proporción (f)

volume : volumen (m)

voluminous : voluminoso(a) (adj)

weight : peso (m)

width : anchura (f), ancho (m)

zone : zona (f)

Months

January : enero (m)
February : febrero (m)
March : marzo (m)
April : abril (m)
May : mayo (m)
June : junio (m)
July : julio (m)
August : agosto (m)
September : septiembre (m)
October : octubre (m)
November : noviembre (m)
December : diciembre (m)

Monday : lunes (m)
Tuesday : martes (m)
Wednesday : miércoles (m)
Thursday : jueves (m)
Friday : viernes (m)
Saturday : sábado (m)
Sunday : domingo (m)

date : fecha (f)
day : día (m)
month : mes (m)
week : semana
year : año

Numbers, Cardinal

0 : cero
1 : uno
2 : dos
3 : tres
4 : cuatro
5 : cinco
6 : seis
7 : siete
8 : ocho
9 : nueve
10 : diez
11 : once
12 : doce
13 : trece
14 : catorce
15 : quince
16 : dieciséis
17 : diecisiete
18 : dieciocho
19 : diecinueve
20 : veinte
21 : veintiuno
22 : veintidós
23 : veintitrés
24 : veinticuatro
25 : veinticinco
26 : veintiséis
27 : veintisiete
28 : veintiocho
29 : veintinueve
30 : treinta
31 : treinta y uno
32 : treinta y dos
33 : treinta y tres
34 : treinta y cuatro
35 : treinta y cinco
36 : treinta y seis
37 : treinta y siete
38 : treinta y ocho
39 : treinta y nueve
40 : cuarenta
41 : cuarenta y uno
42 : cuarenta y dos
43 : cuarenta y tres
44 : cuarenta y cuatro
45 : cuarenta y cinco
46 : cuarenta y seis
47 : cuarenta y siete
48 : cuarenta y ocho
49 : cuarenta y nueve
50 : cincuenta
51 : cincuenta y uno
52 : cincuenta y dos
53 : cincuenta y tres
54 : cincuenta y cuatro
55 : cincuenta y cinco
56 : cincuenta y seis
57 : cincuenta y siete
58 : cincuenta y ocho
59 : cincuenta y nueve
60 : sesenta
61 : sesenta y uno
62 : sesenta y dos
63 : sesenta y tres
64 : sesenta y cuatro
65 : sesenta y cinco
66 : sesenta y seis
67 : sesenta y siete
68 : sesenta y ocho
69 : sesenta y nueve
70 : setenta
71 : setenta y uno

72 : setenta y dos	108 : ciento ocho
73 : setenta y tres	109 : ciento nueve
74 : setenta y cuatro	110 : ciento diez
75 : setenta y cinco	111 : ciento once
76 : setenta y seis	112 : ciento doce
77 : setenta y siete	113 : ciento trece
78 : setenta y ocho	114 : ciento catorce
79 : setenta y nueve	115 : ciento quince
80 : ochenta	116 : ciento dieciséis
81 : ochenta y uno	117 : ciento diecisiete
82 : ochenta y dos	118 : ciento dieciocho
83 : ochenta y tres	119 : ciento diecinueve
84 : ochenta y cuatro	120 : ciento veinte
85 : ochenta y cinco	121 : ciento veintiuno
86 : ochenta y seis	122 : ciento veintidós
87 : ochenta y siete	123 : ciento veintitrés
88 : ochenta y ocho	124 : ciento veinticuatro
89 : ochenta y nueve	125 : ciento veinticinco
90 : noventa	126 : ciento veintiséis
91 : noventa y uno	127 : ciento veintisiete
92 : noventa y dos	128 : ciento veintiocho
93 : noventa y tres	129 : ciento veintinueve
94 : noventa y cuatro	130 : ciento treinta
95 : noventa y cinco	131 : ciento treinta y uno
96 : noventa y seis	132 : ciento treinta y dos
97 : noventa y siete	133 : ciento treinta y tres
98 : noventa y ocho	134 : ciento treinta y cuatro
98.6 : noventa y ocho punto seis	135 : ciento treinta y cinco
99 : noventa y nueve	136 : ciento treinta y seis
100 : cien	137 : ciento treinta y siete
101 : ciento uno	138 : ciento treinta y ocho
102 : ciento dos	139 : ciento treinta y nueve
103 : ciento tres	140 : ciento cuarenta
104 : ciento cuatro	141 : ciento cuarenta y uno
105 : ciento cinco	142 : ciento cuarenta y dos
106 : ciento seis	143 : ciento cuarenta y tres
107 : ciento siete	144 : ciento cuarenta y cuatro

145 : ciento cuarenta y cinco
146 : ciento cuarenta y seis
147 : ciento cuarenta y siete
148 : ciento cuarenta y ocho
149 : ciento cuarenta y nueve
150 : ciento cincuenta
151 : ciento cincuenta y uno
152 : ciento cincuenta y dos
153 : ciento cincuenta y tres
154 : ciento cincuenta y cuatro
155 : ciento cincuenta y cinco
156 : ciento cincuenta y seis
157 : ciento cincuenta y siete
158 : ciento cincuenta y ocho
159 : ciento cincuenta y nueve
160 : ciento sesenta
161 : ciento sesenta y uno
162 : ciento sesenta y dos
163 : ciento sesenta y tres
164 : ciento sesenta y cuatro
165 : ciento sesenta y cinco
166 : ciento sesenta y seis
167 : ciento sesenta y siete
168 : ciento sesenta y ocho
169 : ciento sesenta y nueve
170 : ciento setenta
171 : ciento setenta y uno
172 : ciento setenta y dos
173 : ciento setenta y tres
174 : ciento setenta y cuatro
175 : ciento setenta y cinco
176 : ciento setenta y seis
177 : ciento setenta y siete
178 : ciento setenta y ocho
179 : ciento setenta y nueve
180 : ciento ochenta
181 : ciento ochenta y uno
182 : ciento ochenta y dos
183 : ciento ochenta y tres
184 : ciento ochenta y cuatro
185 : ciento ochenta y cinco
186 : ciento ochenta y seis
187 : ciento ochenta y siete
188 : ciento ochenta y ocho
189 : ciento ochenta y nueve
190 : ciento noventa
191 : ciento noventa y uno
192 : ciento noventa y dos
193 : ciento noventa y tres
194 : ciento noventa y cuatro
195 : ciento noventa y cinco
196 : ciento noventa y seis
197 : ciento noventa y siete
198 : ciento noventa y ocho
199 : ciento noventa y nueve
200 : doscientos
201 : doscientos uno
202 : doscientos dos
203 : doscientos tres
204 : doscientos cuatro
205 : doscientos cinco
206 : doscientos seis
207 : doscientos siete
208 : doscientos ocho
209 : doscientos nueve

210 : doscientos diez
211 : doscientos once
212 : doscientos doce
213 : doscientos trece
214 : doscientos catorce
215 : doscientos quince
216 : doscientos dieciséis
217 : doscientos diecisiete
218 : doscientos dieciocho
219 : doscientos diecinueve
220 : doscientos veinte
221 : doscientos veintiuno
222 : doscientos veintidós
223 : doscientos veintitrés
224 : doscientos veinticuatro
225 : doscientos veinticinco
226 : doscientos veintiséis
227 : doscientos veintisiete
228 : doscientos veintiocho
229 : doscientos veintinueve
230 : doscientos treinta
231 : doscientos treinta y uno
232 : doscientos treinta y dos
233 : doscientos treinta y tres
234 : doscientos treinta y cuatro
235 : doscientos treinta y cinco
236 : doscientos treinta y seis
237 : doscientos treinta y siete

238 : doscientos treinta y ocho
239 : doscientos treinta y nueve
240 : doscientos cuarenta
250 : doscientos cincuenta
275 : doscientos setenta y cinco
300 : trescientos
325 : trescientos veinticinco
350 : trescientos cincuenta
375 : trescientos setenta y cinco
400 : cuatrocientos
425 : cuatrocientos veinticinco
450 : cuatrocientos cincuenta
475 : cuatrocientos setenta y cinco
500 : quinientos
525 : quinientos veinticinco
550 : quinientos cincuenta
575 : quinientos setenta y cinco
600 : seiscientos
625 : seiscientos veinticinco
650 : seiscientos cincuenta
675 : seiscientos setenta y cinco
700 : setecientos
725 : setecientos veinticinco
750 : setecientos cincuenta
775 : setecientos setenta y cinco
800 : ochocientos
825 : ochocientos veinticinco

850 : ochocientos cincuenta
875 : ochocientos setenta y cinco
900 : novecientos
925 : novecientos veinticinco
950 : novecientos cincuenta
975 : novecientos setenta y cinco
1000 : mil
1001 : mil uno
1002 : mil dos
1003 : mil tres
1004 : mil cuatro
1005 : mil cinco
1006 : mil seis
1007 : mil siete
1008 : mil ocho
1009 : mil nueve
1010 : mil diez
1011 : mil once
1012 : mil doce
1013 : mil trece
1014 : mil catorce
1015 : mil quince
1016 : mil dieciséis
1017 : mil diecisiete
1018 : mil dieciocho
1019 : mil diecinueve
1020 : mil veinte
1021 : mil veintiuno
1022 : mil veintidós
1023 : mil veintitrés
1024 : mil veinticuatro
1025 : mil veinticinco
1026 : mil veintiséis
1027 : mil veintisiete
1028 : mil veintiocho
1029 : mil veintinueve
1030 : mil treinta
1031 : mil treinta y uno
1032 : mil treinta y dos
1033 : mil treinta y tres
1034 : mil treinta y cuatro
1035 : mil treinta y cinco
1036 : mil treinta y seis
1037 : mil treinta y siete
1038 : mil treinta y ocho
1039 : mil treinta y nueve
1040 : mil cuarenta
1100 : mil cien
1101 : mil ciento y uno
1102 : mil ciento y dos
1910 : mil novecientos diez
1911 : mil novecientos once
1912 : mil novecientos doce
1913 : mil novecientos trece
1914 : mil novecientos catorce
1915 : mil novecientos quince
1916 : mil novecientos dieciséis
1917 : mil novecientos diecisiete
1918 : mil novecientos dieciocho
1919 : mil novecientos diecinueve
1920 : mil novecientos veinte
1921 : mil novecientos veintiuno
1922 : mil novecientos veintidós

1923 : mil novecientos veintitrés
1924 : mil novecientos veinticuatro
1925 : mil novecientos veinticinco
1926 : mil novecientos veintiséis
1927 : mil novecientos veintisiete
1928 : mil novecientos veintiocho
1929 : mil novecientos veintinueve
1930 : mil novecientos treinta
1931 : mil novecientos treinta y uno
1932 : mil novecientos treinta y dos
1933 : mil novecientos treinta y tres
1934 : mil novecientos treinta y cuatro
1935 : mil novecientos treinta y cinco
1936 : mil novecientos treinta y seis
1937 : mil novecientos treinta y siete
1938 : mil novecientos treinta y ocho
1939 : mil novecientos treinta y nueve
1940 : mil novecientos cuarenta
1941 : mil novecientos cuarenta y uno

1942 : mil novecientos cuarenta y dos
1943 : mil novecientos cuarenta y tres
1944 : mil novecientos cuarenta y cuatro
1945 : mil novecientos cuarenta y cinco
1946 : mil novecientos cuarenta y seis
1947 : mil novecientos cuarenta y siete
1948 : mil novecientos cuarenta y ocho
1949 : mil novecientos cuarenta y nueve
1950 : mil novecientos cincuenta
1951 : mil novecientos cincuenta y uno
1952 : mil novecientos cincuenta y dos
1953 : mil novecientos cincuenta y tres
1954 : mil novecientos cincuenta y cuatro
1955 : mil novecientos cincuenta y cinco
1956 : mil novecientos cincuenta y seis
1957 : mil novecientos cincuenta y siete
1958 : mil novecientos cincuenta y ocho
1959 : mil novecientos cincuenta y nueve
1960 : mil novecientos sesenta

654

1961 : mil novecientos sesenta y uno
1962 : mil novecientos sesenta y dos
1963 : mil novecientos sesenta y tres
1964 : mil novecientos sesenta y cuatro
1965 : mil novecientos sesenta y cinco
1966 : mil novecientos sesenta y seis
1967 : mil novecientos sesenta y siete
1968 : mil novecientos sesenta y ocho
1969 : mil novecientos sesenta y nueve
1970 : mil novecientos setenta
1971 : mil novecientos setenta y uno
1972 : mil novecientos setenta y dos
1973 : mil novecientos setenta y tres
1974 : mil novecientos setenta y cuatro
1975 : mil novecientos setenta y cinco
1976 : mil novecientos setenta y seis
1977 : mil novecientos setenta y siete
1978 : mil novecientos setenta y ocho
1979 : mil novecientos setenta y nueve

1980 : mil novecientos ochenta
1981 : mil novecientos ochenta y uno
1982 : mil novecientos ochenta y dos
1983 : mil novecientos ochenta y tres
1984 : mil novecientos ochenta y cuatro
1985 : mil novecientos ochenta y cinco
1986 : mil novecientos ochenta y seis
1987 : mil novecientos ochenta y siete
1988 : mil novecientos ochenta y ocho
1989 : mil novecientos ochenta y nueve
1990 : mil novecientos noventa
1991 : mil novecientos noventa y uno
1992 : mil novecientos noventa y dos
1993 : mil novecientos noventa y tres
1994 : mil novecientos noventa y cuatro
1995 : mil novecientos noventa y cinco
1996 : mil novecientos noventa y seis
1997 : mil novecientos noventa y siete

1998 : mil novecientos noventa y ocho
1999 : mil novecientos noventa y nueve
2000 : dos mil
2000 : dos mil
2001 : dos mil uno
2002 : dos mil dos
2003 : dos mil tres
2004 : dos mil cuatro
2005 : dos mil cinco
2006 : dos mil seis
2007 : dos mil siete
2008 : dos mil ocho
2009 : dos mil nueve
2010 : dos mil diez
2011 : dos mil once
2012 : dos mil doce
2013 : dos mil trece
2014 : dos mil catorce
2015 : dos mil quince
2016 : dos mil dieciséis
2017 : dos mil diecisiete
2018 : dos mil dieciocho
2019 : dos mil diecinueve
2020 : dos mil veinte
3000 : tres mil
4000 : cuatro mil
5000 : cinco mil
6000 : seis mil
7000 : siete mil

8000 : ocho mil
9000 : nueve mil
10000 : diez mil
11000 : once mil
12000 : doce mil
20000 : veinte mil
30000 : treinta mil
40000 : cuarenta mil
50000 : cincuenta mil
60000 : sesenta mil
70000 : setenta mil
80000 : ochenta mil
90000 : noventa mil
100000 : cien mil
100001 : cien mil uno
100002 : cien mil dos
200000 : doscientos mil
300000 : trescientos mil
400000 : cuatrocientos mil
500000 : quinientos mil
600000 : seiscientos mil
700000 : setecientos mil
800000 : ochocientos mil
900000 : novecientos mil
1000000 : millón
1000001 : millón uno
1000002 : millón dos
1000003 : millón tres
1000004 : millón cuatro
1000005 : millón cinco

Numbers, Ordinal

1st (first) : primero(a) (adj)
2nd (second) : segundo(a) (adj)
3rd (third) : tercero(a) (adj)
4th (fourth) : cuarto(a) (adj)
5th (fifth) : quinto(a) (adj)
6th (sixth) : sexto(a) (adj)
7th (seventh) : séptimo(a) (adj)
8th (eighth) : octavo(a) (adj)
9th (ninth) : noveno(a) (adj)
10th (tenth) : décimo(a) (adj)
11th (eleventh) : undécimo(a) (adj)
12th (twelfth) : duodécimo(a) (adj)
13th (thirteenth) : decimotercero(a) (adj)
14th (fourteenth) : decimocuarto(a) (adj)
15th (fifteenth) : decimoquinto(a) (adj)
16th (sixteenth) : decimosexto(a) (adj)
17th (seventeenth) : decimoséptimo(a) (adj)
18th (eighteenth) : decimoctavo(a) (adj)
19th (nineteenth) : decimonoveno(a) (adj)
20th (twentieth) : vigésimo(a) (adj)
30th (thirtieth) : trigésimo(a) (adj)
40th (fortieth) : cuadragésimo(a) (adj)
50th (fiftieth) : quincuagésimo(a) (adj)
60th (sixtieth) : sexagésimo(a) (adj)
70th (seventieth) : septuagésimo(a) (adj)
80th (eightieth) : octogésimo(a) (adj)
90th (ninetieth) : nonagésimo(a) (adj)
100th (one hundreth) : centésimo(a) (adj)
1000th (one thousandth) : milésimo(a) (adj)
10,000th (ten thousandth) : diez milésimo(a) (adj)
100,000th (one hundred thousandth) : cien milésimo(a) (adj)
1,000,000th (one millionth) : millionésimo(a) (adj)

Personality

affect : afecto (m)
affectionate : afectuoso(a) (adj)
agreeable : agradable (adj)
ambitious : ambicioso(a) (adj)
annoying : pesado(a), molestoso(a) (adj)
argumentative : argumentativo(a) (adj)
arrogant : presumido(a), arrogante (adj)
bad-tempered : malhumorado(a) (adj)
bashful : tímido(a) (adj), vergonzoso(a) (adj)
big-headed : creído(a) (adj), engreído(a) (adj)
bitchy : de mala (adj) leche, malicioso(a) (adj), venenoso(a) (adj)
black-eyed : ojinegro(a) (adj), de ojos negros
blue-eyed : ojizarco(a) (adj), de ojos azules
boring : aburrido(a) (adj)
brave : valiente (adj)
bright eyes : ojos brillosos (m)
brown-eyed : ojimoreno(a) (adj), ojos cafés
calm : calmado(a) (adj), tranquilo(a) (adj)
cantankerous : cascarrabias (f/m) (adj)

carefree : despreocupado(a) (adj)
careless : descuidado(a) (adj), poco cuidadoso(a) (adj)
charming : encantador (a) (adj)
cheerful : alegre (adj), jovial (adj)
circumspect : prudente (adj), circunspecto (a) (adj)
cold (person) : frío(a), distante (m/f) (adj)
conceited : engreído(a) (adj), presumido(a) (adj)
cowardly : cobarde (adj), tímido(a) (adj)
crazy : loco(a) (adj), chiflado(a) (adj)
cruel : cruel (adj)
difficult : difícil (adj)
dry-eyed : ojienjuto(a) (adj)
dull : aburrido(a) (adj)
eye, small : ojito (m)
eyed, black- : ojinegro(a) (adj), de ojos negros (adj)
eyed, blue- : ojizarco(a) (adj)
eyed, brown- : ojimoreno(a) (adj), de ojos cafés (adj)
eyed, dry- : ojienjuto(a) (adj)
eyed, gray- : ojizarco(a) (adj), ojos grises (adj)
eyed, sparkling : ojialegre (adj), ojos alegres (adj)

eyed, squint : ojizaino(a) (adj), ojos semi cerrados (adj)

eyes, bright : ojos brillantes (m)

flirtatious : coqueto(a) (adj)

friendly : amigable (adj), amistoso(a) (adj), simpático(a) (adj), agradable (adj)

full of oneself : presumido(a) (adj)

gray-eyed : ojizarco(a) (adj)

hard-working : trabajador(a) (adj)

honest : honesto(a) (adj)

ill-humored : malhumorado(a) (adj)

ingenuous : ingenuo(a) (adj)

introverted : introvertido(a) (adj)

kind : amable (adj)

laid-back : tranquilo(a) (adj)

lazy : perezoso(a) (adj), flojo(a) (adj), vago(a) (adj)

loyal : fiel (adj)

mean : tacaño(a) (adj)

modest : modesto(a) (adj)

mood : humor (m), capricho (m), disposición (f) de ánimo

moodily : caprichosamente (adv)

moodiness : capricho (m)

moody : de humor (m) cambiante (adj), caprichoso(a) (adj)

naive : sencillo(a), ingenuo(a) (adj)

narrow-minded : de mentalidad (f) cerrada, intolerante (adj)

naughty (children) : malcriado(a) (adj), travieso(a) (adj)

nuts (crazy) : loco(a) (adj), chiflado(a) (adj)

obstinate : obstinado(a) (adj), terco(a) (adj), testarudo(a) (adj), tozudo(a) (adj)

open-minded : de actitud (f) abierta, sin prejuicios (m)

opinionated : terco(a), obstinado(a) (adj)

polite : cortés (adj), educado(a) (adj)

proud : orgulloso(a) (adj)

prudent : prudente (adj)

quarrelsome : pendenciero(a) (adj)

relaxed : relajado(a), tranquilo(a) (adj)

reliable : fiable (adj), confiable (adj)

rude : rudo(a) (adj), grosero(a) (adj)

self-confident : confianza (f) de sí mismo

selfish : egoísta (adj)

senile : senil (adj)

sensible : sensible (adj), sensato(a) (adj)
sensitive : sensitivo(a) (adj), sensible (adj)
serious : serio(a) (adj), grave (adj)
short-sighted : miope, cegatón(a) (adj)
shy : tímido(a) (adj), vergonzoso(a) (adj), introvertido(a) (adj)
small eye : ojito (m)
soothing : calmante, tranquilizante (adj)
sparkling-eyed : ojialegre (adj), ojos (m) chispeantes (adj)
squint-eyed : bizco(a),estrábico (a) (adj)
strict : estricto(a) (adj), severo(a) (adj), riguroso(a) (adj)
stubborn : terco(a) (adj), testarudo(a) (adj), tozudo(a) (adj)

stutterer : tartamudo (m)
sweet-toothed : goloso(a) (adj)
sympathetic : simpático(a) (adj), compasivo(a) (adj), amable (adj)
tacit : tácito(a) (adj)
talkative : conversador (adj), locuaz (adj)
timid : tímido(a) (adj)
toothsome : sabroso(a) (adj)
toothy : dentudo(a) (adj)
trustworthy : digno (adj) de confianza
two-faced : falso(a) (adj), de dos caras (f)
vagrant : vago(a) (adj)
valiant : valiente (adj)
weird : raro(a) (adj), extraño(a) (adj)

Religion

abbot : abad (m)
afterlife : vida (f) de ultratumba (f)
agnostic : agnóstico (m), agnóstica (f)
aisle : nave (f)
altar : altar (m)
altar linen : mantel (m) del altar
apostle : apóstol (m)
archbishop : arzobispo (m)
atheist : ateo (m), atea (f)
bells : campanas (f)
Bible : Biblia (f)
bishop : obispo (m)
blasphemy : blasfemia (f)
cardinal : cardenal (m)
carol : villancico (m)
cassock : sotana (f)
cathedral : catedral (f)
Catholic : Católico (m)
catholic : católico (m), católica (f)
cemetery : cementerio (m)
chalice : cáliz (m)
chapel : capilla (f)
chaplain : capellán (m)
charity : caridad (f)
choir : coro (m)
Christian : Cristiano (m), Cristiana (f)
Christmas : Navidad (f)
Christmas Eve : Nochebuena (f), víspera (f) de la Navidad

coffin : ataúd (m)
communion : comunión (f)
communion, first : primera comunión (f)
confession : confesión (f)
confirmation : confirmación (f)
congregation : fieles (m)
convent : convento (m)
cremation : incineración (f)
deacon : diácono (m)
dean : deán (m)
devil : diablo (m)
disciple : discípulo (m)
Easter : Semana Santa (f)
faith : fe (f)
first communion : primera comunión (f)
font : pila (f)
Friday, Good : viernes (m) Santo
God : Dios (m)
Good Friday : viernes Santo (m)
gospel : evangelio (m)
grave (tomb) : tumba (f)
halo : auréola (f), halo (m)
hearse : coche (m) fúnebre
heathen : pagano (m), pagana (f)
heaven : cielo (m)
hell : infierno (m)
heresy : herejía (f)
heretic : hereje (m/f)
Hindu : Hindú (m/f)
holiness : santidad (f)
holy water : agua (f) bendita

host : hostia (f)
Jew : Judío (m), Judía (f)
last rites : exequias (f), últimos sacramentos (m)
Lent : Cuaresma (f)
linen, altar : corporal (m)
manger : pesebre (m)
mass (religious) : misa (f)
monastery : monasterio (m)
monk : monje (m)
mourner : doliente (m)
Muslim : Musulmán (m), Musulmana (f)
nativity : nacimiento (m)
nun : monja (f)
offertory : ofertorio (m)
other world : ultratumba (f), el mundo del más allá
parable : parábola (f)
parish : parroquia (f)
pew : banco de iglesia (m)
piety : piedad (f)
pilgrim : peregrino (m)
pious : piadoso(a) (adj)
pope : papa (m)

prayer : oración (f)
priest : cura (m), sacerdote (m)
Protestant : Protestante (m/f)
psalm : salmo (m)
pulpit : púlpito (m)
rosary : rosario (m)
saint : santo (m)
sermon : sermón (m)
Shrove Tuesday : martes de Carnaval (m)
Sikh : Sij (m), Sij (f)
sin : pecado (m)
spirit : espíritu (m), ánimo (m)
steeple : campanario (m)
tombstone : lápida mortuoria (f)
unconsecrated : no consagrado(a) (adj)
urn : urna (f)
vestments : vestiduras (f)
vestry : sacristía (f)
vows : promesas (f) solemnes
wafer : hostia (f)
world, other : ultratumba (f), el otro mundo(m)

Study Areas

audiological : audiológico(a) (adj)

audiology : audiología (f)

bacteriological : bacteriológico (m), bacteriológico(a) (adj), relativo al estudio de las bacterias

bacteriology : bacteriología (f)

biological : biológico (m), biológico(a) (adj)

biology : biología (f)

cardiological : cardiológico(a) (adj)

cardiology : cardiología (f)

cytologogical : citológico(a) (adj)

cytology : citología (f)

dentistry : odontología (f)

dermatological : dermatológico(a) (adj), relativo a la dermatología

dermatology : dermatología (f), relativo a la medicina que se ocupa de las enfermedades de la piel

electrophysiological : electrofisiológico(a) (adj)

electrophysiology : electrofisiología (f)

embryological : embriológico (adj), relativo a la ciencia de los embriones

embryology : embriología (f)

endodontics : endodoncia (f)

epidemiological : epidemiólogo(a) (adj), relativo al estudio de la distribución de enfermedades

epidemiology : epidemiología (f), estudio de la distribución de enfermedades

goniometry : goniometría (f)

gynecological : ginecológico(a) (adj)

gynecology : ginecología(f)

hematological : hematológico(a) (adj), relativo a la hematología

hematology : hematología (f)

histological : histológico(a) (adj), relativo a la histología

histology : ciencia (f) que estudia los tejidos orgánicos

immunological : inmunológico(a) (adj), relativo al sistema inmunológico

immunology : inmunología (f)

microbiological : microbiológico (adj), relativo a la ciencia de los microorganismos

microbiology :
microbiología (f)
mycological :
micológico(a) (adj)
mycology : micología (f)
neurological :
neurológico(a) (adj), relativo
al sistema nervioso o a la
neurología
neurology : neurología (f)
obstetrics : obstetricia (f),
relativo al cuidado de las
mujeres embarazadas
ophthalmological :
oftalmológico (m),
oftalmológico(a) (adj),
perteneciente o relativo al
cuidado de los ojos
ophthalmology :
oftalmología (f)
optometry : optometría (f)
orthodontics : ortodoncia
(f)
orthopedics : ortopedia (f)
osteology : osteología (f)
osteopathy : osteopatía (f)
otorhinolaryngological :
otorrinolaringológico (m)
otorhinolaryngology :
otorrinolaringología (f),
estudio de las enfermedades
del oído, la nariz y la
garganta
pathological : patológico(a)
(adj), morboso(a) (adj),
relacionado con una
enfermedad
pathology : patología (f)

periodontics : periodoncia
(f)
pharmacological :
farmacológico(a) (adj),
relativo a la ciencia que
investiga los medicamentos
physiological :
fisiológico(a) (adj), relativo
a la ciencia que investiga los
organismos
physiology : fisiología (f)
psychiatry : psiquiatría (f)
psychological :
psicológico(a) (adj), relativo
a la psicología
psychology : psicología (f)
psychopathology :
psicopatología (f)
psychopathy : psicopatía
(f)
psychotechnological :
psicoténico(a) (adj)
radiological :
radiológico(a) (adj)
radiology : radiología (f)
serological : serológico(a)
(adj), perteneciente o
relativo a la inmunidad
serology : serología (f)
stomatological :
estomatológico(a) (adj),
perteneciente a las
enfermedades de la boca
study : estudio (m)
teratological :
teratológico(a) (adj),
perteneciente a la ciencia de
las malformaciones

664

teratology : teratología (f)
theological : teológico(a)
(adj)
theology : teología (f)
theoretical : teórico(a) (adj)
therapeutics : terapeútica
(f)
toxicological :
toxicológico(a) (adj),

perteneciente a la ciencia
que estudia las sustancias
tóxicas
toxicology : toxicología (f)
urological : urológico (m),
urológico(a) (adj)
urology : urología (f)

Symptoms

A

abdominal heaviness : pesadez (f) en el abdomen

absence : ausencia (f), pérdida momentánea del conocimiento

abused : engañado(a) (adj), abusado(a) (adj), maltratado(a) (adj)

abusive : abusivo (adj), injurioso(a) (adj), vil (adj)

ache : dolor (m)

ache, stomach : dolor (m) del estómago

aching (all over) : cuerpo (m) adolorido; cuerpo (m) cortado

acrophobia : acrofobia (f)

aggressiveness : agresividad (f)

agitation : agitación (f), inquietud (f) y actividad (f) aumentada

allergy to pollen, dust, or animals : reacción (f) alérgica al polen, polvo, o animales

allergy, animal : reacción (f) alérgica a los animales

allergy, dust : reacción (f) alérgica al polvo

allergy, pollen : reacción (f) alérgica al polen

altered perception : percepción (f) alterada

anger : enojo (m)

angerly : enojodamente (adv)

angry : enojado(a) (adj)

anguish : angustia (f)

anguished : angustiado(a) (adj)

animal allergy : reacción (f) alérgica a los animales

ankle swelling : hinchazón (f) en el tobillo

anovulatory cycles : ciclos (m) anovulatorios

anxiety : ansiedad (f)

anxious : ansioso(a) (adj)

apathy : apatía (f), falta (f) de sentimiento o emoción

aphasia : afasia (f), imposibilidad (f) o dificultad (f) para hablar

aphonia : afonía (f)

apnea : apnea (f), suspensión (f) de la respiración

appetite : apetito (m), gana (f)

arthralgia : artralgia (f), dolor (m) de las articulaciones

astonished : sorprendido(a) (adj)

B

back pain : dolor (m) de espalda

bad : mal (adj), malo(a) (adj)

bad breath : mal aliento (m)

black stool : excremento (m) negro

bleeding : sangría (f), hemorragia (f), desangramiento (m),

bleeding gums : encías (f) sangrientas

bloated : distendido(a) por gases, embotado(a) (adj)

blood in the stool : sangre (f) en el excremento

bloody gums : encías (f) sangrientas

bloody nose : sangre por la nariz, epistaxis (f)

bloody sputum : sangre (f) en el esputo

bloody stool : sangre (f) en el excremento

bloody urine : sangre (f) en la orina

blurred vision : vista (f) borrosa

blush : ruborizarse, sonrojarse (v), abochornarse (v)

bother : molestia (f)

bowel movement : movimiento (m) de los intestinos

bowel movement, irregular : movimiento (m) irregular de los intestinos

breast discharge : emisión de líquido o fluido (m) de los senos

breast masses : masas (f) de los senos

breast tenderness : senos (m) adoloridos, pechos (m) adoloridos

breath feelings, out of : sensaciones (f) sofocadas

breath, bad : mal aliento (m)

breath, out of : sofocado(a) (adj)

breath, shortness of : falta (f) de respiración, dificultad (f) al respirar

breathing difficulty : dificultad (f) al respirar

breathing difficulty at night : dificultad (f) para respirar por la noche

broken : fracturado(a) (adj), quebrado(a) (adj), roto(a) (adj)

bruised : moreteado(a) (adj), amoratado(a) (adj)

burning : ardor (m), quemazón (f), ardoroso(a) (adj), ardiente (adj)

burning feelings : sensaciones (f) ardorosas, sensaciones (f) ardientes

burning, urinary : ardor (m) al orinar, quemazón (f) al orinar

burp : eructo (m)

buzzing (in the ears) : tintineo (m), zumbido (m)

C

changes in color of urination : cambios (m) de color en la orina

changes in frequency of urination : cambios (m) en la frecuencia de orinar

changes in mood : cambios (m) de humor

changes in mood, sudden : cambios (m) de humor repentino

changes in skin color : cambios (m) colorados en la piel

changes in stool color : cambios (m) de color en el excremento

changes, visual : cambios (m) visuales

changes, voice : cambios (m) en su voz

chapped hands : manos (f) agrietadas

chapped lips : labios (m) agrietados

chapped skin : piel (f) agrietada

chest cold : catarro (m) en el pecho, resfriado (m) en el pecho

chest pain : dolor (m) en el pecho

chest pressure : presión (f) en el pecho

chest tightness : presión (f) en el pecho

chills : escalofríos (m)

choking : ahogado(a) (adj)

climbing stairs, problems : problemas (m) para subir escaleras

coated tongue : lengua (f) sucia

cold : frío (m), frío(a) (adj)

cold hands : manos (f) frías, manos (f) húmedas

cold in the womb : frío (m) en la matriz

cold, chest : catarro (m) en el pecho, resfriado (m) en el pecho

colder than others, feeling : la sensación (f) de sentir más frío que otras personas

collapse : colapso (m), caída rápida

colored phlegm : flema (f) coloreada

concern : preocupación (f)

concerns : preocupaciones (f)

concussion : conmoción (f) cerebral

confused : confundido(a) (adj)

confusion : confusión (f), trastorno (m)

congested, nasally : nariz (f) constipada, nariz (f) tapada

congestion : congestión (f), acumulación excesiva de sangre o fluido en una parte del cuerpo

constipated : estreñido(a)
(adj), constipado(a) (adj)
constipation : constipación
(f), estreñimiento (f)
content : contento(a) (adj)
cough : tos (f)
cough with sputum : tos (f)
con esputo, tos (f) con flema
cough, dry : tos (f) seca
coughing : toser (m), toses
(f)
coughing fits : acceso (m)
de tos
cramps (abdominal) :
retorcijones (m), torcijones
(m), cólicos (m)
cramps (general) :
calambres (m)
cramps (menstrual) :
cólicos (m)
cramps (muscule) :
calambres (m)
cramps, leg : calambres
(m) en las piernas
crossly : enojadamente
(adv), con enfado, mal
humor.
crushing : aplastante (adj)
crushing pain : dolor (m)
aplastante
cut : cortada (f)
cycles, anovulatory : ciclos
(m) anovulatorios

D
dark stool : excremento
(m) oscuro
debility : debilidad (f)

decrepit : decrépito(a) (adj)
delirious : delirante (adj)
deliriously : delirantamente
(adv)
dental pain : dolor (m) en
los dientes
depressed : agitado(a)
(adj), achicopalado(a) (adj)
depressed (dented) :
deprimido(a) (adj)
depressed fontanelle :
fontanela (f) deprimida,
mollera (f) caída
deterioration : deterioro
(m), empeoramiento (m)
diaphoresis : diaforesis (f),
sudor (m) abundante
diarrhea : diarrea (f)
**difficulty breathing at
night :** dificultad (f) al
respirar por la noche
**difficulty starting the
stream :** dificultad (f) al
empezar el flujo o chorro
(i.e. de orina)
**difficulty stopping the
stream :** dificultad (f) para
detener el flujo
difficulty swallowing :
dificultad (f) al tragar
difficulty urinating :
dificultad (f) al orinar
difficulty, breathing :
dificultad (f) al respirar
difficulty, expiration :
dificultad (f) para espirar
difficulty, hearing :
dificultad (f) para oír

difficulty, inspiration : dificultad (f) para inspirar

difficulty, speaking : dificultad (f) para hablar

dirty tongue : lengua (f) sucia

discharge, breast : salida de líquido o fluido (m) de los senos

discharge, ear : supuración (m) del oído

discharge, penile : salida de pus por el pene

discharge, vaginal : desecho (m) de la vagina

discomfort : malestar (m), incomodidad (f)

disorder, physical : malestar (m)

disorientation : desorientación (f), pérdida de la noción del espacio y del tiempo

dizziness : mareos (m)

dizzy : mareado(a) (adj)

double vision : visión (f) doble

dribbling : goteo (m)

dribbling after urination : goteo (m) después de orinar

dripping : salida (f) de gotas, pringas

dry cough : tos (f) seca

dry eyes : ojos (m) secos

dry skin : piel (f) seca, piel (f) reseca

dumb (speech) : mudo(a) (adj)

dust allergy : reacción (f) alérgica al polvo

E

ear discharge : supuración (f) del oído

earache : dolor (m) de oído

ecchymosis : equimosis (f), cardenal (m), moretón (m)

embarrassed : apenado(a), avergonzado(a) (adj)

enlargement, joint : agrandamiento (m) de las articulaciones

exertion : esfuerzo (m)

exhausted : agotado(a) (adj)

exhaustion : agotamiento (m)

expel gas, to : sacar (v) gases, echar (v) un pedo, tirar (v) un pedo

expiration difficulty : dificultad (f) para la espiración

eye irritation : irritación (f) de los ojos

eye strain : ojos (m) cansados, ojos (m) fatigados

eyelids, inflamed : párpados (m) inflamados

eyes, dry : ojos (m) secos

eyes, tired : ojos (m) cansados, ojos (m) fatigados

eyes, watery : ojos (m) llorosos

F
face, oily : cara (f) aceitosa, cara (f) grasosa
facial paralysis : parálisis (f) facial
faint : desmayo (m), desfallecimiento (m)
fainting spells : desmayos (m), desfallecimientos (m)
fall : caída (f)
fart : pedo (m), bufa (f)
fatigue : fatiga (f), cansancio (m), fatigado(a) (adj)
fear : miedo (m)
feeble : débil (adj)
feeling colder than others : la sensación (f) de tener más frío que otras personas
feeling of pleasure : sensación (f) de placer
feeling warmer than others : la sensación (f) de tener más calor que otras personas
feelings, burning : sensaciones (f) de ardor, sensaciones (f) quemantes
feelings, nauseous : sensación (f) de naúseas
feelings, out of breath : sensación (f) de sofoco
fever : fiebre (f), calentura (f)
fever, persistent : fiebre (f) persistente
fit (attack) : ataque (m), acceso (m)

flaccid : flácido(a) (adj), laxo(a) (adj), flojo(a) (adj)
flatulence : flatulencia (f), presencia abundante de aire en el estómago o el intestino
flatus : flato (m)
flushing : bochorno (m)
fontanelle, depressed : fontanela (f) deprimida, mollera (f) caída
food problems : problemas (m) con comidas
food problems that cause pain : problemas (m) con comidas que le causan dolor
food problems with sticking in the throat : problemas (m) con comidas que se atoran en la garganta
forgetful : olvidadizo(a) (adj)
fright : susto (m), terror (m)
frightened : asustado(a) (adj)
frigidity : frigidez (f), insensibilidad sexual
full of lines : lleno de líneas, rayado(a) (adj)

G
gain of weight : subir (v) de peso
gas, stomach : gas (m) en el estómago
gas, to expel : sacar (v) gas, echar (v) un pedo, tirar (v) un pedo
gasping : jadeo (m)

get up at night more than once, to : levantarse (v) por la noche más de una vez

get up at night to urinate more than once , to : levantarse (v) por la noche más de una vez para orinar

glands swollen in the groin : ganglios inflamados en la ingle, encordio (m), incordio (m)

good : bueno(a) (adj), buen (adj)

grievance : molestia (f)

groin, swollen glands in the: ganglios inflamados en la ingle, encordio (m), incordio (m)

gums, bleeding : encías (f) sangrantes

gums, bloody : encías (f) sangrientas

gums, sore : encías (f) dolorosas

H

hair (head), oily : cabello (m) aceitoso, cabello (m) grasoso

hair, oily : pelo (m) aceitoso, pelo (m) grasoso

hallucination : alucinación (f), percepción visual no fundada en una realidad objetiva

handicapped : lisiado(a) (adj), con un impedimiento (adj) físico, minusválido (a)

hands, chapped : manos (f) agrietadas

hands, cold : manos (f) frías, manos (f) húmedas

happy : alegre (adj)

hard : duro(a) (adj)

hardship : molestia (f)

head trauma : golpe (m) en la cabeza, trauma (m) en la cabeza

healthy : sano(a) (adj), saludable (adj)

hearing difficulty : dificultad (f) para oír

heartbeat, irregular : latidos (m) cardíacos irregulares

heartbeat, rapid : latidos (m) cardíacos rápidos

heartburn : agruras (f), ardor epigástrico, gastralgia (f), pirosis (f)

heat rash : salpullido (m), sarpullido (m) de calor

heaviness, abdominal : pesadez (f) en el abdomen

hematemesis : hematemesis (f), vómito (m) de sangre

hematuria : hematuria (f), orina (f) sanguinolenta

hives : ronchas (f)

hoarse : ronco(a) (adj)

hoarseness : ronquera (f)

homesickness : nostalgia (f) del hogar

homicidal thoughts : pensamientos (m) de querer matar alguien

hot : caliente (adj)
hot flushes : bochornos (m), calores (m)
hot sensations : calores (m), bochornos (m)
hunger : hambre (f)
hurt : lastimado(a) (adj)
hydrophobic : hidrófobo(a) (adj), que tiene miedo ante cualquier líquido, al agua
hyperactive : acelerado(a), hiperactivo(a) (adj)
hypochondriasis : hipocondría (f), preocupación exagerada por la salud personal
hysteria : histeria (f)

I
ill : enfermo(a) (adj), por mal (adj)
indifferent : indiferente (adj)
indigestion : indigestión (f)
inflamed : inflamado(a) (adj)
inflamed eyelids : párpados (m) inflamados
inflammation : inflamación (f)
ingrown nail : uña (f) enterrada, uña encarnada
injured : lesionado(a) (adj)
insensibility : insensibilidad (f)
inspiration difficulty : dificultad (f) para la inspiración

intense : fuerte, intenso(a) (adj)
intensely : intensamente (adv)
intractable : intratable (m/f), huraño (a) (adj)
irregular : irregular (adj)
irregular bowel movement : movimiento (m) irregular de los intestinos
irregular heartbeat : latidos (m) cardíacos irregulares
irritating : irritante, molesto(a) (adj)
irritation, eye : irritación (f) de los ojos
itch : comezón (f), picazón (f)
itching : comezón (f), picazón (f), picor (m)
itching, penile : comezón (f) en el pene, picazón (f) en el pene
itching, vaginal : comezón (f) en la vagina, picazón (f) en la vagina

J
jaundice : ictericia (f)
joint enlargement : agrandamiento (m) de las articulaciones
joint pain : dolor (m) de las articulaciones
joint swelling : hinchazón (f) en las articulaciones
jumpy : acelerado(a) (adj)

K
knot : nudo (m)

L
leak : goteo (m)
leakage : goteo (m)
leg cramps : calambres (m)
en las piernas
lethargic : letárgico(a)
(adj), relativo a letargo
lethargy : letargo (m),
somnolencia (f), indiferencia
(f)
libido : libido (f), deseo (m)
sexual
limp : lisiado(a) (adj), que
cojea al caminar
lines, full of : lleno de
líneas, rayado(a) (adj)
lips, chapped : labios (m)
agrietados
lisp : ceceo (m)
lively sensation : sensación
(f) de ánimo, vivacidad,
bullicio (m)
loss of sexual desire :
pérdida (f) de deseo sexual
loss of weight : bajar (v) de
peso

M
masses in the neck : masas
(f) del cuello
melena : melena (f),
excremento oscuro
conteniendo sangre
memory, short of :
olvidadizo(a) (adj)

meningitis : meningitis (f),
inflamación (f) de las
meninges
menstrual pain : dolor (m)
menstrual, dolor (m) durante
la regla
merry : alegre
mild : suave (adj)
mistreated : maltratado(a)
moderate : moderado(a)
(adj), contenido(a) (adj)
molestation : molestia (f)
mood changes : cambios
(m) de humor
mood changes, sudden :
cambios (m) de humor
repentino
mood swings : cambios (m)
de humor
mood swings, sudden :
cambios (m) de humor
repentino
mortified : mortificado(a)
(adj)
movement, bowel :
movimiento (m) de los
intestinos
muscle pain : dolor (m) de
los músculos
muscle weakness :
debilidad (f) en los músculos

N
nail, ingrown : uña (f)
enterrada, encarnada (f)
nasally congested : nariz
(f) constipada, nariz (f)
tapada

nausea : náusea (f), asco (m), basca (f), ganas (f) de vomitar
nauseated : estómogo (m) revuelto
nauseated, to be : tener (v) náuseas
nauseated, to feel : tener (v) náuseas
nauseous feelings : sensación (f) de naúseas
neck masses : masas (f) del cuello
neck pain : dolor (m) del cuello
neck swelling : hinchazón (f) en el cuello
need for glasses : necesidad (f) de usar anteojos
need for oxygen : falta (f) de oxígeno
nervous : nervioso(a) (adj)
nervousness : nerviosismo (m), excitabilidad e irritabilidad excesivas
night sweats : sudores (m) por la noche
nose, bloody : sangre por la nariz, epistaxis (f)
nose, runny : nariz (f) mocosa , secreción (f) nasal
nose, stuffed-up : nariz (f) tapada
nuisance : molestia (f)
numb : entumido(a) (adj), entumecido(a) (adj)
numbness : adormecimiento (m), entumecimiento (m), entorpecimiento (m)

O

oblivious : olvidadizo(a) (adj)
obsession : obsesión (f), idea (f) fija
offensive : ofensivo(a), agresivo(a) (adj)
oily : aceitoso(a) (adj), grasoso(a) (adj)
oily face : cara (f) aceitosa, cara (f) grasosa
oily hair : pelo (m) aceitoso, pelo (m) grasoso
oily hair (head) : cabello (m) aceitoso, cabello (m) grasoso
oily skin : piel (f) aceitosa, piel (f) grasosa
orthopnea : ortopnea (f), dificultad (f) de la respiración al estar acostado en plano
ovarian pain : dolor (m) en los ovarios
overwhelmed : acongojado(a) (adj)
oxygen need : falta (f) de oxígeno

P

pain : dolor (m)
pain with exertion : dolor (m) con esfuerzo
pain with sexual intercourse : dispareunia

(f), dolor (m) experimentado durante la relación sexual

pain, back : dolor (m) de espalda

pain, chest : dolor (m) en el pecho

pain, crushing : dolor (m) aplastante

pain, dental : dolor (m) en los dientes

pain, joint : dolor (m) de las articulaciones

pain, menstrual : dolor (m) menstrual, dolor (m) durante la regla

pain, muscle : dolor (m) de los músculos

pain, neck : dolor (m) del cuello

pain, ovarian : dolor (m) en los ovarios

pain, side : dolor (m) al lado

pain, smart and pungent : dolor (m) punzante, mordaz (m)

pain, stomach : dolor (m) del estómago

pain, thoracic : dolor (m) torácico

pain, urinary : dolor (m) cuando orina

pain, uterine : dolor (m) en la matriz, dolor (m) en el útero

painful : doloroso(a) (adj)

painful breasts : senos (m) adoloridos, senos (m) dolorosos

pale : pálido(a) (adj)

paleness : palidez (f)

palpitation : palpitación (f), sensación (f) de latidos cardíacos rápidos e irregulares

pant (breathing) : jadeo (m)

paralysis, facial : parálisis (f) facial

penile discharge : salida de pus o secreción por el pene

penile itching : comezón (f) en el pene, picazón (f) en el pene

penile sores : llaga (f) en el pene, úlcera (f) en el pene

perception : percepción (f)

perception, altered : percepción (f) alterada

persistent fever : fiebre (f) persistente

phlegm : flema (f)

phlegm, colored : flema (f) coloreada

phlegm, thick : flema (f) gruesa

phobia : fobia (f), miedo (m) persistente e irracional

photophobia : fotofobia (f), aversión a la luz

photosensitivity : fotosensibilidad (f), respuesta anormal de la piel a la luz

physical disorder : malestar (m)

pollen allergy : reacción (f) alérgica al polen

polydipsia : polidipsia (f), sed excesiva y persistente

polyphagia : hambre excesiva y persistente

polyuria : poliuria (f), orina (f) excesiva y persistente

poor urinary control with coughing or laughing : poco control (m) de la orina cuando tose o se ríe

poor urinary flow : pobre, escaso flujo (m) al orinar

poor vision : mala visión (f)

poor-spirited : abatido(a) (adj)

pressure, chest : presión (f) en el pecho

pressure-like : como presión (f)

prick : pinchazo, picadura (f)

prickly : espinoso(a) (adj), erupción causada por el calor, quisquilloso(a) (adj)

problem : problema (m)

problems climbing stairs : problemas (m) para subir escaleras

problems defecating : problemas (m) para defecar, problemas (m) para pasar las heces

problems moving your arms or legs : problemas (m) para mover sus brazos o piernas

problems remembering : problemas (m) para recordar

problems sleeping flat : problemas (m) para dormir plano

problems taking care of yourself : problemas (m) para cuidarse a sí mismo(a)

problems talking : problemas (m) para hablar

problems thinking : problemas (m) para pensar

problems walking : problemas (m) para andar

problems with food sticking in the throat : problemas (m) con comidas que se atoran en la garganta

problems with foods : problemas (m) con comidas

problems with foods that cause pain : problemas (m) con comidas que le causan dolor

problems, back : problemas (m) con la espalda

problems, blood : problemas (m) con la sangre

problems, genital : problemas (m) con las partes genitales

problems, hormone :
problemas (m) con
hormonas
problems, skin : problemas
(m) con la piel
problems, spinal column :
problemas (m) con la
columna vertebral
problems, thyroid gland :
problemas (m) con la
glandula tiroides
psychosomatic :
psicosomático(a) (adj), que
tiene síntomas corporales de
origen psíquico
pyrosis : pirosis (f), ardor
(m) de estómago

Q
qualm (mental feeling) :
escrupuloso (m),
remordimiento (m) de la
conciencia
qualm (sensation, fit) :
acceso (m) de náusea
queasy : nauseabundo(a)
(adj), propenso (m) al
vómito
quinsy : , inflamación (f)
supurativa de las amígdalas

R
**radiation of pain to your
arm or shoulder :**
radiación (f) de dolor a su
brazo o hombro
**radiation of pain to your
back :** radiación (f) de dolor
a su espalda
raped : violado(a) (adj)
rapid heartbeat : latidos
(m) cardíacos rápidos
rash : roncha (f)
rash (hives) : urticaria (f),
ronchas (f), erupciones (f)
rash, heat : salpullido (m),
sarpullido (m)
rash, red : rosado(a) (adj),
erupción (f)
rational : racional (adj),
razonado(a) (adj)
rationality : m),
racionalidad (f)
reaction : reacción (f)
regular : regular (adj)
regurgitation :
regurgitación (f), reflujo (m)
del contenido de un órgano
hueco
restless : inquieto (m),
inquieta (f), inquieto(a) (adj)
ringing (in the ears) :
tintineo (m), zumbido (m)
runny nose : nariz (f)
mocosa , secreción (f) nasal

S

sad : triste (adj)
sane : sano(a) (adj), cuerdo(a) (adj)
scare : susto (m)
scratch : rasguño (m)
seeing halos around lights : vista (f) de círculos (halos) alrededor de las luces
sensation of pleasure : sensación (f) de placer
sensation, lively : sensación (f) de ánimo, vivacidad; bullicio
severe : severo(a) (adj)
severity : severidad (f)
sexual desire : deseo (m) sexual
sexual desire, loss of : pérdida (f) del deseo sexual
sexual intercourse, pain with : dispareunia (f), dolor (m) experimentado durante la relación sexual
shocked : atónito(a), sacudido(a) (adj)
short of memory : olvidadizo(a) (adj)
shortness of breath : falta (f) de respiración, dificultad (f) al respirar
sick : enfermo(a) (adj)
side pain : dolor (m) del lado
sigh : supiro (m), susurro (m)

sinus congestion : congestión (f) de los senos nasales
skin color changes : cambios (m) de color en la piel
skin problems : problemas (m) con la piel
skin, chapped : piel (f) agrietada
skin, dry : piel (f) seca, piel (f) reseca
skin, oily : piel (f) aceitosa, piel (f) grasosa
sleeping flat, problems : problemas (m) para dormir sin almohada, plano
sleepy : adormecido(a) (adj)
slowly : despacio (adv), lentamente (adv)
somnolence : somnolencia (f), estado intermedio entre el sueño y la vigilia
sore breasts : senos (m) adoloridos, senos (m) dolorosos
sore gums : encías (f) dolorosas
sore throat : dolor (m) de garganta (f)
sores, penile : llaga (f) en el pene, úlcera (f) en el pene
sores, vaginal : llaga (f) en la vagina, úlcera (f) en la vagina
spasm : espasmo (m)
speech difficulty : dificultad (f) al hablar

spontaneous : espontáneo(a) (adj)

sputum, bloody : sangre (f) en el esputo

stabbing : puñalada (f)

stammering : tartamudeo (m), tartamudez (f)

stiff : espeso(a) (adj)

stiff neck : cuello (m) tieso, tortícolis (m)

stinging : que arde (m)

stomach ache : dolor (m) del estómago

stomach gas : gas (m) en el estómago

stomach pain : dolor (m) del estómago

stomach, upset : estómago (m) revuelto

stool, black : excremento (m), heces (f) negras

stool, bloody : sangre (f) en el excremento

stool, change in color of : cambio (m) de color del excremento

stool, dark : excremento (m) oscuro, heces oscuras

strain, eye : ojos (m) cansados, ojos (m) fatigados

straining : con esfuerzos

stress : estrés (m)

stretch mark : estría (f)

stuffed-up : tapado(a) (adj), tupido(a) (adj)

stuffed-up nose : nariz (f) tapada

stuttering : tartamudeo (m), tartamudez (f)

subjective : subjetivo (adj)

suicidal method : método (m) para matarse

suicidal plan : plan (m) para matarse

suicidal thoughts : pensamientos (m) de matarse

sunburn : quemadadura (f) del sol

surprised : sorprendido(a) (adj)

swallowing difficulty : dificultad (f) al tragar

sweats : sudores (m)

sweats, night : sudores (m) por la noche

sweaty : sudoroso(a) (adj)

swelling, ankle : hinchazón (f) en el tobillo

swelling, joint : hinchazón (f) en las articulaciones

swelling, neck : hinchazón (f) en el cuello

swollen : hinchado(a) (adj)

swollen groin glands : ganglios (m) inguinales inflamados, encordio (m), incordio (m)

swollen tonsils : amígdalas (f) hinchadas, anginas (f) hinchadas

swoon : desmayo (m)

symptom : síntoma (m)

symptomatic : sintomático(a) (adj), relativo a los síntomas

symptomatology :
sintomatología (f), síntomas
de una enfermedad
syncope : síncope (m),
desmayo (m),
desvanecimiento (m)

T
taste, pungent and hot :
picante (m)y condimentado
tenderness, breast : senos
(m) adoloridos, pechos (m)
adoloridos
tension, premenstrual :
tensión (f) premenstrual
test for tuberculosis : una
prueba (f) para tuberculosis
thick phlegm : flema (f)
espesa
thirst : sed (f)
thoracic pain : dolor (m)
torácico
thoughts : pensamientos
(m)
**thoughts of harming others
:** pensamientos (m) de
querer hacer daño a otros
tightly : con fuerza (f)
tightness : tensión (f)
tightness, chest : presión
(f) en el pecho
tingling : hormigueo (m)
tinnitus : tinnitus (m),
tintineo (m), zumbido (m) de
oído
tired : cansado(a) (adj)
tired eyes : ojos (m)
cansados, ojos (m) fatigados

tongue, coated : lengua (f)
sucia
tongue, dirty : lengua (f)
sucia
tonsils, swollen : amígdalas
(f) hinchadas, anginas (f)
hinchadas
toothache : dolor (m) de
muelas, odontalgia (f)
transference : transferencia
(f), paso (m) de un síntoma o
una enfermedad de una parte
hacia otra, cambio (m) del
afecto de una persona hacia
otra, de una idea hacia otra
treatment for depression :
tratamiento (m) para
depresión
**treatment for mental
illness :** tratamiento (m)
para enfermedad mental
tremor : tremor (m),
temblor (m)
trismus : trismo (m),
contracción severa de la
quijada con imposibilidad (f)
para abrir la boca

U
uncomfortable :
incómodo(a) (adj),
desconsolado(a) (adj)
unconscious : inconsciente
(adj)
unconsciousness :
inconsciencia (f),
insensibilidad (f), pérdida (f)
del conocimiento

681

uneasy : inquieto(a) (adj)
upset : mortificado(a) (adj)
upset stomach : estómago (m) revuelto
urgency : urgencia (f)
urgency to go to the bathroom : urgencia (f) para ir al baño
urinary burning : ardor (m) al orinar, sensación quemante (f) al orinar
urinary pain : dolor (m) cuando orina
urination, changes in frequency of : cambios (m) en la frecuencia para orinar
urine, bloody : sangre (f) en la orina
urine, changes in color of the : cambios (m) de color en la orina
urticaria : urticaria (f)
uterine pain : dolor (m) en la matriz, dolor (m) en el útero

V

vaginal discharge : secreción (f) de la vagina
vaginal itching : comezón (f) en la vagina, picazón (f) en la vagina
vaginal sores : llaga (f) en la vagina, úlcera (f) en la vagina
vertigo : vértigo (m), trastorno del equilibrio,

sensación (f) que el cuarto está dando vueltas
violated : violado(a) (adj)
vision, blurred : vista (f) borrosa
vision, double : visión (f) doble
vision, poor : mala visión (f)
visual changes : cambios (m) visuales
voice changes : cambios (m) en su voz

W

warmer than others, feeling : la sensación (f) de tener más calor que otras personas
watery eyes : ojos (m) llorosos
weak : débil (adj), sin (prep) fuerzas
weakness : debilidad (f)
weakness in one area of the body : debilidad (f) en un área del cuerpo
weakness, muscle : debilidad (f) en los músculos
weight, gain of : subir (v) de peso
weight, loss of : bajar (v) de peso
weightloss : pérdida (f) de peso
well : bien (adv)
well, uncommonly : inusualmente bien

wet hands : manos (f) húmedas
wheeze : silbido (m)
womb, cold in the : frío (m) en la matriz
worried : preocupado(a) (adj)
worries : preocupaciones (f)
worry : preocupación (f)
worsening : empeoramiento (m), desmejoría (f)

wounded : herido(a) (adj)

X
None : ningún

Y
None : ningún

Z
None : ningún

Time

1 o'clock : a la una
1 o'clock in the afternoon :
a la una de la tarde (f)
1 o'clock in the morning :
a la una de la mañana (f)
1 o'clock sharp : a la una
en punto (m)
2 o'clock : a las dos
2 o'clock sharp : a las dos
en punto (m)
5 o'clock : a las cinco
5 o'clock in the evening : a
las cinco de la tarde (f)
5 o'clock sharp : a las
cinco en punto (m)
7 o'clock : a las siete
7 o'clock at night : a las
siete de la noche (f)
7 o'clock sharp : a las siete
en punto (m)
afternoon : tarde (f)
afternoon, 1 o'clock in the
: a la una de la tarde (f)
afternoon, in the : por la
tarde (f)
afternoon, tomorrow :
mañana (adv) por la tarde
afterwards : después (adv),
más (adv) tarde (adv), al
poco rato (m)
afterwards, soon : poco
después (adv), poco más
tarde (f), al poco rato (m)
again : otra vez (f), de
nuevo (m)

at night : por (prep) la
noche
autumn : otoño (m)
bedtime : a la hora de
acostarse
before : antes (adv)
before meals : antes de
cada comida
daily : diario(a) (adj),
diariamente (adv)
day, per : al día (m), por
día (m)
daybreak : amanecer (m),
salida (f) del sol
diurnal : diurno(a) (adj),
que se produce durante el día
duration : dura (f),
duración (f)
during the day : durante el
día (m)
earlier on : anteriormente
(adv)
early : temprano (adv)
early as possible : lo más
pronto posible, cuanto antes
early, 10 minutes : diez
minutos (m) antes de la hora
(f) (de llegada)
eight o'clock : a las ocho
eight o'clock sharp : a las
ocho en punto (m)
eleven o'clock : a las once
eleven o'clock sharp : a las
once en punto (m)
evening : final de tarde (f)
evening, 5 o'clock in the :
a las cinco de la tarde (f)

evening, in the : por la tarde (f)

evening, tomorrow : mañana (adv) al final de la tarde

every hour : cada hora (f)

every three hours : cada tres horas (f)

everyday : diario(a) (adj), diariamente (adv)

five o'clock : a las cinco

five o'clock sharp : a las cinco en punto (m)

four o'clock : a las cuatro

four o'clock sharp : a las cuatro en punto (m)

from time to time : de vez (f) en cuando

hour : hora (f)

How many times? : ¿Cuántas veces (f)?

How often? : ¿Cada cuanto tiempo (m)?, ¿Cada cuánto?

in a few minutes : en unos minutos

in the afternoon : por la tarde (f)

in the evening : al final de la tarde (f)

in the morning : por la mañana (f)

interval : intervalo (m), porción de espacio o de tiempo entre dos cosas u ocurrencias

It is 1 o'clock sharp. : Es la una en punto (m).

It is 1 o'clock. : Es la una.

It is 5 o'clock sharp. : Son las cinco en punto (m).

It is 5 o'clock. : Son las cinco.

It is 7 o'clock sharp. : Son las siete en punto (m).

It is 7 o'clock. : Son las siete.

It is early. : Es temprano (adj).

It is late. : Es tarde (adj).

It is time for . . . : Es la hora (f) de . . .

last time, the : la última vez (f)

latent period : período (m) latente, período previo al incio de una reacción o de una enfermedad

later : más (adv) tarde (adv), luego (adv), después (adv)

lunchtime : hora (f) de almorzar

minute : minuto (m)

morning : mañana (f)

morning, 1 o'clock in the : a la una de la mañana (f)

morning, early in the : temprano en la mañana (f), muy de mañana

morning, in the : por la mañana (f)

morning, tomorrow : mañana (adv) por la mañana

night : noche (f)

night, 7 o'clock at : a las siete de la noche (f)

night, at : por (prep) la noche

night, last : anoche (f)

night, tomorrow : mañana (adv) por la noche

nightfall : anochecer (m)

nightmare : pesadilla (f)

nighttime : de noche (f)

nighttime, at : por la noche (f)

nine o'clock : a las nueve

nine o'clock sharp : a las nueve en punto (m)

nocturnal : nocturno(a) (adj), relativo a la noche

noon : mediodía (m)

now : ahora (adv), ahorita (adv), ya (adv)

now, before : antes (adv)

now, right : ahora (adv) mismo

nowadays : en la actualidad (f), hoy en día (m)

often as not : la mitad de las veces (f)

often, every so : alguna que otra vez (f), de vez (f) en cuando

often, How? : ¿Cada cuánto tiempo (m)?, ¿Cada cuánto?

often: more often than not : la mayoría de las veces (f)

once : una vez (f)

once-a-day : una vez por día, diario(a) (adj), diariamente (adv)

one o'clock : a la una

one o'clock sharp : a la una en punto (m)

per day : al día (m), por día (m)

per minute : por minuto (m), al minuto (m)

period : período (m)

periodic : periódico(a) (adj), cíclico(a) (adj), habitual (adj), regular (adj), repetitivo(a) (adj)

periodical : periódico(a) (adj)

perioperative : perioperatorio(a) (adj), cerca de una operación

postoperative : postoperatorio(a) (adj), después de una operación

postpartum : posparto (adj), después del parto

postprandial : postprandial (adj), que se presenta después de una comida

posttraumatic : postraumático(a) (adj), que ocurre después de un trauma

preoperative : preoperatorio(a) (adj), que precede a una operación

previously : anteriormente (adv), previamente (adv)

repeated : repetido(a) (adj)

seven o'clock : a las siete

seven o'clock sharp : a las siete en punto (m)

short time ago : hace poco rato (m)

simultaneous : simultáneo(a) (adj), que se hace o que ocurre al mismo tiempo

Since when? : ¿Desde cuándo?

six o'clock : a las seis

six o'clock sharp : a las seis en punto (m)

sporadic : esporádico(a) (adj), no epidémico, que ocurre a veces

spring (season) : primavera (f)

summer : verano (m)

ten o'clock : a las diez

ten o'clock sharp : a las diez en punto (m)

three o'clock : a las tres

three o'clock sharp : a las tres en punto (m)

time : vez (f), tiempo (m)

time, each : cada vez (f)

time: What time is it? : ¿Qué hora es?

times : veces (f), tiempos (m)

transitory : transitorio(a) (adj), pasajero(a) (adj)

turn (it's my) : turno (m), vez (f)

twelve o'clock : a las doce

twelve o'clock sharp : a las doce en punto (m)

twice : dos veces (f)

twice-a-day : dos veces (f) cada día

two o'clock : a las dos

two o'clock sharp : a las dos en punto (m)

upon arising : al levantarse (v)

What time is it? : ¿Qué hora (f) es?

winter : invierno (m)

Notes:

CPSIA information can be obtained at www.ICGtesting.com
Printed in the USA
BVOW03s1833291113

337722BV00012B/340/P